Thorsten Tschirner

50 Workouts für starke Bauchmuskeln

Die effektivsten Übungsreihen für einen flachen Bauch und eine definierte Körpermitte

riva

Bibliografische Information der Deutschen Nationalbibliothek:
Die Deutsche Nationalbibliothek verzeichnet diese Publikation in der Deutschen Nationalbibliografie. Detaillierte bibliografische Daten sind im Internet über http://dnb.d-nb.de abrufbar.

Für Fragen und Anregungen
info@rivaverlag.de

Wichtige Hinweise
Dieses Buch ist für Lernzwecke gedacht. Es stellt keinen Ersatz für eine individuelle medizinische Beratung dar und sollte auch nicht als solcher benutzt werden. Wenn Sie medizinischen Rat einholen wollen, konsultieren Sie bitte einen qualifizierten Arzt. Der Verlag und der Autor haften für keine nachteiligen Auswirkungen, die in einem direkten oder indirekten Zusammenhang mit den Informationen stehen, die in diesem Buch enthalten sind.

Ausschließlich zum Zweck der besseren Lesbarkeit wurde auf eine genderspezifische Schreibweise sowie eine Mehrfachbezeichnung verzichtet. Alle personenbezogenen Bezeichnungen sind somit geschlechtsneutral zu verstehen.

Originalausgabe
1. Auflage 2022

Türkenstraße 89
80799 München
Tel.: 089 651285-0
Fax: 089 652096

Redaktion: Stefanie Heim
Umschlaggestaltung: Manuela Amode
Bildnachweis: Illustrationen auf dem Umschlag und im Innenteil: evoletics – ein Produkt der science on field GmbH
Layout: Meike Herzog, www.alpsee-design.de
Satz: Daniel Förster, Belgern
Druck: Florjancic Tisk d.o.o., Slowenien
Printed in the EU

ISBN Print 978-3-7423-2137-4
ISBN E-Book (PDF) 978-3-7453-1908-8
ISBN E-Book (EPUB, Mobi) 978-3-7453-1909-5

Wir produzieren nachhaltig
www.m-vg.de

Weitere Informationen zum Verlag finden Sie unter

www.rivaverlag.de

Beachten Sie auch unsere weiteren Verlage unter www.m-vg.de

Inhalt

Der schnellste Weg zu starken Bauchmuskeln

1

Flacher Bauch, schlanke Taille, definiertes Sixpack – so erreichst du dein Ziel

Eine ausgeprägte Bauchmuskulatur ist das deutlichste Zeichen für körperliche Fitness. Sie ist gleichzeitig der Kristallisationspunkt der Fitness für Sportler auf allen Leistungsstufen, denn eine gut sichtbare Bauchmuskulatur ist das am schwersten zu erreichende Fitnessziel. Es müssen unzählige Faktoren zusammenspielen, damit es gelingt, das Sixpack freizulegen.

Die 50 Workouts auf den folgenden Seiten liefern dir praktikable und leicht nachvollziehbare Trainingsprogramme für einen schlanken, kraftvollen und gesunden Körper, dessen Krönung bekanntermaßen der Waschbrettbauch ist. Dabei richtet sich dieses Buch sowohl an diejenigen, denen der Bauch noch den Blick auf die Zehen verwehrt, als auch an Sportler, deren Muskeln nur noch ein gezieltes Feintuning brauchen. Wenn du bereits einen flachen, weitgehend fettfreien Bauch hast, wirst du mit den vorgestellten Übungen und der notwendigen Disziplin schon nach kurzer Zeit die ersten deutlichen Waschbrettmuster erkennen können. Versuche jedoch nicht, dein Bäuchlein allein durch Bauchmuskeltraining loszuwerden! Wer weiter Fett verlieren und die Konturen seiner Bauchmuskulatur deutlicher herausarbeiten möchte, der muss die gesamte Fitnesspalette berücksichtigen – eine ausgewogene Ernährung, regelmäßiges Kraft- und Ausdauertraining und selbstverständlich das hier vorgestellte umfangreiche Repertoire an Bauchmuskelübungen aller Schwierigkeitsgrade –, um jede einzelne Muskelfaser zu trainieren.

Aber keine Bange, wer einsteigt und dabeibleibt, darf sich freuen. Die ersten Erfolge stellen sich schnell ein: Die Muskeln werden aufgebaut und das regelmäßige Training fällt leichter. Mit ausgewählten Übungen kannst du entsprechende Partien zudem ganz gezielt stärken und formen – vorausgesetzt, du übernimmst die Initiative. Denn Fitness ist eine Reise, kein Ziel. Es gibt gute und schlechte Tage, Erfolge und Misserfolge. Je länger jedoch die Distanz ist, die du zurückgelegt hast, desto mehr freust du dich auf den nächsten Abschnitt. Du wirst staunen, wie viel Kraft, Energie und Beweglichkeit dein Körper dazugewinnen kann, wenn du ihn nur lässt. Mit dem festen Willen, das Gelesene auch umzusetzen, wirst du erfolgreich sein. In diesem Sinne: Genieße die Reise, du schaffst es!

Vorteile starker Bauchmuskeln

Nicht nur ästhetische Gründe sprechen für ein Training der Bauchmuskulatur. Entscheidend ist, dass die Bauchregion das Kraftzentrum deines Körpers bildet. Sie stellt die Verbindung zwischen den oberen und unteren Extremitäten her und ist leider häufig das schwächste Glied in der Kette. Dabei werden alle Kräfte des Oberkörpers oder der Beine durch die Muskulatur des Rumpfs übertragen, erst dadurch werden explosive Bewegungen etwa im Sport möglich. Eine starke Bauchmuskulatur stabilisiert zudem die Wirbelsäule und entlastet gleichzeitig deinen Rücken beim Heben, Sitzen, Stehen beziehungsweise eigentlich bei allen

Alltagstätigkeiten. Oft ist eine durch eine schwache Bauchmuskulatur hervorgerufene schlechte Haltung die Ursache für eine ausbleibende Leistungssteigerung oder für nicht korrekt ausgeführte Bewegungen, die Verletzungen provozieren können.

Doch die 50 Workouts in diesem Buch bewirken rund um die Bauchmuskeln noch mehr: Durch das Training verbesserst du die Durchblutung deines Körpers, reduzierst Krankheitsrisiken und proportional zu deinen Trainingserfolgen wachsen obendrein dein Selbstbewusstsein und deine positive Ausstrahlung. Zusammenfassend lässt sich feststellen: Dein starker Rumpf (Core) ist dein Kraftzentrum. Core heißt Kern und damit ist die tief liegende Muskulatur deiner Körpermitte gemeint. Hier ist der Ursprung; deine ganze Power kommt aus deiner Mitte. Die Bauchmuskulatur ist damit die Muskelgruppe, bei der du von einer Kraftsteigerung am meisten profitierst! Und das Beste ist: Jeder besitzt bereits das perfekte Trainingsgerät, um seine Bauchmuskulatur zu trainieren, nämlich seinen eigenen Körper. Bei fast jeder anderen Muskelgruppe deines Körpers brauchst du früher oder später mehr oder weniger aufwendiges Equipment, um dein Trainingsziel zu erreichen – bei der Bauchmuskulatur nicht.

Der Aufbau der Bauchmuskulatur

Je besser du deinen Körper kennst, umso eher verstehst du die Zusammenhänge zwischen Körperaufbau und Bewegung. Der Bauch ist ein echtes Muskelpaket: Verschiedene Muskelschichten liegen übereinander, um den Körper zu stützen, die inneren Organe zu schützen und Bewegungen in verschiedene Richtungen zu ermöglichen. Die Muskelgruppen des Bauchs verlaufen zwischen der unteren Brustkorböffnung und dem oberen Beckenrand sowie von den Körperseiten bis zur Lendenwirbelsäule! Der Rumpf erfährt über die Bauch- und Rückenmuskulatur eine dynamische Verspannung, die durch eine unterschiedliche Verlaufsrichtung der einzelnen Muskelfasern ein sehr differenziertes Bewegungsspiel zulässt. Eine kurze Anatomielektion ist deshalb sinnvoll, um die Bewegungsabläufe der einzelnen Übungen nachvollziehen zu können. Die Bauchmuskulatur setzt sich aus vier Bauchmuskelgruppen zusammen:

- Gerader Bauchmuskel (*Musculus rectus abdominis*)
- Äußerer schräger Bauchmuskel (*Musculus obliquus externus abdominis*)
- Innerer schräger Bauchmuskel (*Musculus obliquus internus abdominis*)
- Querer Bauchmuskel (*Musculus transversus abdominis*)

Gerader Bauchmuskel

Der gerade Bauchmuskel (*Musculus rectus abdominis*) ist die größte, am deutlichsten erkennbare und vor allem für dein Sixpack verantwortliche Schicht. Seine beiden Längsstränge verlaufen vom Brustbein zum Schambein. Obwohl er als einzelner Muskel betrachtet wird, kannst du ihn aus unterschiedlichen Positionen und Winkeln bearbeiten, um besser auf bestimmte Bereiche abzielen zu können. Es gibt also keinen einzelnen oberen und unteren Bauchmuskel. Dein Sixpack besteht aus diesem Star deiner Bauchpartie, der durch Bindegewebsstränge unterteilt ist. Auch wenn du etwa den oberen Bereich nie wirklich vom unteren Anteil der Bauchmuskulatur isolieren kannst, bearbeiten bestimmte Übungen einen effektiver als den anderen. Die zwei Muskelstränge sind unterteilt in drei gleich große, durch schmale Zwischensehnen getrennte Muskelbäuche oberhalb des Nabels und einen größeren unterhalb des Nabels, die ihm sein waschbrettartiges Aussehen verleihen. Die Funktion: Bei fixiertem Becken zieht dieser Muskel den Rumpf nach vorn, etwa beim Crunch. Wird dagegen der Oberkörper fixiert, hebt der Muskel das Becken. Wenn du dich an eine Klimmzugstange hängst und die Beine hebst, stabilisiert er dein Becken. Außerdem spielt der gerade Bauchmuskel eine wichtige Rolle bei der Aufrechterhaltung der Beckenstellung und hat damit indirekt auch Einfluss auf die Krümmung der Lendenwirbelsäule: Ist der Muskel schwach ausgeprägt, dann kippt das Becken nach vorn und es kommt, orthopädisch ausgedrückt, zu einer Lordosierung der Lendenwirbelsäule – das heißt: Du stehst im Hohlkreuz! Darüber hinaus schützt der gerade Bauchmuskel, wenn er angespannt ist, zusammen mit den übrigen Bauchmuskeln vor Stößen oder Schlägen.

Innerer und äußerer schräger Bauchmuskel

Diese Muskelschicht besteht selbst wiederum aus zwei übereinanderliegenden Schichten. Der innere und der äußere schräge Bauchmuskel (*Musculi obliqui abdominis externus* und *internus*) verlaufen im äußeren Teil (*externus*) von den Außenseiten, im inneren Teil (*internus*) von den Innenseiten der unteren Rippen zum Becken. Der innere schräge Bauchmuskel wird vom äußeren schrägen Bauchmuskel nahezu vollständig überdeckt und ist deutlich kleiner. Werden beide Seiten angespannt, unterstützen sie den geraden Bauchmuskel beim Anheben des Oberkörpers aus der Rückenlage oder umgekehrt beim Heben des Beckens. Deshalb werden die schrägen Bauchmuskeln bei Übungen für die geraden Bauchmuskeln stets mittrainiert.

Bei einseitiger Kontraktion neigt der äußere schräge Bauchmuskel den Rumpf zur Seite beziehungsweise dreht ihn zur Gegenseite. Das heißt, der rechte äußere schräge Bauchmuskel dreht nach links und umgekehrt! Der innere schräge Bauchmuskel neigt den Rumpf zur Seite beziehungswiese dreht ihn zur Kontraktionsseite. Die innere schräge Bauchmuskulatur arbeitet also bei der Seitneigung mit der gleichseitigen schrägen Bauchmuskulatur, bei der Rumpfdrehung mit der gegenseitigen äußeren schrägen zusammen. Innere und äußere schräge Bauchmuskulatur kreuzen sich in einem Winkel von 90 Grad.

Querer Bauchmuskel

Der quere Bauchmuskel (*Musculus transversus abdominis*) bildet die tiefste Schicht aller Bauchmuskeln, er wird von den schrägen Bauchmuskeln völlig bedeckt. Dieser Muskel zieht die Bauchdecke nach innen und sorgt so für einen flachen Bauch. Seine Fasern führen vom Becken und den Sehnen der Rückenstreckermuskeln zu den geraden Bauchmuskeln. Der quere Bauchmuskel formt zusammen mit den schrägen Bauchmuskeln die Taille und richtet gemeinsam mit den anderen Bauchmuskeln das Becken auf. Außerdem stabilisiert er den Rumpf und unterstützt Drehbewegungen zu den Seiten. Zudem ist er an der Ausatmung beteiligt.

Trainiere dein Sixpack!

Allgemein trainierst du deine Bauchmuskeln mit folgenden Bewegungen: Aufrichten des Oberkörpers aus der Rückenlage, Drehen und Neigen des Oberkörpers zur Seite, Anheben des Beckens aus der Rückenlage bei fixiertem Oberkörper.

Grundsätzlich arbeitet deine Bauchmuskulatur rumpfstabilisierend dauerhaft so als Team zusammen, dass immer mehrere Anteile aktiv sind und sich gegenseitig unterstützen. Da ein isoliertes Training des oberen und unteren Teils des geraden Bauchmuskels nicht möglich ist – er wird immer als Ganzes erfasst und die gerade Bauchmuskulatur ist bei allen Übungen für die schräge und untere Bauchmuskulatur mitbeteiligt –, solltest du die gerade Bauchmuskulatur nicht zuerst ermüden, da dies verhindern würde, dass du auch die anderen Anteile der Bauchmuskulatur maximal ermüden kannst.

Beginne dein Workout außerdem am besten mit den schwächeren Muskelpartien und solchen Übungen, die dir viel Koordination abverlangen. In dieser Reihenfolge fallen dir schwere Übungen leicht – und mit deinem Favoriten machst du auch am Schluss noch eine gute Figur!

So trainierst du mit den 50 Workouts

Im Folgenden findest du Workouts für drei Leistungsstufen, die aus einem Übungsrepertoire der besten Bauchmuskelübungen zusammengestellt wurden. So kannst du deinem individuellen Leistungsniveau und deiner Tagesform entsprechend das für dich optimale Workout auswählen.

Level 1 – Training für Einsteiger: Die besten Übungen für einen flachen Bauch

Mit Übungsklassikern baust du solide Grundlagen an Kraft und Beweglichkeit deiner Bauch- sowie der gesamten Rumpfmuskulatur auf. Für Neulinge ist dieser Level ein klasse Einstieg in das Bauchtraining – und für alte Hasen ein gutes Mittel, ihr Fundament zu stärken.

Level 2 – Training für Fortgeschrittene: Eine starke Mitte

Isolierte Muskelaktivität gibt es im Alltag wie im Sport so gut wie nie. Hier forderst du deine Muskeln bei vielen Übungen in sogenannten Muskelketten zum Teamwork auf. Alle Übungen greifen ineinander und bewirken, dass deine Muskeln optimal zusammenarbeiten. Du gewinnst:

- eine noch bessere Körperhaltung,
- mehr Gleichgewicht und Koordination,
- kräftigere Muskeln um die Wirbelsäule,
- mehr Kraft und Schnelligkeit.

Level 3 – Training für Profis: Auf dem Weg zu deiner Bestform

Jetzt hast du das Finale erreicht. Hier wird deine komplette Rumpfmuskulatur trainiert und übergreifende Muskelketten werden gefordert. Es geht in den ausgewählten Workouts darum, deine Muskeln im wahrsten Sinne des Wortes spielen zu lassen. Denn in dieser Phase schulst du beim Ausführen der komplexeren Bauch- und Rumpfübungen nicht nur deine Kraft, sondern zusätzlich deine Balance, Gelenkigkeit und Koordination. Das Training wird auf diesem Level noch etwas intensiver und fordert neben den großen Muskelpartien auch die tiefer liegenden Muskelbereiche, die den Körper im Gleichgewicht halten. Diese sind wichtig für eine aufrechte Haltung und einen sauberen Bewegungsablauf.

Zusätzlich wird die Koordination zwischen Nerven und Muskeln wesentlich verbessert. Die Folge: Deine Bewegungen laufen reibungsloser ab und du kannst laut einer Studie 15 Prozent mehr Kraft entwickeln. Durch die Stimulation der tiefen Bauch- und Rückenmuskulatur bekommen die Workouts zugleich einen präventiven Charakter, weil sich so Rückenschmerzen vermeiden lassen. Nebenbei feilst du weiter an deiner Silhouette: Nur wenn die innersten Schichten gut in Form sind, können auch die darüberliegenden gut aussehen. Selbstverständlich hält dieses Buch auch für alle, die ab und zu einmal als Ergänzung zu den vorgeschlagenen Workouts ein ganz spezielles Ziel verfolgen möchten – etwa Rückenbeschwerden vorbeugen oder ihre Leistungszuwächse beim Lauftraining fördern –, die besten Trainingsvorschläge parat.

Finde deinen Level immer wieder neu

Die für dich im Folgenden zusammengestellten Bauch- und Rückenübungen haben es in sich, dafür bringen sie aber auch schnell Erfolge. Wichtig ist nur, dass du auf deinen Körper hörst, leicht beginnst und dich kontinuierlich steigerst. Deine Muskelfasern reagieren auf zwei Hauptmechanismen: die Bewegungsgeschwindigkeit und die Belastungsintensität. Langsam kontrahierende oder auch langsam zuckende Muskelfasern, sogenannte ST- oder *Slow-Twitch*-Fasern, wie sie für die Haltemuskulatur des Rumpfs charakteristisch sind, zeigen bei langsamer Ausführungsgeschwindigkeit der Übungen die größte Kraftsteigerung. Wenn du nach einigen Wochen merkst, dass du die angegebenen Wiederholungen problemlos schaffst und die Übungen dir langsam in Fleisch und Blut übergehen, solltest du dein Workout variieren. Grundsätzlich gilt dabei: Wähle zuerst ein bis zwei weitere Workouts aus der gleichen Trainingsstufe, bevor du dich im nächsten Schritt auf einen höheren Level begibst. Durch dieses regelmäßige und abwechslungsreiche Üben gewinnt dein Körper übrigens ganz nebenbei zusätzlich an Bewegungsintelligenz.

Wähle Workouts aus, bei denen du eher an deinen Grenzen kommst, dann sind auch mehr Muskelfasern aktiv. Natürlich kannst du dir mit den vorgestellten Übungen auch ein ganz eigenes Workout nach deinen persönlichen Bedürfnissen zusammenstellen. Suche dir für jede Trainingseinheit sechs bis acht verschiedene Übungen aus und variiere die Auswahl von Trainingseinheit zu Trainingseinheit. Gönne deiner Bauchmuskulatur möglichst viel Abwechslung!

Die Bauchmuskeln haben in erster Linie Haltefunktion. Sie bestehen deshalb aus den bereits erwähnten langsam zuckenden Muskelfasern, die sich nach Belastung sehr schnell wieder erholen. Diese Bauchmuskulatur kannst du daher im Grunde täglich trainieren. Doch gerade untrainierte Bauchmuskeln brauchen durchaus ihre Regenerationsphasen, um sich der ungewohnten Belastung anzupassen. Deshalb sollten Anfänger die ersten Monate nur jeden zweiten Tag Crunches absolvieren. Nach vier bis sechs Trainingswochen ist ein tägliches Training möglich. Fünfmal in der Woche zu trainieren ist ideal. Grundsätzlich gilt, dass kurze, aber häufiger absolvierte Trainingseinheiten wirksamer sind als lange, aber seltener ausgeführte. Glücklicherweise ist es einfacher, einen Level zu halten, als ihn zu erreichen – wenn du dein Ziel einmal erreicht hast, kannst du die Trainingshäufigkeit auch etwas reduzieren, wenn du möchtest.

Die Spielregeln für dein perfektes Bauchmuskeltraining

Bevor du dich jetzt auf die Matte wirfst und die Bauchmuskeln zum Glühen bringst, bekommst du hier noch ein paar Tipps für ein erfolgreiches Training. Denn wenn du mit dem Bauchmuskeltraining beginnst, solltest du zunächst die korrekte Übungsausführung der Übungen erlernen, bevor du schwerere Varianten oder Zusatzgewichte nutzt. Vernachlässige niemals die korrekte Bewegungsausführung zugunsten eines höheren Widerstands oder einer höheren Wiederholungszahl. Wenn du dir falsche Bewegungsmuster angewöhnst, gefährdest du den Erfolg deines Trainings. Die Intensität und Effizienz der Übungen nehmen ab und es kann zu Verletzungen kommen.

Regel 1: Bewusst atmen

Verschenke keine Kraft durch falsches Atmen! In der Phase der Muskelkontraktion, also wenn die Muskelarbeit geleistet wird, atmest du aus. Halte auf keinen Fall während einer Wiederholung die Luft an. Diese sogenannte Pressatmung führt zu einer immensen Blutdruck- und Herzfrequenzsteigerung, weil der venöse Rückstrom des Bluts zum Herzen beeinträchtigt ist. Außerdem ist eine korrekte Atemtechnik wichtig, um deine Bauchmuskeln wirklich intensiv zu trainieren: Erst vollständiges Ausatmen ermöglicht eine maximale Kontraktion der Bauchmuskulatur!

Regel 2: Auf das richtige Tempo bei der Übungsausführung achten

Die Kraft der langsam kontrahierenden Muskelfasern lässt sich am besten steigern, wenn man Übungen langsam und kontrolliert ausführt. Variiere später die Geschwindigkeit, etwa indem du während der Aufwärtsbewegungen langsam bis zwei und während der Abwärtsbewegungen langsam bis vier zählst. Dabei bietet sich bereits für Einsteiger eine einfache und sichere Methode zur Steigerung der Intensität: Halte die Spannung am Punkt der maximalen Kontraktion für etwa eine Sekunde! Profis können sich bei einigen Übungen auch in höheren Geschwindigkeitsbereichen versuchen. So wird deine Muskulatur durch unterschiedlich intensive sowie schnellere und längere Reize auf alle Einsatzmöglichkeiten vorbereitet!

Regel 3: Die Rumpfmuskulatur anspannen

Aktiviere deine Rumpfspannung für die gesamte Trainingsdauer. Wende dafür folgende einfache Bewegungsidee an: Ziehe den Bauchnabel nach innen zur Wirbelsäule und halte ihn dort, ohne deine Atmung zu vernachlässigen. Deine Benefits: Du sicherst insbesondere deine Lendenwirbelsäule und deine Bandscheiben gegen einen erhöhten Druck ab. Als Faustregel für ein rückenschonendes Bauchmuskeltraining gilt: Die Beine nur so weit absenken oder den Oberkörper nur so weit anheben, dass du nicht in ein ausgeprägtes Hohlkreuz fällst oder Schmerzen im unteren Rücken wahrnimmst. So sorgst du nebenbei auch dafür, dass der Zug auf dein Becken von Bauch- und Hüftbeugemuskulatur ausgeglichen bleibt.

Regel 4: Qualität vor Quantität

Wenige richtig ausgeführte Wiederholungen sind mehr wert als hundert falsch ausgeführte! Du betrügst dich selbst, wenn du andere Muskeln zur Unterstützung einsetzt, um dir das Trainingsleben leichter zu machen. Hole keinen Schwung, das belastet Hals und Rücken. Falsche Bewegungsmuster gefährden den Erfolg deines Trainings. Die Intensität und Effizienz der Übungen nehmen ab, die Gefahr von Verletzungen zu. Nutze die ersten Trainingswochen vor allem, um die Kraftausdauer deiner Bauchmuskeln aufzubauen und deine Technik zu perfektionieren. Konzentriere dich voll auf jede einzelne Wiederholung!

Der perfekte Crunch

Der Crunch ist eine der Basisübungen für dein Bauchmuskel-Workout (Basic Crunch, Seite 124). Er bildet die Grundlage für viele Übungsvariationen. Doch was so einfach aussieht, will gelernt sein! Eine kurze Checkliste führt dich sicher an Ziel:

- Lege dich auf den Rücken und spanne die Bauchmuskulatur an, indem du versuchst, die unteren Rippen dem Beckenknochen anzunähern. Dadurch bewegt sich dein Oberkörper nach oben und vorn und die Schulterblätter lösen sich vom Boden.
- Halte im Liegen den unteren Rücken stets am Boden, um eine unnötige Belastung der Wirbelsäule zu vermeiden.
- Wichtig ist die 90-Grad-Beinstellung am Boden, bei der die Knie im rechten Winkel gebeugt und die Füße aufgestellt sind. Eine größere Entfernung der Beine vom Becken würde bei der Ausführung des Crunchs zu einer zunehmenden Belastung des Rückens führen. Bei gebeugtem Knie- und Hüftgelenk wird vor allem die Mitarbeit der Hüftbeuger durch verminderte Vordehnung und verkürzte Hebel erschwert, diese Übungsausführung beansprucht demnach in besonderem Maße die Bauchmuskulatur.
- Deine Füße stehen hüftbreit voneinander entfernt. Achte darauf, dass sich während der Wiederholungen deine Knie nicht ungewollt berühren.
- Versuche während der Aufwärtsbewegung nicht, mit den Armen Schwung zu holen, denn dann hätten die Bauchmuskeln Pause – und das ist ja nicht der Sinn der Sache.

- Halte deinen Kopf in der natürlichen Verlängerung der Wirbelsäule. Für eine optimale Kopfhaltung fixiere mit deinem Blick während der gesamten Übungsausführung einen bestimmten Punkt an der Decke.
- Lass nicht deine Nackenmuskulatur die Arbeit der Bauchmuskeln übernehmen! Die Linie von Kopf und Nacken sollte immer gerade sein. Wenn du eine Faust zwischen Kinn und Brustkorb schieben kannst, befindest du dich in der richtigen Position.
- Um die Intensität weiter zu erhöhen, halte einfach die Endposition für etwa zwei Sekunden.
- Die Schulterblätter sollten während eines Satzes nie vollständig auf dem Boden aufliegen. Deine Bauchmuskulatur bleibt während der gesamten Übungsausführung maximal angespannt!

Verschärfte Bedingungen

Der Schwierigkeitsgrad nahezu jeder Übung für die Bauchmuskulatur kann durch die Körperhaltung oder die Verwendung von Zusatzgewichten gesteigert werden, etwa durch eine Veränderung der Armposition. Je weiter sich die Arme von der Bewegungsachse entfernen, desto größer wird der Widerstand. Diese Achse ist von den Übungen abhängig, in der Regel aber befindet sie sich zwischen den Hüften und der Taille. Beginne dein Training zunächst mit dem eigenen Körpergewicht und nutze erst später leichte Gewichte, um die Intensität zu steigern. Hier gilt: *Safety first!* Zusätzliche Gewichte bringen eine zusätzliche Leistungssteigerung, erhöhen jedoch auch das Verletzungsrisiko.

Hands up

Mithilfe der Armposition kannst du die Intensität von Crunches ganz leicht verringern oder erhöhen.

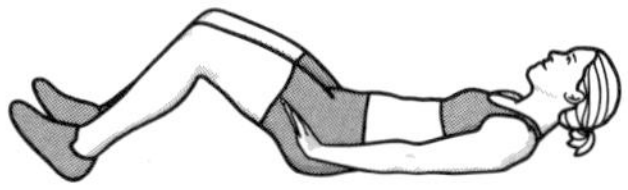

Am einfachsten lassen sich Crunches mit geraden, neben dem Körper ausgestreckten Armen ausführen.

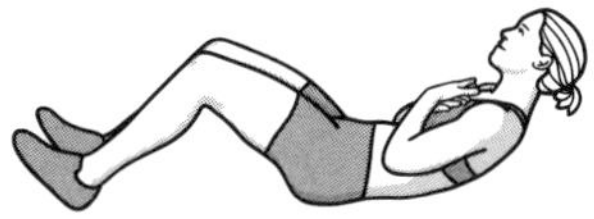

Willst du die Übung verschärfen, kreuze die Arme vor der Brust.

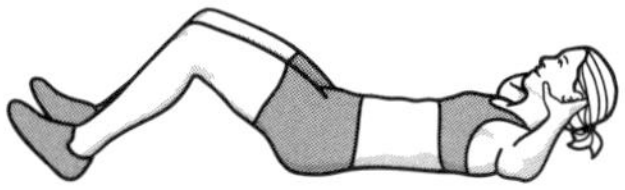

Nächste Steigerung: Lege die Hände an die Schläfen.

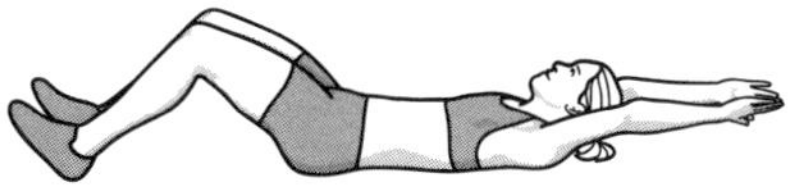

Noch schwieriger wird die Ausführung mit hinter dem Kopf gestreckten Armen.

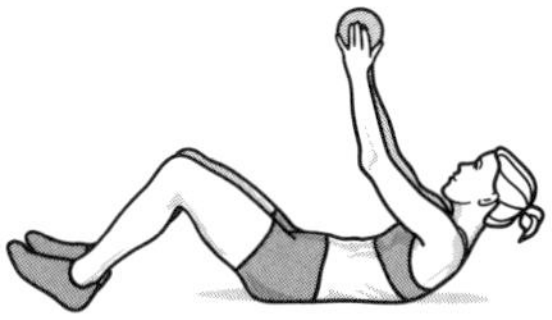

Wenn du die Variante mit den hinter dem Kopf gestreckten Armen locker meisterst, kannst du zusätzlich Gewichte nutzen.

Abheben

Die Position der Beine spielt ebenfalls eine entscheidende Rolle bei der Übungsgestaltung. Je weiter die Beine von der Bewegungsachse – die sich in der Regel zwischen Hüften und Taille befindet – entfernt sind, desto größer ist der entstehende Hebeleffekt, der den Oberkörper anhebt. Je weiter du also die Beine streckst, desto leichter wird die Übung! Beim Training der unteren Bauchmuskulatur kannst du die Anforderungen verschärfen, indem du etwa bei der Rumpfrotation (Seite 130) einen Ball oder eine Hantel zwischen die Füße oder die Knie klemmst. Eine weitere Möglichkeit, die Intensität zu verändern, ist, über eine Neigung zu arbeiten. Bei schweren Übungen kannst du auf einer geneigten Bank oder einem Gymnastikball mit der Schwerkraft arbeiten, bis der Bewegungsablauf perfekt sitzt. Anschließend drehst du den Spieß einfach um und trainierst gegen die Neigung!

Bauchschmerzen

»No pain, no gain« – ein leichter Muskelkater in der Bauchregion nach den ersten Trainingseinheiten ist völlig normal. Diese Mikroverletzungen der Muskulatur verheilen schnell wieder. Ist der Muskelkater jedoch so stark, dass du die nächste Einheit beim besten Willen nicht antreten kannst, hast du es eindeutig übertrieben! Ansonsten gilt: Trainiere bei Bauchmuskelkater mit gedrosselter Intensität weiter, das regt die Durchblutung an und beschleunigt die Reparatur deiner Kraftwerke.

Schmerzen in der Lendenwirbelsäule

Wenn du Beschwerden in der Lendenwirbelsäule hast, achte besonders auf deinen unteren Rücken. Plötzliche stechende Schmerzen oder Krämpfe sind deutliche Zeichen einer unangemessenen Belastung. Arbeite niemals gegen diesen Schmerz an! Auch wenn chronische Schmerzen auftreten, die dich noch drei bis vier Tage nach dem Training plagen, solltest du diese Warnsignale ernst nehmen und dein Übungsrepertoire und die Ausführung auf mögliche Fehlerquellen untersuchen!

Aufwärmen

Ein gründliches Warm-up vor dem Workout ist ein Muss. Denn neben einer fehlerhaften Technik ist vor allem ungenügendes Aufwärmen die Hauptursache für Verletzungen beim Training. Mit dem Aufwärmen bereitest du dich physiologisch wie psychologisch auf das bevorstehende Workout vor: Die Körperkerntemperatur steigt auf ideale 38,5 Grad Celsius, Blut und Gewebeflüssigkeit werden dünnflüssiger, sämtliche Stoffwechselprozesse laufen schneller ab. Kurzum: Deine physische und psychische Leistungsbereitschaft wird gesteigert. Eine längere Aufwärmphase von ungefähr 15 Minuten regt außerdem die Produktion der Gelenkschmiere (*Synovia*) an und verringert dadurch die Reibung an den Gelenkflächen. Führe jede der Übungen des Warm-ups für etwa ein bis zwei Minuten aus – bei einseitigen Übungen gilt die Dauer pro Seite. Nach den ersten Einheiten wirst du schnell merken, welche Bewegungen dir besonders guttun. Diese kannst du auch länger und öfter absolvieren.

Jumping Jack

1. Aufrecht mit geschlossenen Füßen hinstellen. Die Hände seitlich neben den Oberschenkeln hängen lassen.
2. Explosiv die gestreckten Arme seitlich und über Kopf führen. Gleichzeitig mit den Beinen abspringen und in breiter Grätschposition wieder aufkommen. Zunächst mit den Ballen aufkommen und dann über den ganzen Fuß abrollen. Sofort in die Ausgangsposition zurückspringen und dabei die Arme wieder absenken und die Beine schließen. Mit der Übung fortfahren mit dem Ziel, möglichst viele saubere Wiederholungen in der vorgegebenen Zeit zu schaffen.

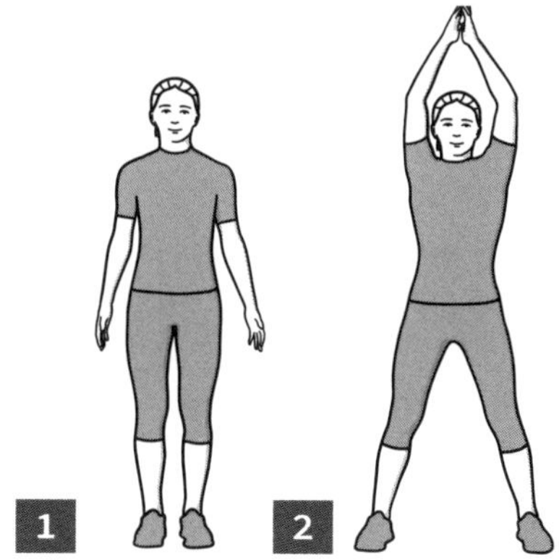

Tipp: Bringe deinen Körper anfänglich vorsichtig auf Betriebstemperatur und führe die Übung für die ersten Minuten eher langsam, dafür aber sehr exakt aus.

Burpee

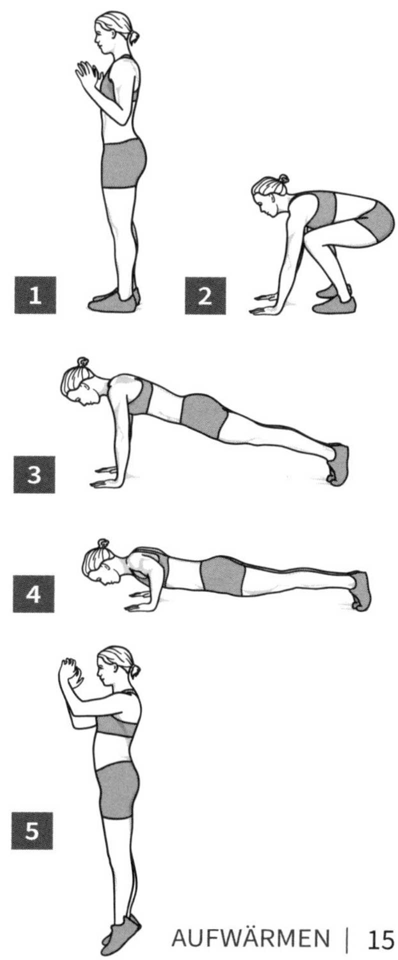

1. Einen aufrechten Stand einnehmen. Der Blick geht geradeaus, die Füße sind schulterbreit aufgestellt.
2. Jetzt in die Hocke gehen und die Hände unter den Schultern auf dem Boden absetzen.
3. Mit beiden Beinen gleichzeitig nach hinten in eine Liegestützposition springen und mit Körperspannung landen. Der Körper bildet vom Kopf bis zu den Fersen eine Linie.
4. Den Oberkörper langsam absenken, bis die Brust fast den Boden berührt.
5. Anschließend mit maximaler Dynamik wieder nach oben in den Liegestütz drücken, ohne die Arme durchzustrecken. So schnell wie möglich die Beine anziehen und in die Hocke zurückkehren. Mit beiden Füßen abdrücken, um sofort einen Strecksprung anzuschließen. Dazu beide Arme dynamisch mit nach oben führen. Sofort nach der Landung zur nächsten Wiederholung ansetzen. 3–4 Sätze à 60 Sekunden mit maximal 60 Sekunden Pause zwischen den Sätzen ausführen.

Tipps: Die Übung wird leichter, indem du die Beine nacheinander nach hinten setzt und/oder auf den Liegestütz verzichtest und in der Stützposition bereits die Beine möglichst nah zur Brust bringst, um zurück in die Hocke zu kommen. Wer die Übung dagegen verschärfen möchte, der klatscht am höchsten Punkt in die Hände, führt den Liegestütz explosiv aus oder setzt zwischendurch sogar zu einem einbeinigen Strecksprung an.

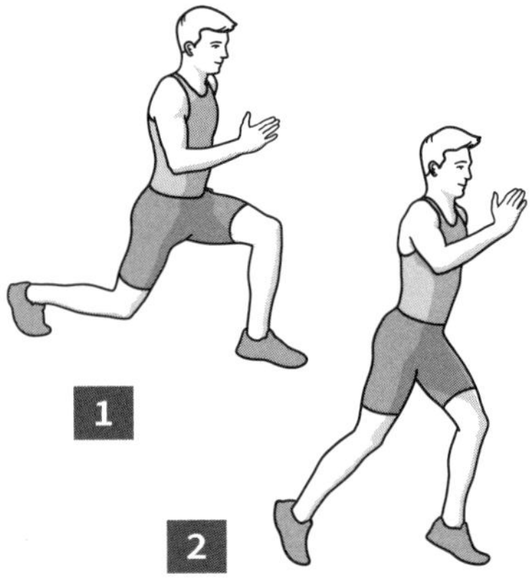

Ausfallschritt mit Wechselsprung

1. Mit dem linken Bein in einen tiefen Ausfallschritt gehen. Das linke Knie zeigt nach vorn, ragt aber nicht über die Zehenspitzen hinaus. Beide Knie sind im 90-Grad-Winkel gebeugt, der Oberkörper ist aufrecht, der Rumpf fest angespannt. Den linken Arm lang hängen lassen, die Fingerspitzen zeigen Richtung Boden. Den rechten Ellbogen beugen und den Oberarm etwa auf Schulterhöhe anheben.
2. Nun aus dieser Ausgangsposition heraus dynamisch so weit wie möglich nach oben springen. Während der Flugphase die Arm- und Beinposition wechseln. Sofort in der tiefen Ausfallschrittposition landen und gleich zum nächsten Sprung ansetzen. Den Blick fixiert geradeaus halten.
Im schnellen Wechsel der Seiten weiterspringen. 2–3 Sätze à jeweils 1–2 Minuten Dauer ausführen.

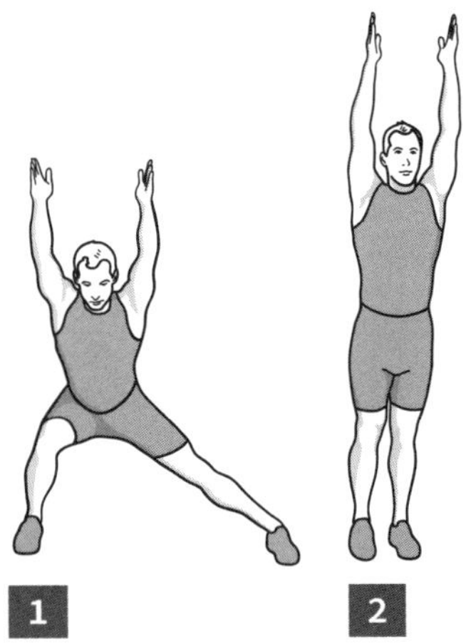

Seitlicher Ausfallschritt

1. Einen hüftbreiten Stand einnehmen und die Arme über Kopf ausstrecken. Mit dem linken Bein einen großen Schritt nach links zur Seite ausführen und dabei den Po nach hinten absenken, als ob du dich auf einen niedrigen Hocker setzen würdest. Den Bauch dabei fest anspannen und den unteren Rücken gerade halten.
2. Zurück in den Stand kommen und die Übung zur rechten Seite ausführen. Im Wechsel für 2–3 Sätze von jeweils 1–2 Minuten Dauer weitermachen.

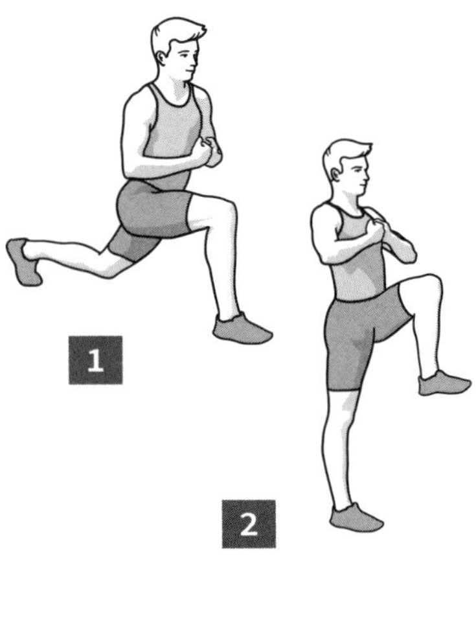

Ausfallschritt mit Knielift

1. In einer Ausfallschrittposition das linke Bein hinten aufsetzen. Das vordere rechte Knie im 90-Grad-Winkel beugen, den Oberkörper aufrecht und unter Spannung halten. Beide Hände vor der Brust zusammenbringen.
2. In einer zügigen Bewegung nach oben drücken und über den Stand das linke Knie auf Beckenhöhe ziehen und sofort wieder tief in den Ausfallschritt kommen. In schnellen, aber geführten Bewegungen weitermachen. Je Seite 2–3 Sätze à 1–2 Minuten Dauer durchführen.

Mobilisation der Brustwirbelsäule im Stehen

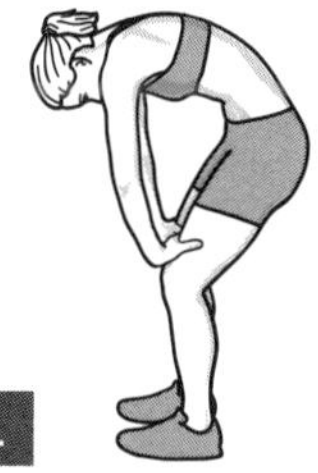

1

1. Einen aufrechten Stand mit etwa schulterbreit geöffneten Füßen einnehmen. Die Knie leicht beugen und den Oberkörper mit geradem Rücken leicht nach vorn neigen. Die Hände oberhalb der Knie auf den Oberschenkeln ablegen, die Finger zeigen dabei zueinander. Nun den Rücken Wirbel für Wirbel zu einem »Katzenbuckel« nach oben beugen und die Schulterblätter auseinanderziehen. Währenddessen ausatmen.
2. Bei der anschließenden Gegenbewegung den Brustkorb so weit wie möglich absenken und dabei einatmen. Dies im Wechsel ausführen, die Bewegungsabläufe sanft ineinander übergehen lassen und bewusst die veränderte Position jedes einzelnen Wirbels wahrnehmen. 2–3 Sätze à 10–15 konzentrierte Wiederholungen ausführen.

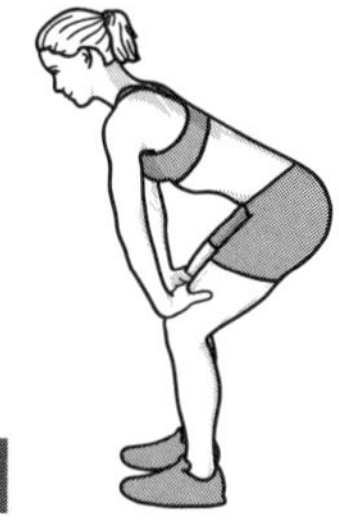

2

Cool-down

Unterstütze die Regeneration deiner Muskulatur nach dem Workout mit einem Cool-down. In dieser Phase des Abwärmens sollten sich deine beschleunigten Körperfunktionen wieder weitgehend normalisieren. Mit einer kurzen Herz-Kreislauf- und einer Stretchingeinheit leitest du zudem bereits die sogenannte Superkompensation ein. Denn jedes Training bedeutet zunächst eine gezielte Ermüdung der Muskulatur. Um der Anforderung beim nächsten Training besser gewachsen zu sein, passt sich der Körper in der Regenerationsphase wie folgt an: Die »Schäden« werden repariert und die Muskulatur wird über das ursprüngliche Leistungsniveau hinaus aufgebaut (Superkompensation). Muskelaufbau findet also nicht während des Trainings, sondern in den Ruhephasen statt.

Mit diesem Finale rundest du dein Workout perfekt ab, erholst dich schneller und vollständiger und kannst das nächste Mal mit mehr Power trainieren!

The World's Greatest Stretch

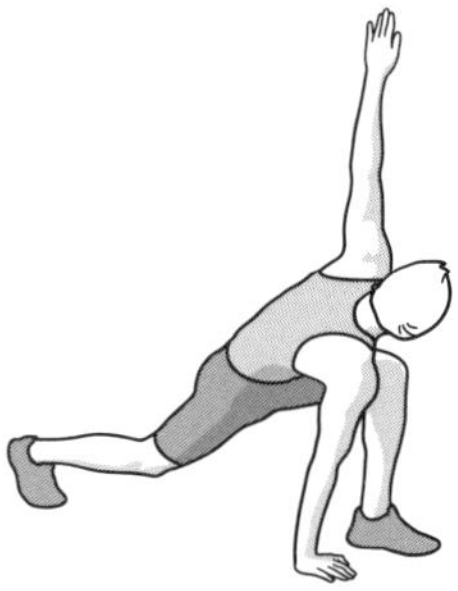

1

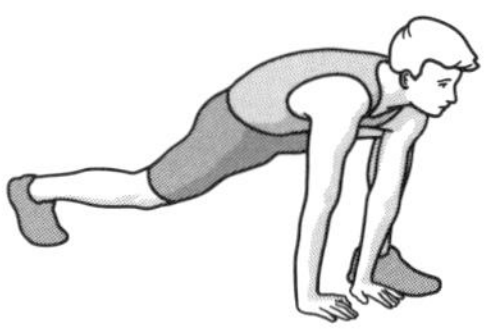

2

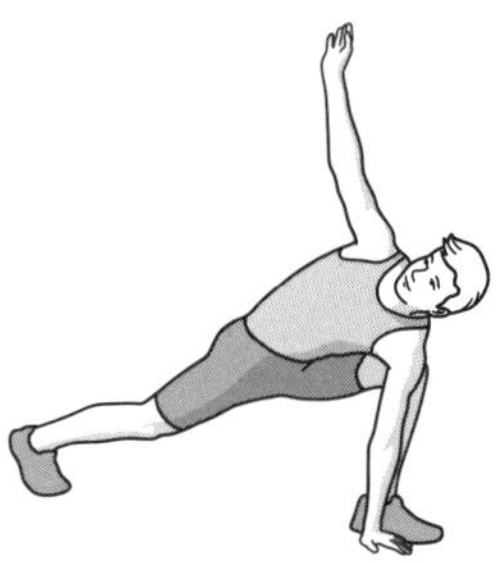

3

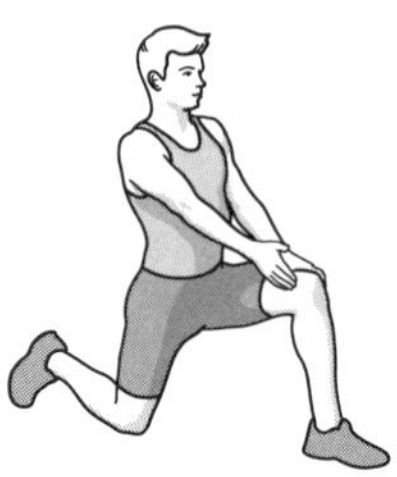

4

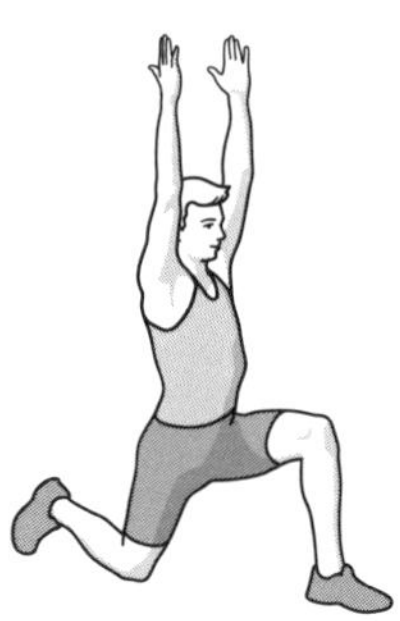

5

1. Zum Start in einen weiten Ausfallschritt gehen. Das linke Bein ist vorn. Mit den Händen auf Höhe des linken Fußes am Boden abstützen.
2. Den Rumpf nach links aufdrehen und den linken Arm senkrecht weit nach oben strecken.
3. Nun den Rumpf zurückdrehen und den linken Arm zurück zum Boden führen. Dann nach rechts aufdrehen und den rechten Arm nach oben strecken.
4. Den Rumpf erneut zurückdrehen. Den Oberkörper aufrichten und beide Hände auf dem linken Knie ablegen. Das Gewicht langsam nach vorn verlagern und in die Position des Ausfallschritts hineinsinken lassen.
5. Um die Dehnung in der Hüfte und im Oberschenkel des hinteren Beins zu verstärken, die Arme heben und bewusst zur Decke strecken, ohne die Schultern mit nach oben zu bewegen. Der Oberkörper ist aufgerichtet, das Brustbein angehoben. Gleichzeitig die Hüften gerade nach vorn ausgerichtet halten und noch weiter in Richtung Boden sinken lassen. Zum Abschluss zurücklehnen und das vordere Bein ausstrecken. Behutsam das Brustbein mit geradem Rücken in Richtung des linken Knies bringen. Im Anschluss wieder in den Stand aufrichten und die Übung auf der anderen Seite wiederholen. 1–2 Wiederholungen je Seite ausführen.

Tipp: Diese Bewegungsabfolge spricht so gut wie alle großen Muskelgruppen in einer Bewegungsabfolge an. Um den Stretcheffekt zu verstärken, jede Position 1–3 Atemzüge lang halten.

Seitneige

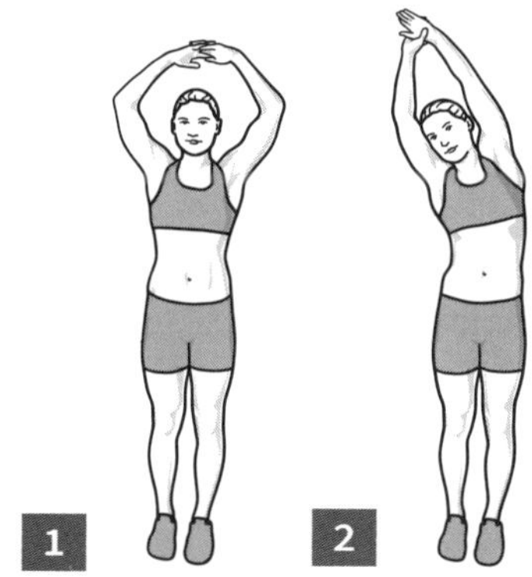

1. Einen hüftbreiten Stand einnehmen und dabei die Knie leicht gebeugt lassen. Rumpf- und Gesäßmuskulatur bewusst anspannen und die Arme zur Decke strecken.
2. Das linke Handgelenk mit der rechten Hand umschließen und über dem Kopf nach oben rechts ziehen. Den linken Fuß stabil auf dem Boden halten. Die linke Schulter und den oberen Rücken 3–4 ruhige Atemzüge lang sanft dehnen, dann die Seite wechseln.

Liegender Seitenstretch

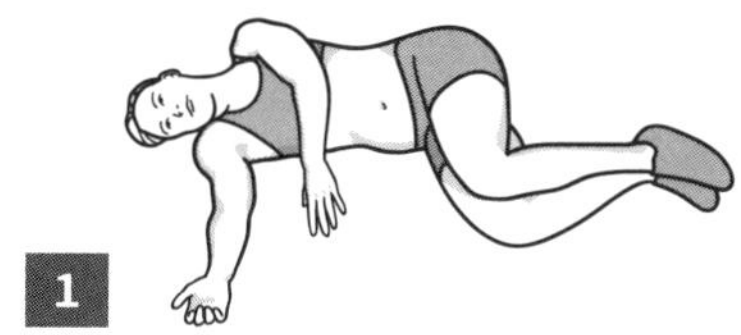

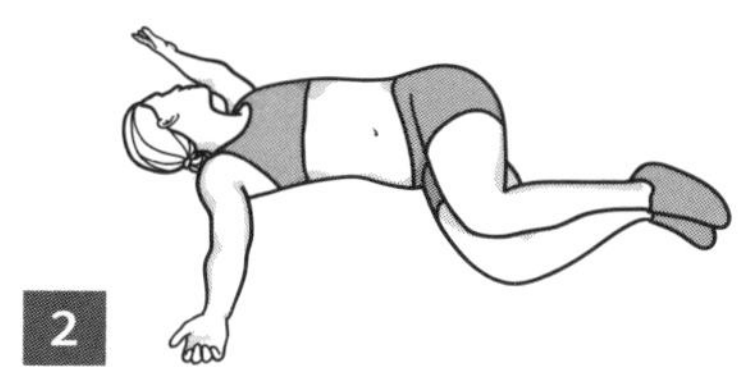

1. Eine Seitlage einnehmen und die Beine und die Hüften jeweils im 90-Grad-Winkel beugen. Nach Bedarf ein Handtuch unter den Kopf legen. Der untere Arm liegt gestreckt mit dem Handrücken nach unten gerichtet auf dem Boden. Der obere Arm liegt mit der Handfläche in Richtung Boden daneben.
2. Den oberen Arm nun gestreckt und in weitem Bogen über den Oberkörper zur anderen Seite führen, indem der Rumpf rotiert wird. Der Blick folgt dem Arm. Mit dem unteren Knie weiterhin Bodenkontakt halten und beide Knie zusammendrücken. Diese Position wenigstens 30, besser bis zu 60 Sekunden halten und dann wieder auflösen. Die Übung 3–4-mal wiederholen und anschließend die Seite wechseln.

Tipp: Warum die Endposition so lang gehalten werden soll? Du wirst merken, wie erst nach einiger Zeit deine Knie absinken, weil deine Muskeln allmählich nachgeben.

Atemübung

In Rückenlage auf den Boden legen, die Beine anwinkeln und die Füße aufstellen. Die Augen schließen und die Hände flach auf den Bauchnabel legen. Es geht im Folgenden darum, jede Atembewegung mit den Händen ganz bewusst zu spüren. Zunächst tief ausatmen. Dann langsam über die Nase einatmen. Den ersten Teil der Atemluft bewusst in den Bauch strömen lassen – dabei hebt sich die Bauchdecke an. Weiter einatmen, den Atem seitlich in die Flanken strömen lassen, dabei werden die Rippen sanft nach außen gedehnt. In der letzten Phase fließt die Luft weiter nach oben – der Brustkorb weitet sich. Nach dem vollständigen Einatmen mit der Ausatmung die Luft in umgekehrter Reihenfolge locker wieder entweichen lassen. Die Atemübung 2–3 Minuten lang ausführen und entspannen.

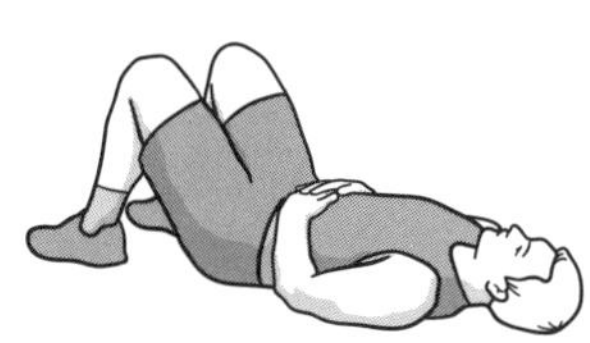

Die Workouts

2

1 Flacher Bauch für Einsteiger 1

Trainingsdauer: 16 Minuten
Bewegungstempo: langsam bis zügig (5–3 Sekunden)

1 2 3

	Übungen	Wiederholungen (Wdh.)/ Belastungszeit	Belastungspause nach jeder Übung in Sekunden	Sätze	Belastungspause nach jedem Satz in Sekunden	Seite
1	Vierfüßler-Crunch	10–12 Wdh. je Seite	30–40	1–2	60	143
2	Schräger Crunch	12–15 Wdh. je Seite	30–40	1–2	60	128
3	Unterarmstütz	30 Sek.	30–40	1–2	60	139
4	Gezogener Crunch	15 Wdh.	30–40	1–2	60	124
5	Rumpfrotation mit gebeugten Beinen	12 Wdh. je Seite	30–40	1–2	60	130

Hinweis: Führe die Übungen einige Male vor einem Spiegel aus, um dich selbst zu kontrollieren!

Die Zeitangabe der Trainingsdauer der Workouts bezieht sich immer auf die kürzestmögliche Variante/ Spanne und ist eine Circaangabe

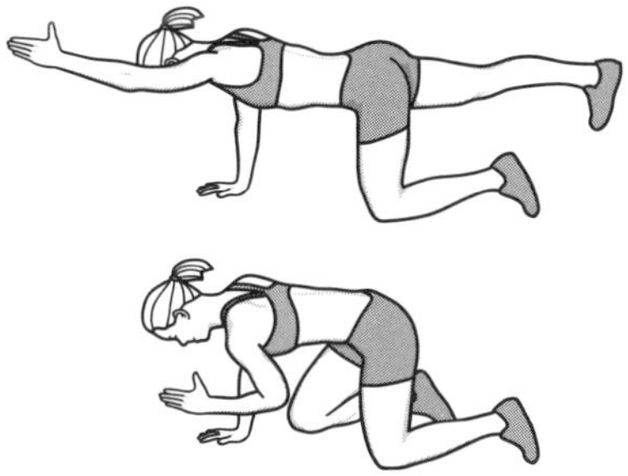

1 Vierfüßler-Crunch

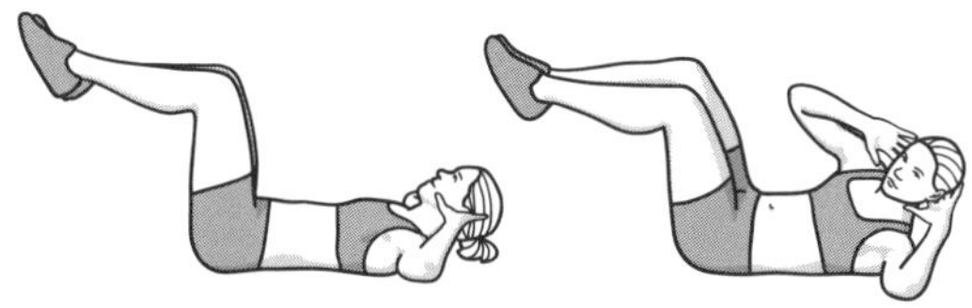

2 Schräger Crunch

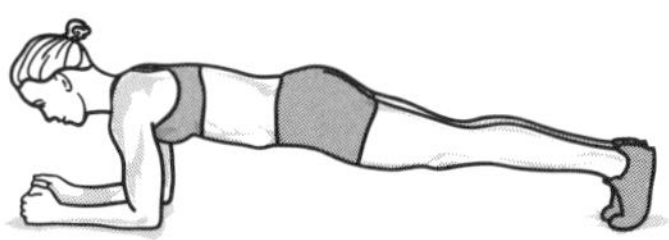

3 Unterarmstütz

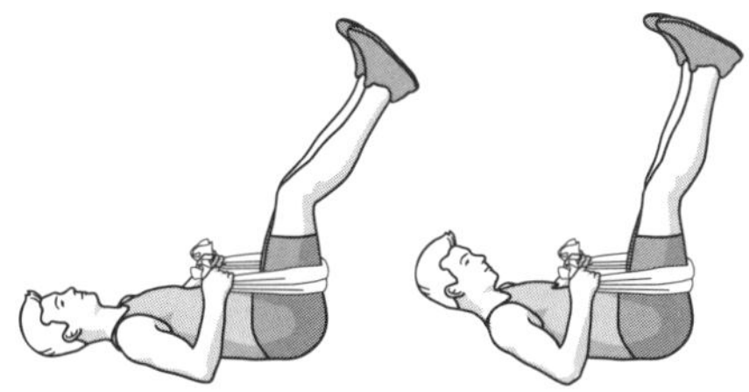

4 Gezogener Crunch

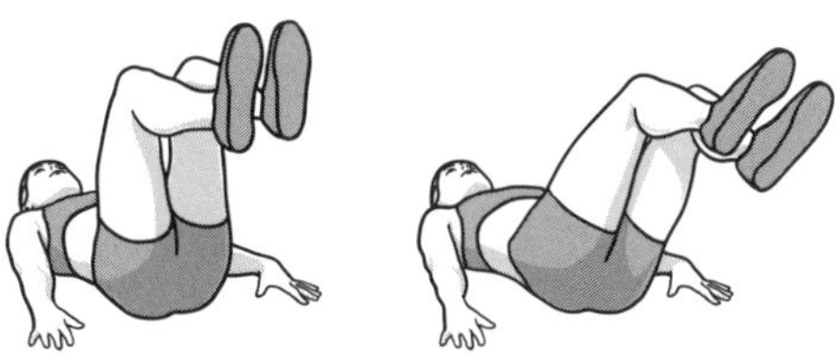

5 Rumpfrotation mit gebeugten Beinen

2 Flacher Bauch für Einsteiger 2

Trainingsdauer: 17 Minuten
Bewegungstempo: langsam bis zügig (5–3 Sekunden)

1 2 3

	Übungen	Wiederholungen (Wdh.)/ Belastungszeit	Belastungspause nach jeder Übung in Sekunden	Sätze	Belastungspause nach jedem Satz in Sekunden	Seite
1	Vierfüßlerstand mit angehobenen Knien	40 Sek.	30–40	1–2	60	136
2	Seitstütz mit abgelegten Knien	30 Sek. halten je Seite	30–40	1–2	60	131
3	Wechselseitiges Beinstrecken	12 Wdh. je Seite	30–40	1–2	60	133
4	Paddeln in Bauchlage	30 Sek.	30–40	1–2	60	143
5	Crunch mit gestreckten Armen	12 Wdh. je Seite	30–40	1–2	60	128

Hinweis: Führe die Übung kontrolliert aus, das heißt, du solltest in jeder Phase der Bewegung in der Lage sein, die Bewegung abzustoppen.

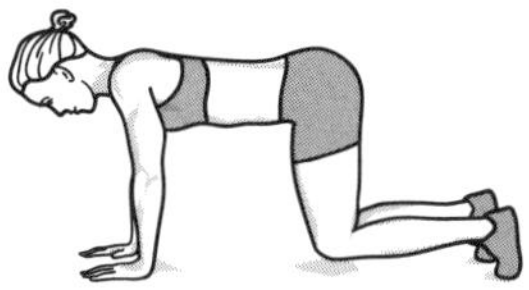

1 Vierfüßlerstand mit angehobenen Knien

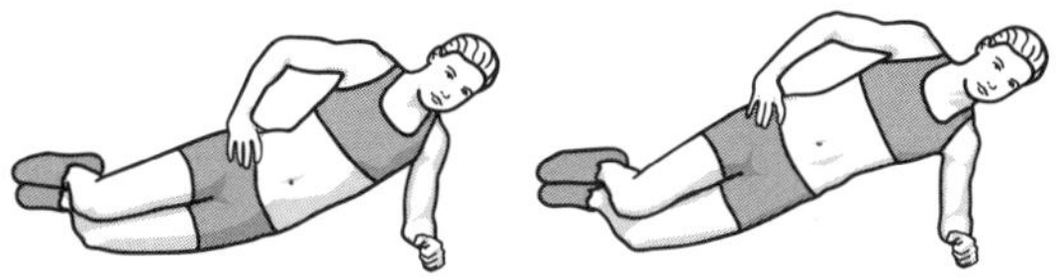

2 Seitstütz mit abgelegten Knien

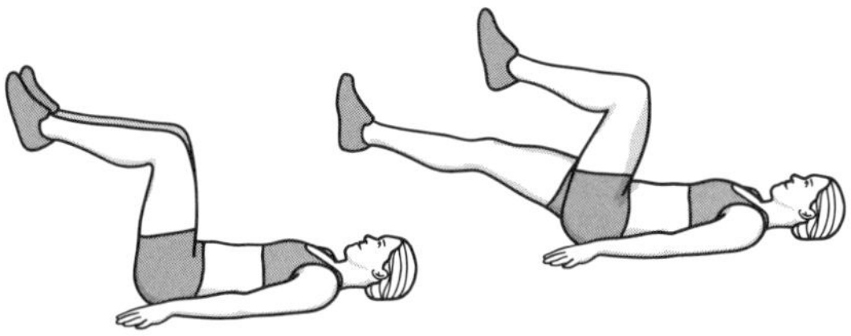

3 Wechselseitiges Beinstrecken

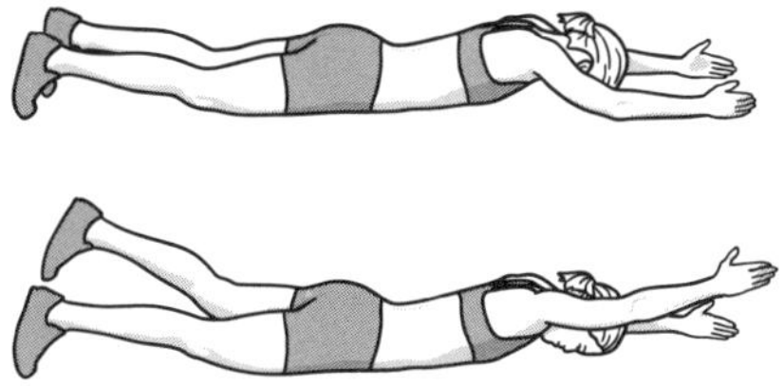

4 Paddeln in Bauchlage

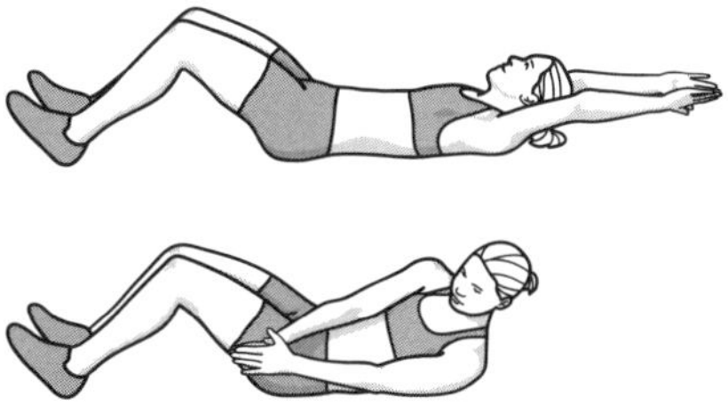

5 Crunch mit gestreckten Armen

3 Flacher Bauch für Einsteiger 3

Trainingsdauer: 17 Minuten
Bewegungstempo: langsam bis zügig (5–3 Sekunden)

1 2 3

	Übungen	Wiederholungen (Wdh.)/ Belastungszeit	Belastungspause nach jeder Übung in Sekunden	Sätze	Belastungspause nach jedem Satz in Sekunden	Seite
1	Unterarmstütz mit alter- nierendem Beinheben	12–15 Wdh. je Seite	30–40	1–2	60	139
2	Schräger Crunch mit überkreuzten Beinen	12–15 Wdh. je Seite	30–40	1–2	60	129
3	Käfer	30 Sek.	30–40	1–2	60	137
4	Schwimmer	12–15 Wdh. je Seite	30–40	1–2	60	142
5	Basic Crunch mit angehobenen Beinen	12–15 Wdh.	30–40	1–2	60	124

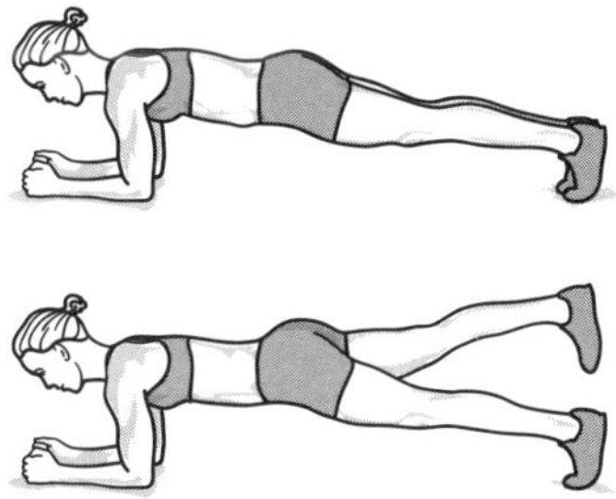

1 Unterarmstütz mit alternierendem Beinheben

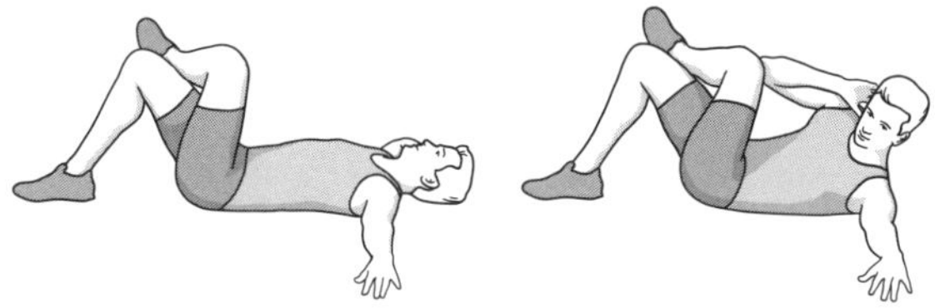

2 Schräger Crunch mit überkreuzten Beinen

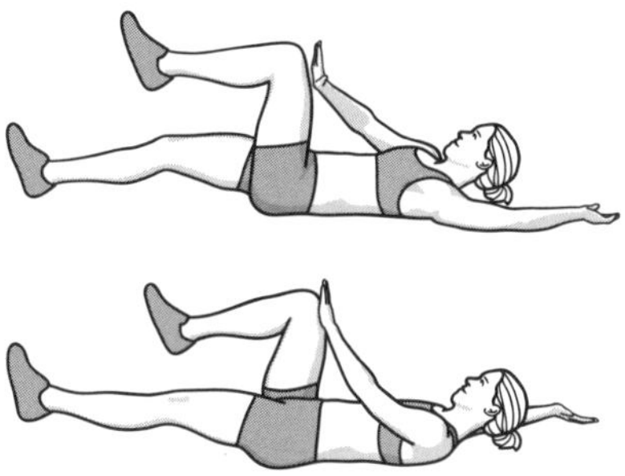

3 Käfer

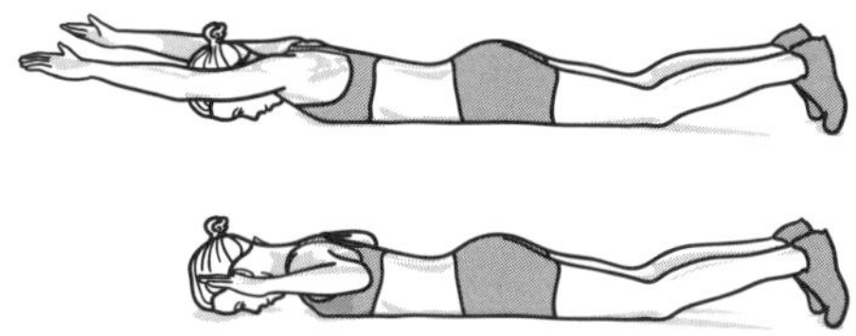

4 Schwimmer

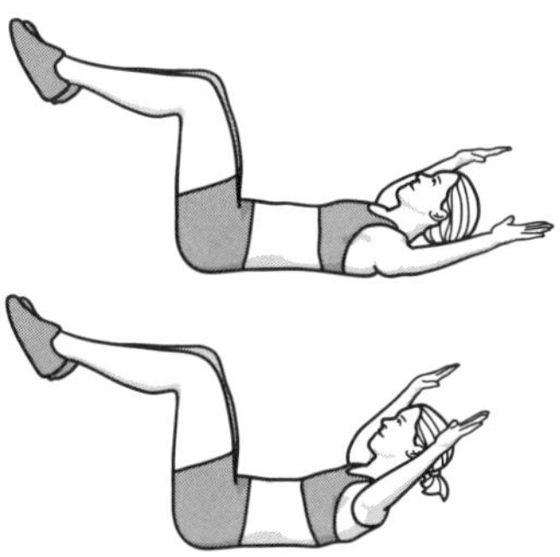

5 Basic Crunch mit angehobenen Beinen

4 Flacher Bauch für Einsteiger 4

Trainingsdauer: 20 Minuten
Bewegungstempo: langsam bis zügig (5–3 Sekunden)

1 2 3

	Übungen	Wiederholungen (Wdh.)/ Belastungszeit	Belastungspause nach jeder Übung in Sekunden	Sätze	Belastungspause nach jedem Satz in Sekunden	Seite
1	Seitstütz mit abgelegten Knien	30 Sek. halten je Seite	30–40	1–2	60	131
2	Vierfüßler-Crunch	15 Wdh. je Seite	30–40	1–2	60	143
3	Basic Crunch mit angehobenen Beinen	15 Wdh.	30–40	1–2	60	124
4	Vierfüßlerstand mit angehobenen Knien	30 Sek.	30–40	1–2	60	136
5	Paddeln in Bauchlage	30 Sek.	30–40	1–2	60	143
6	Rumpfrotation mit gebeugten Beinen	12–15 Wdh. je Seite	30–40	1–2	60	130

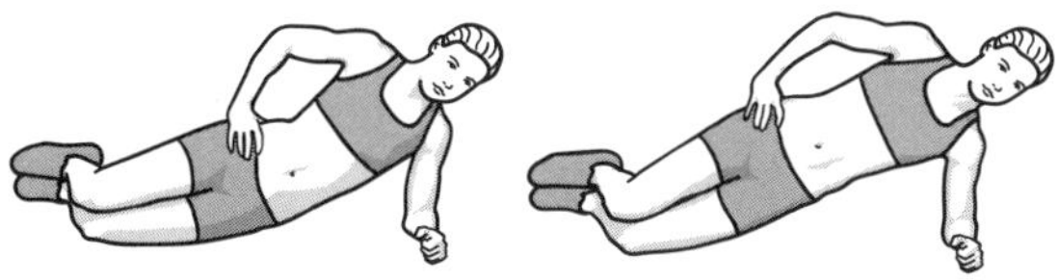

1 Seitstütz mit abgelegten Knien

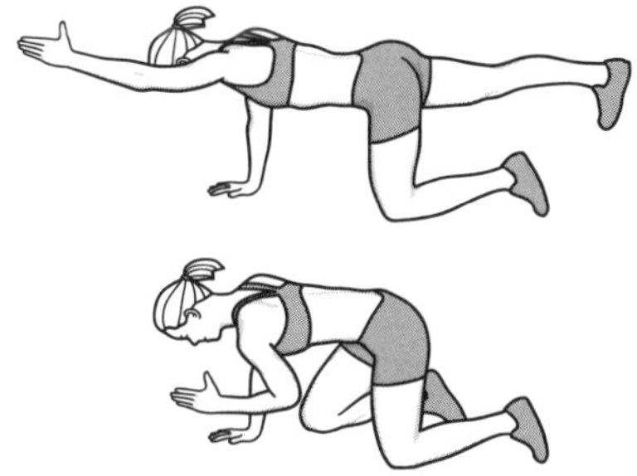

2 Vierfüßler-Crunch

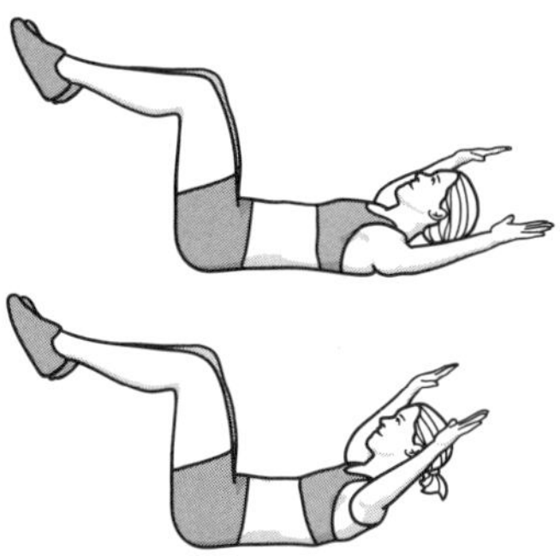

3 Basic Crunch mit angehobenen Beinen

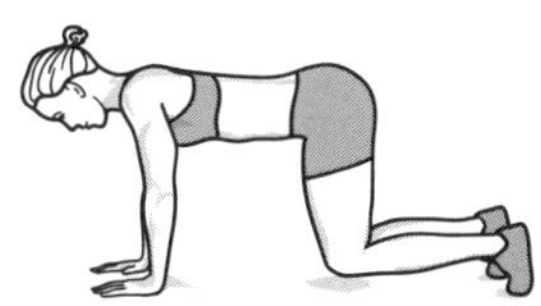

4 Vierfüßlerstand mit angehobenen Knien

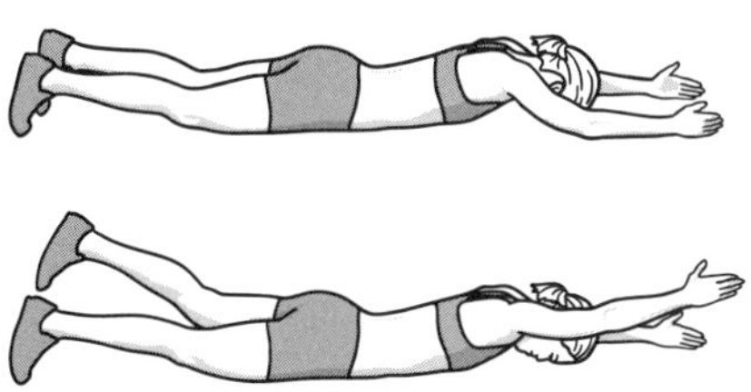

5 Paddeln in Bauchlage

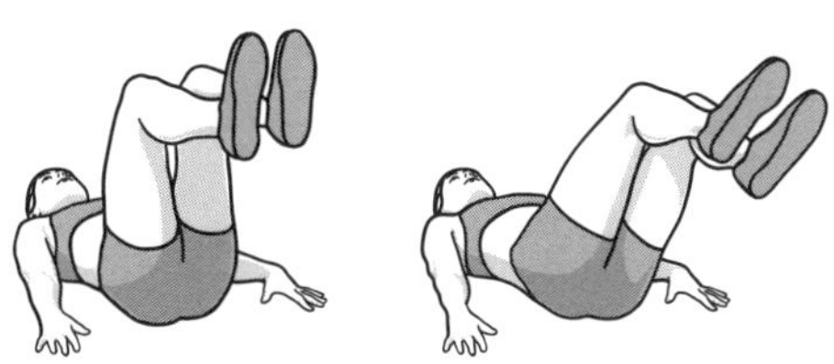

6 Rumpfrotation mit gebeugten Beinen

5 Flacher Bauch für Einsteiger 5

Trainingsdauer: 19 Minuten
Bewegungstempo: langsam bis zügig (5–3 Sekunden)

1 2 3

	Übungen	Wiederholungen (Wdh.)/ Belastungszeit	Belastungspause nach jeder Übung in Sekunden	Sätze	Belastungspause nach jedem Satz in Sekunden	Seite
1	Ausfallschritt mit Rotation	12–15 Wdh. je Seite	30–40	1–2	60	129
2	Reverse Crunch	10–12 Wdh.	30–40	1–2	60	134
3	Beckenheben	12–15 Wdh.	30–40	1–2	60	144
4	Wechselseitiges Beinstrecken	30 Sek.	30–40	1–2	60	133
5	Schräger Crunch	12–15 Wdh. je Seite	30–40	1–2	60	128
6	Gezogener Crunch	12–15 Wdh.	30–40	1–2	60	124

Hinweis: Lege als Motivationskick eine Hand auf deine gerade beanspruchten Muskeln. Das hilft dir außerdem, die Spannung in der Bauchmuskulatur noch intensiver wahrzunehmen und den Bewegungsablauf zu kontrollieren.

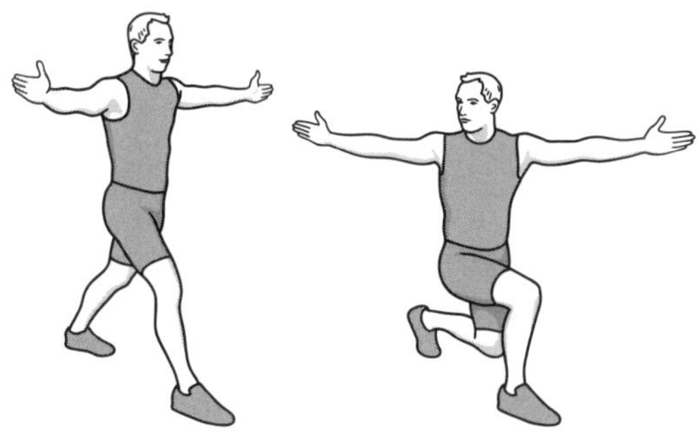

1 Ausfallschritt mit Rotation

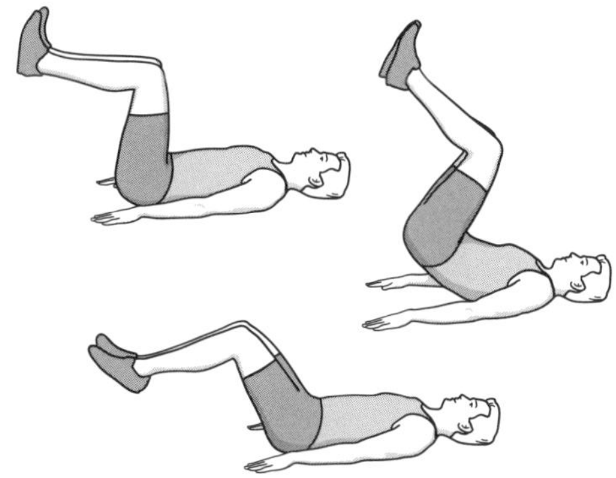

2 Reverse Crunch

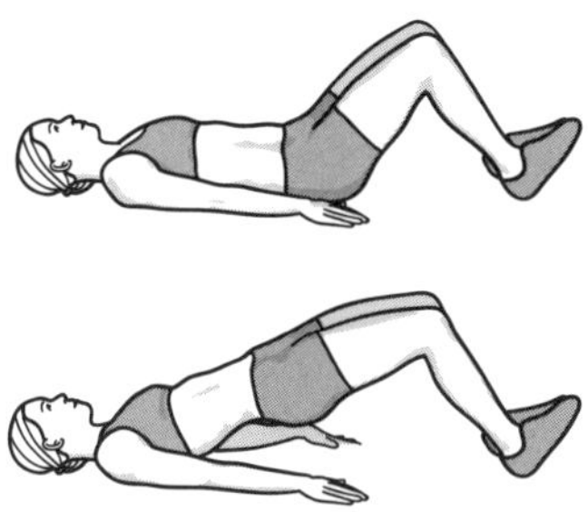

3 Beckenheben

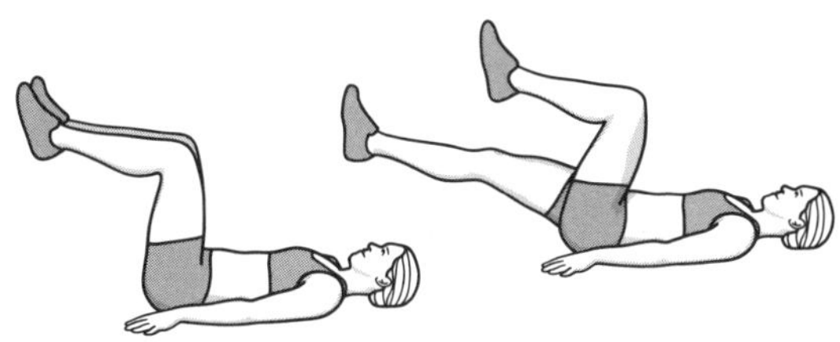

4 Wechselseitiges Beinstrecken

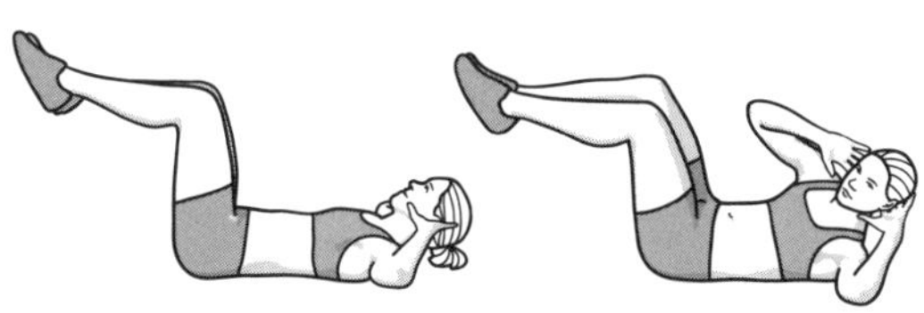

5 Schräger Crunch

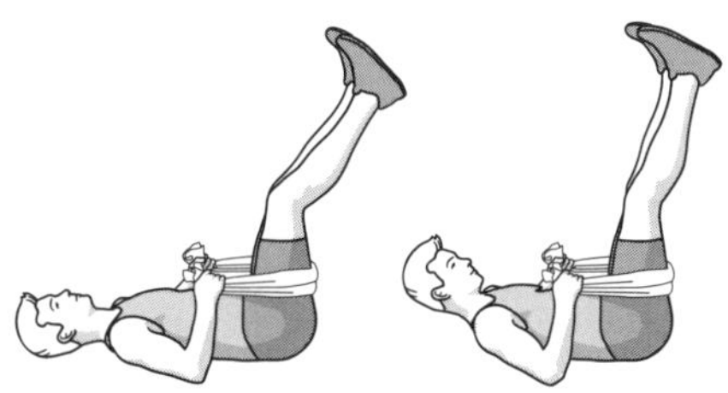

6 Gezogener Crunch

6 Flacher Bauch für Fortgeschrittene 1

Trainingsdauer: 13 Minuten
Bewegungstempo: zügig (4–3 Sekunden)

1 **2** 3

	Übungen	Wiederholungen (Wdh.)/ Belastungszeit	Belastungspause nach jeder Übung in Sekunden	Sätze	Belastungspause nach jedem Satz in Sekunden	Seite
1	Dynamischer Seitstütz	10–12 Wdh. je Seite	30	2	40–60	132
2	Reverse Profi-Crunch	15–20 Wdh. je Seite	30	2	40–60	135
3	Unterarmstütz mit alter-nierendem Beinheben	12–15 Wdh. je Seite	30	2	40–60	139
4	Bicycle Crunch	30 Sek.	30	2	40–60	137

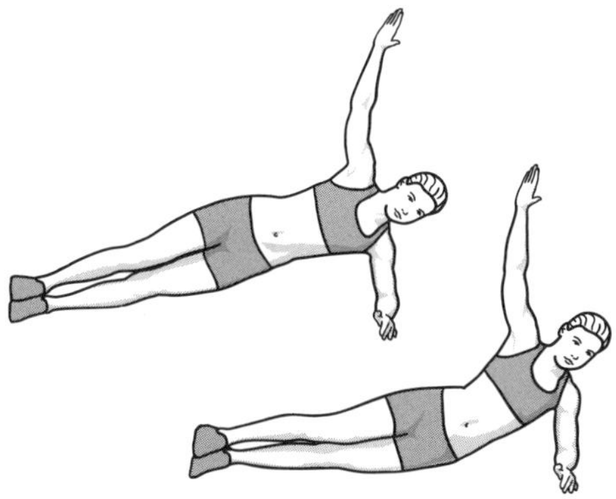

1 Dynamischer Seitstütz

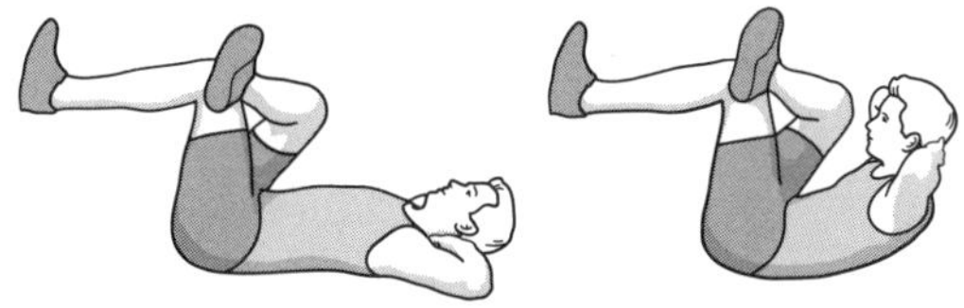

2 Reverse Profi-Crunch

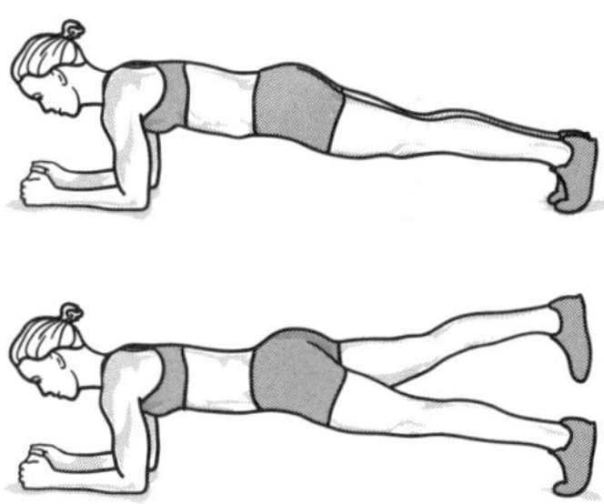

3 Unterarmstütz mit alternierendem Beinheben

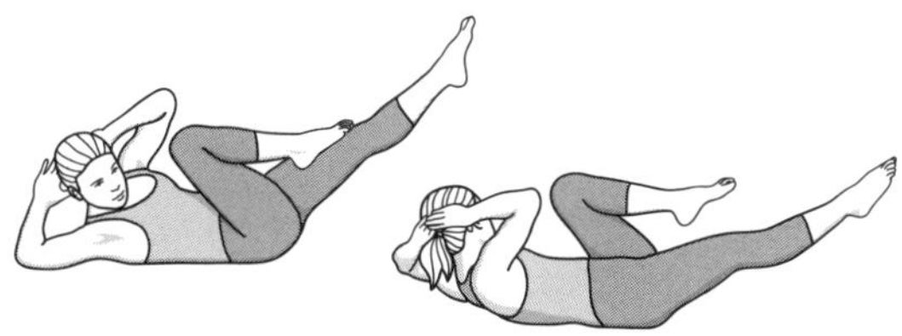

4 Bicycle Crunch

7 Flacher Bauch für Fortgeschrittene 2

Trainingsdauer: 13 Minuten
Bewegungstempo: zügig (4–3 Sekunden)

1 **2** 3

	Übungen	Wiederholungen (Wdh.)/ Belastungszeit	Belastungspause nach jeder Übung in Sekunden	Sätze	Belastungspause nach jedem Satz in Sekunden	Seite
1	Spiderman-Unterarmstütz	10–12 Wdh. je Seite	30	2	40–60	141
2	Leg Raise Crunch	12–15 Wdh.	30	2	40–60	136
3	Beinschere	30 Sek.	30	2	40–60	134
4	Seitstütz mit Hüftheben	12–15 Wdh. je Seite	30	2	40–60	131

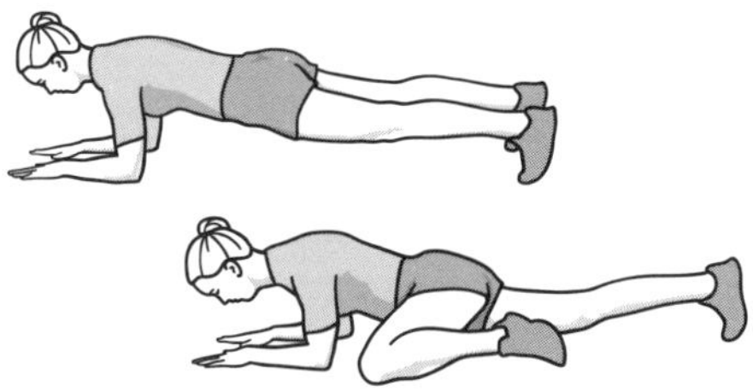

1 Spiderman-Unterarmstütz

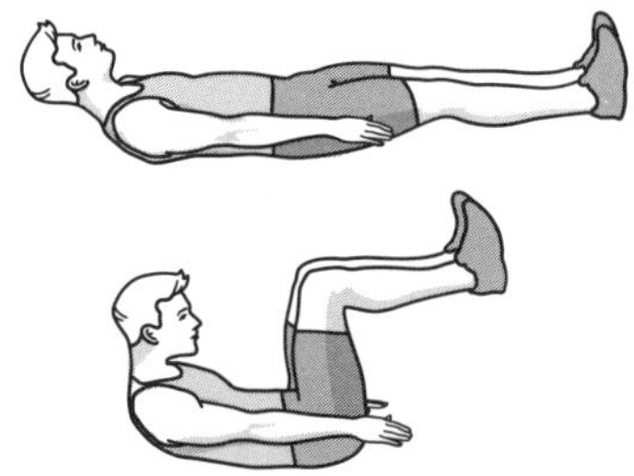

2 Leg Raise Crunch

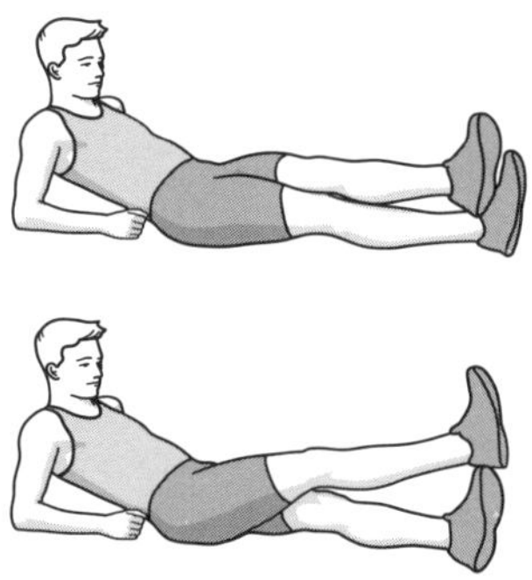

3 Beinschere

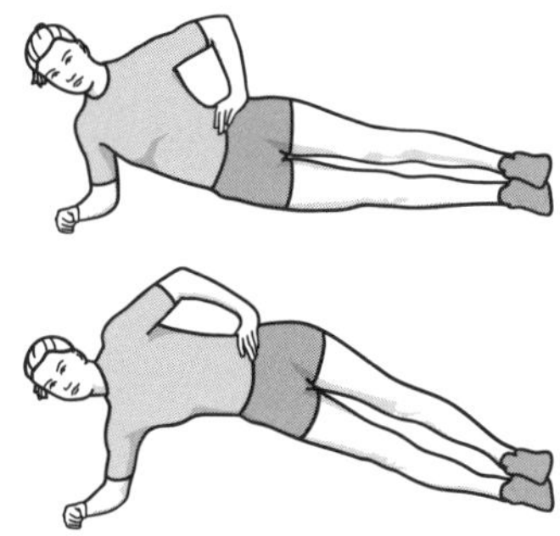

4 Seitstütz mit Hüftheben

8 Flacher Bauch für Fortgeschrittene 3

Trainingsdauer: 16 Minuten
Bewegungstempo: zügig (4–3 Sekunden)

1 **2** 3

	Übungen	Wiederholungen (Wdh.)/ Belastungszeit	Belastungspause nach jeder Übung in Sekunden	Sätze	Belastungspause nach jedem Satz in Sekunden	Seite
1	Wandern im Stütz	30 Sek.	30	2	40–60	137
2	Dynamischer Seitstütz	10–12 Wdh. je Seite	30	2	40–60	132
3	Brücke	12–15 Wdh. je Seite	30	2	40–60	143
4	Käfer	30 Sek.	30	2	40–60	137
5	Center Crunch	12–15 Wdh.	30	2	40–60	125
6	Rumpfrotation mit gebeugten Beinen	12–15 Wdh. je Seite	30	2	40–60	130

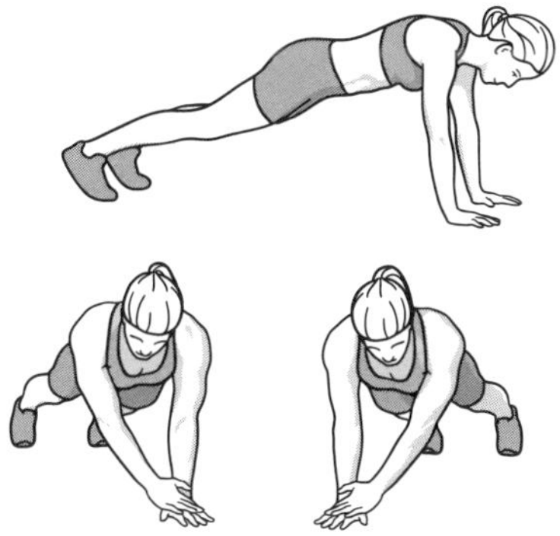

1 Wandern im Stütz

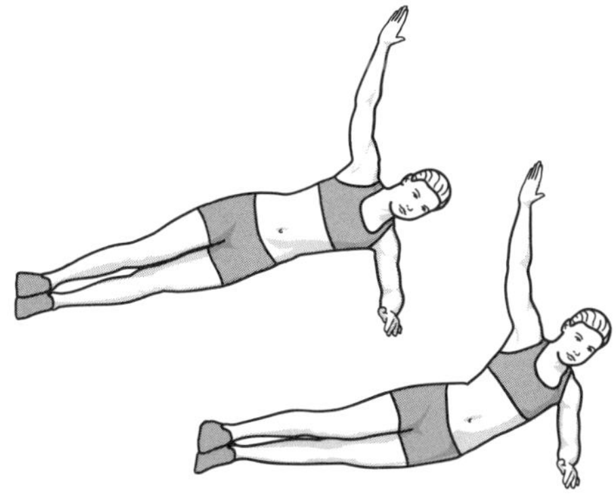

2 Dynamischer Seitstütz

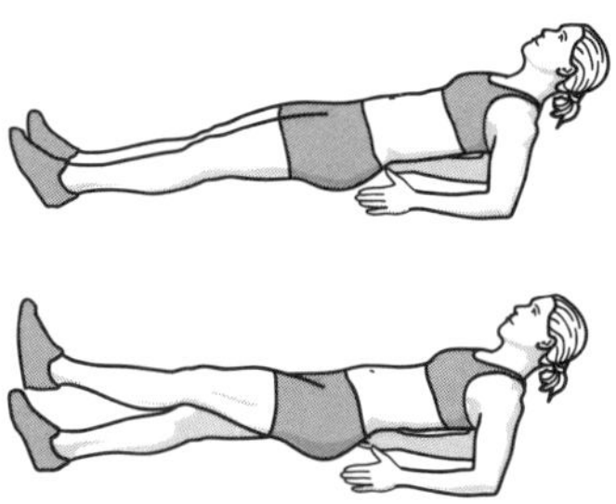

3 Brücke

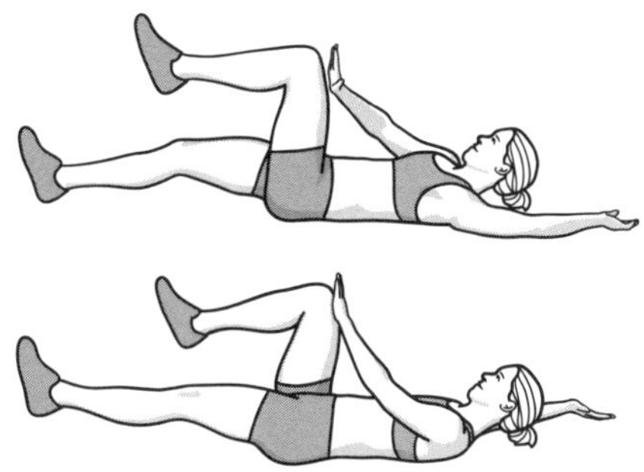

4 Käfer

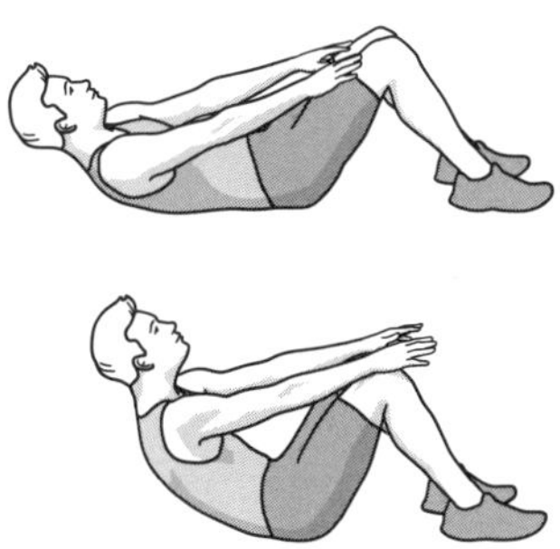

5 Center Crunch

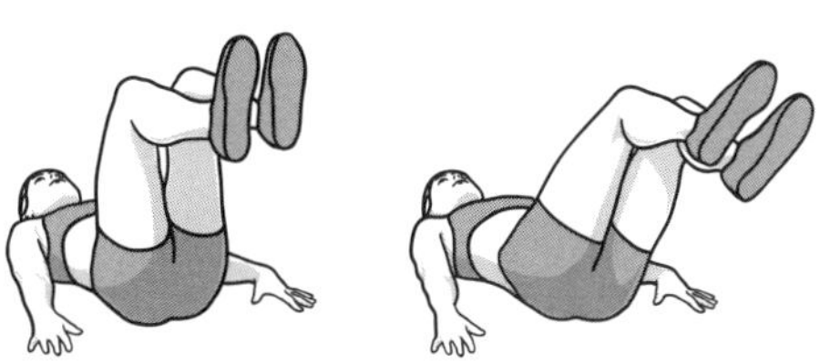

6 Rumpfrotation mit gebeugten Beinen

9 Flacher Bauch für Fortgeschrittene 4

Trainingsdauer: 17 Minuten
Bewegungstempo: zügig (4–3 Sekunden)

1 **2** 3

	Übungen	Wiederholungen (Wdh.)/ Belastungszeit	Belastungspause nach jeder Übung in Sekunden	Sätze	Belastungspause nach jedem Satz in Sekunden	Seite
1	Seitstütz mit Hüftheben	15–20 Wdh. je Seite	30	2	40–60	131
2	Unterarmstütz	40 Sek.	30	2	40–60	139
3	Paddeln in Bauchlage	40 Sek.	30	2	40–60	143
4	Rumpfrotation mit angehobenen Beinen	40 Sek.	30	2	40–60	131
5	Zweipunktstütz	30–40 Sek.	30	2	40–60	140
6	Schräger Crunch mit überkreuzten Beinen	15–20 Wdh. je Seite	30	2	40–60	129

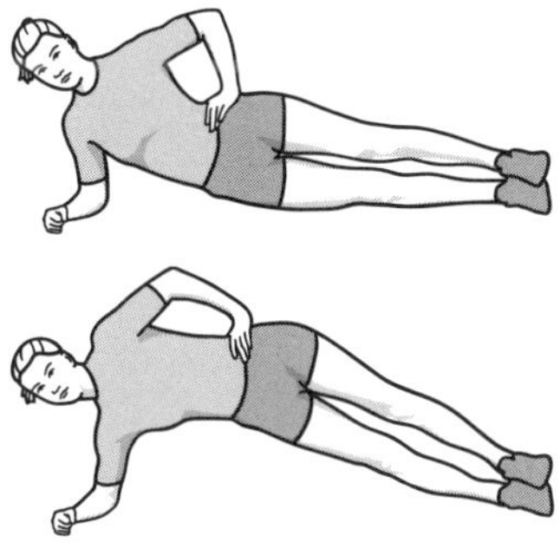

1 Seitstütz mit Hüftheben

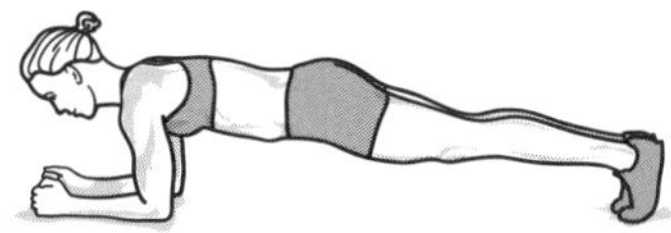

2 Unterarmstütz

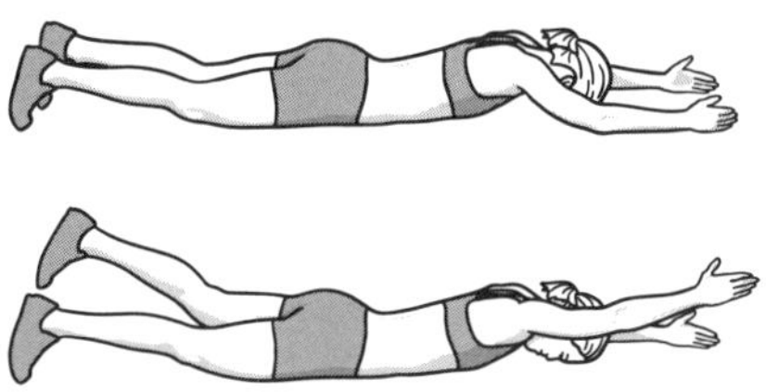

3 Paddeln in Bauchlage

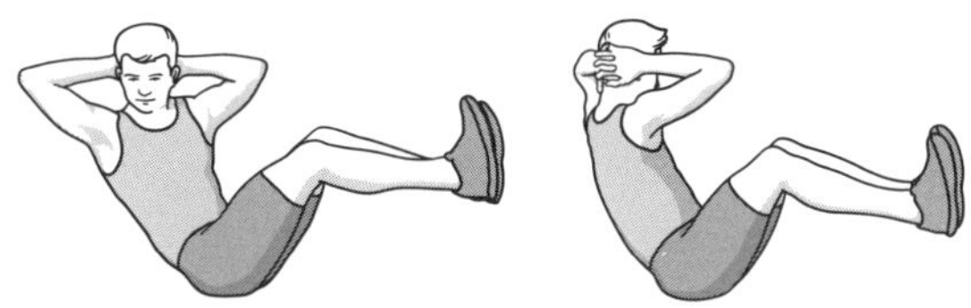

4 Rumpfrotation mit angehobenen Beinen

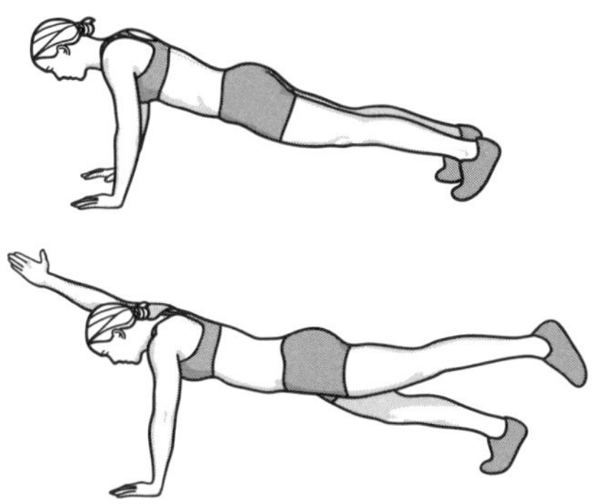

5 Zweipunktstütz

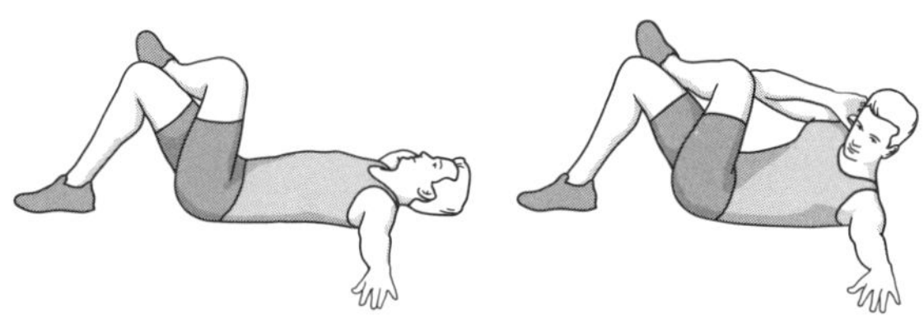

6 Schräger Crunch mit überkreuzten Beinen

10 Flacher Bauch für Fortgeschrittene 5

Trainingsdauer: 16 Minuten
Bewegungstempo: zügig (4–3 Sekunden)

1 **2** 3

	Übungen	Wiederholungen (Wdh.)/ Belastungszeit	Belastungspause nach jeder Übung in Sekunden	Sätze	Belastungspause nach jedem Satz in Sekunden	Seite
1	Bergsteiger	30 Sek.	30	2	40–60	138
2	Beidseitiges Strecken	15 Wdh.	30	2	40–60	127
3	Seitstütz und Knielift	10–12 Wdh. je Seite	30	2	40–60	132
4	Reverse Crunch	12–15 Wdh.	30	2	40–60	134
5	Rumpftwist	12–15 Wdh. je Seite	30	2	40–60	130
6	Butterfly-Sit-up	12–15 Wdh.	30	2	40–60	126

Hinweis: Die Übungen langsam im Atemrhythmus (Belastung = Ausatmen) und ohne Schwung durchführen.

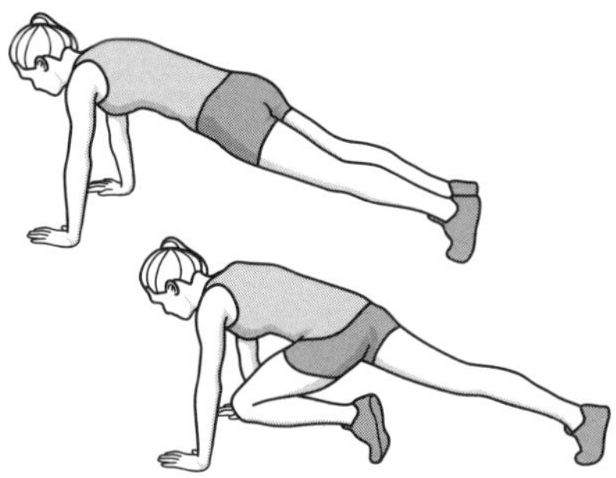

1 Bergsteiger

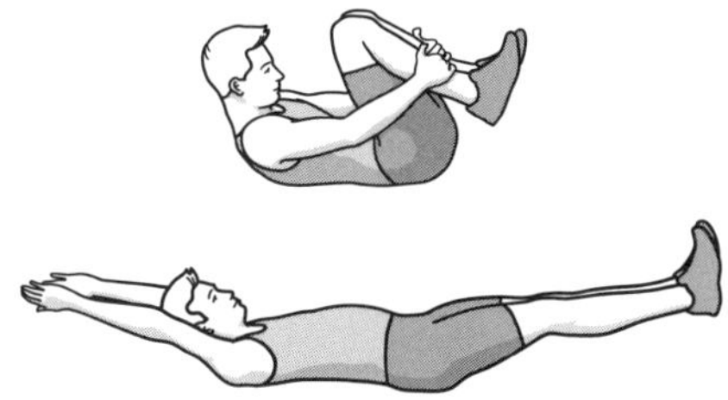

2 Beidseitiges Strecken

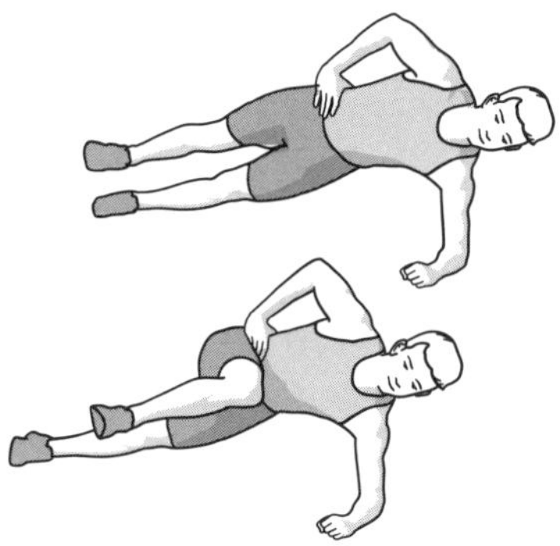

3 Seitstütz und Knielift

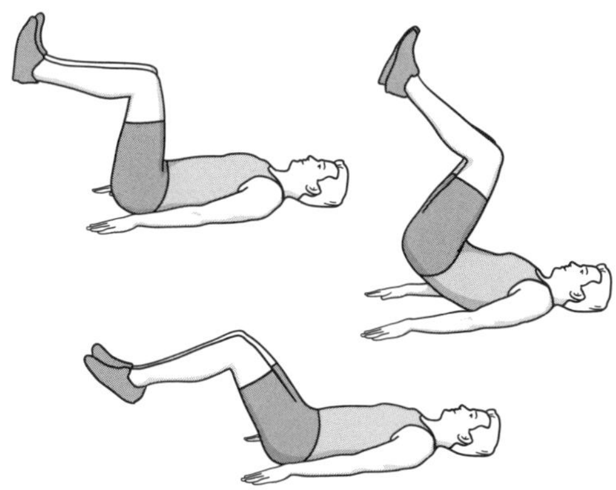

4 Reverse Crunch

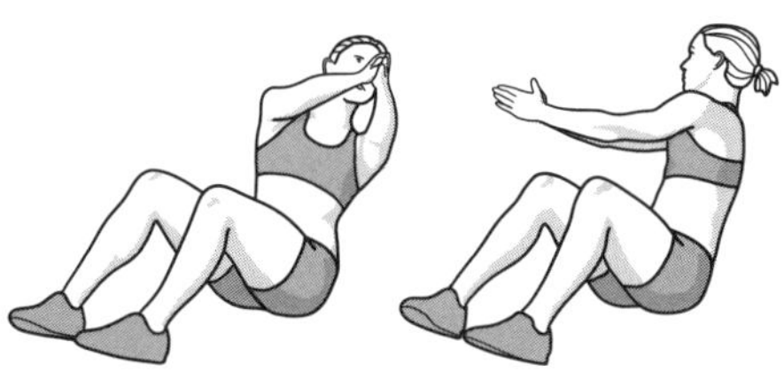

5 Rumpftwist

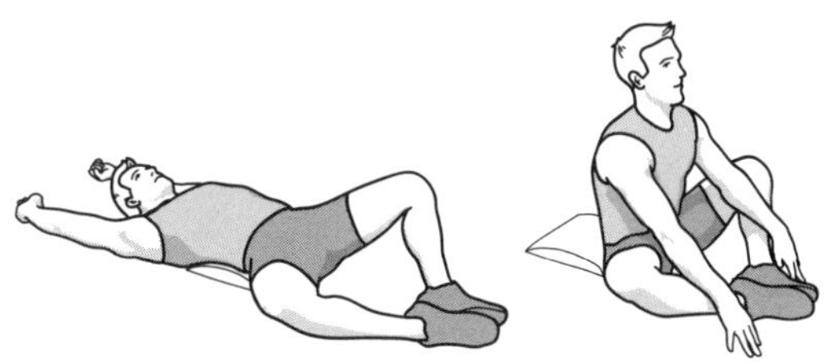

6 Butterfly-Sit-up

11 Flacher Bauch für Fortgeschrittene 6

Trainingsdauer: 16 Minuten
Bewegungstempo: zügig (4–3 Sekunden)

1 **2** 3

	Übungen	Wiederholungen (Wdh.)	Belastungspause nach jeder Übung in Sekunden	Sätze	Belastungspause nach jedem Satz in Sekunden	Seite
1	Dynamischer Seitstütz	12–15 Wdh. je Seite	30	2	40–60	132
2	Unterarmstütz mit alternierendem Beinheben	15–20 Wdh. je Seite	30	2	40–60	139
3	Beinscheren-Crunch	15–20 Wdh. je Seite	30	2	40–60	135
4	Vierfüßler-Crunch	15–20 Wdh. je Seite	30	2	40–60	143
5	Schräger Crunch	15–20 Wdh. je Seite	30	2	40–60	128
6	Center Crunch	15–20 Wdh.	30	2	40–60	125

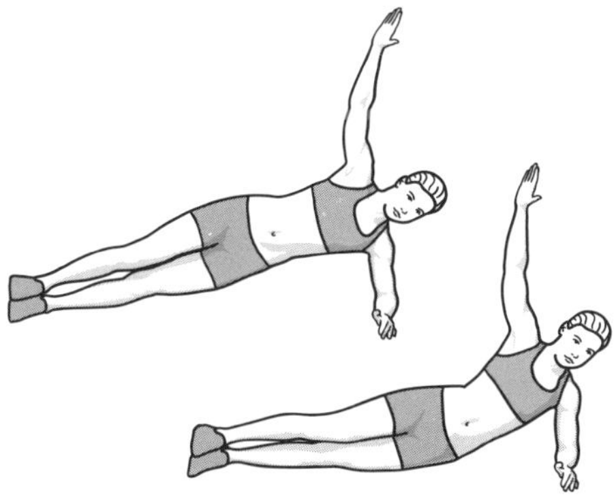

1 Dynamischer Seitstütz

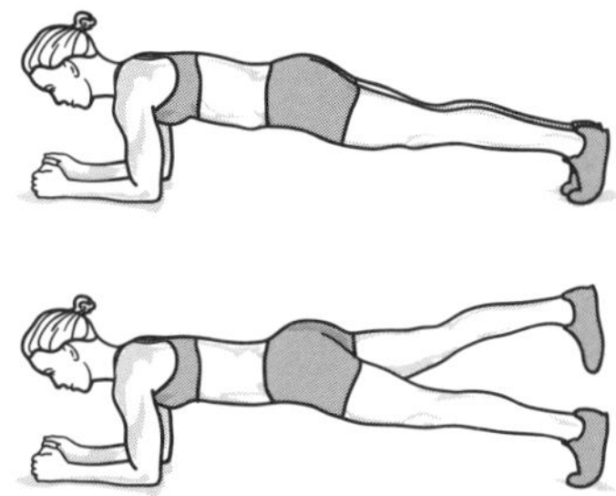

2 Unterarmstütz mit alternierendem Beinheben

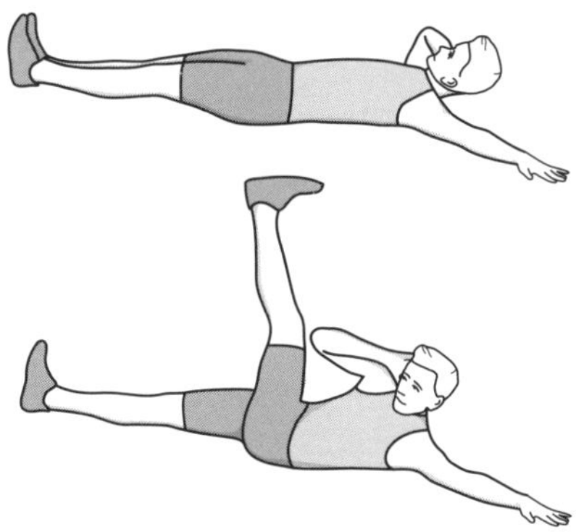

3 Beinscheren-Crunch

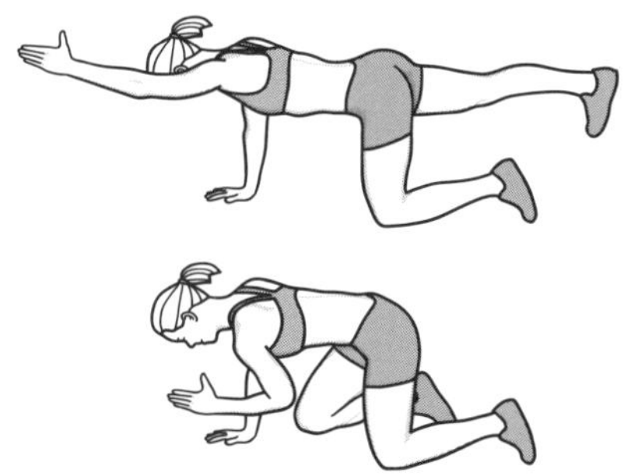

4 Vierfüßler-Crunch

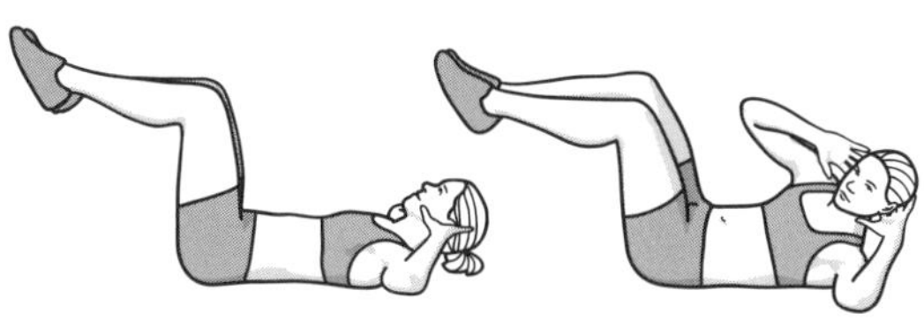

5 Schräger Crunch

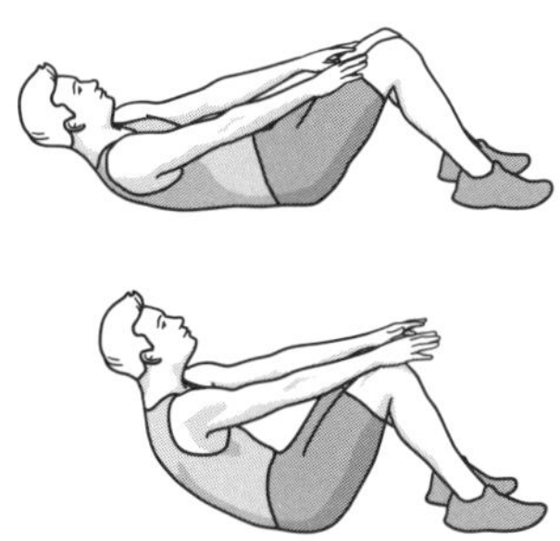

6 Center Crunch

12 Flacher Bauch für Fortgeschrittene 7

Trainingsdauer: 24 Minuten
Bewegungstempo: zügig (4–3 Sekunden)

1 2 3

	Übungen	Belastungszeit	Belastungspause nach jeder Übung in Sekunden	Sätze	Belastungspause nach jedem Satz in Sekunden	Seite
1	Cross Touch	so viele Wdh. wie möglich (je Seite 30 Sek.)	40–60	2	40–60	136
2	Beinschere	so viele Wdh. wie möglich (60 Sek.)	40–60	2	40–60	134
3	Drehseitstütz	so viele Wdh. je Seite wie möglich (60 Sek.)	40–60	2	40–60	133
4	Boot	so viele Wdh. wie möglich (60 Sek.)	40–60	2	40–60	126
5	Unterarmstütz	40–60 Sek. halten	40–60	2	40–60	139
6	Bicycle Crunch	so viele Wdh. wie möglich (60 Sek.)	40–60	2	40–60	137

Hinweis: Führe so viele korrekte Wiederholungen wie möglich in der vorgegebenen Zeit aus. Hier sollte bei allen Übungen der Fokus auf der kontrollierten Ausführung liegen.

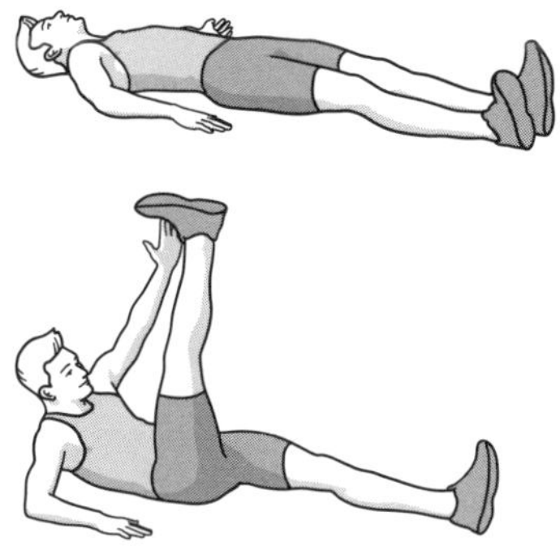

1 Cross Touch

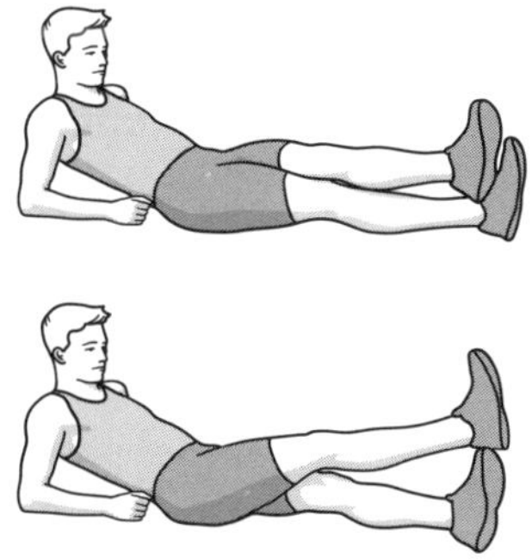

2 Beinschere

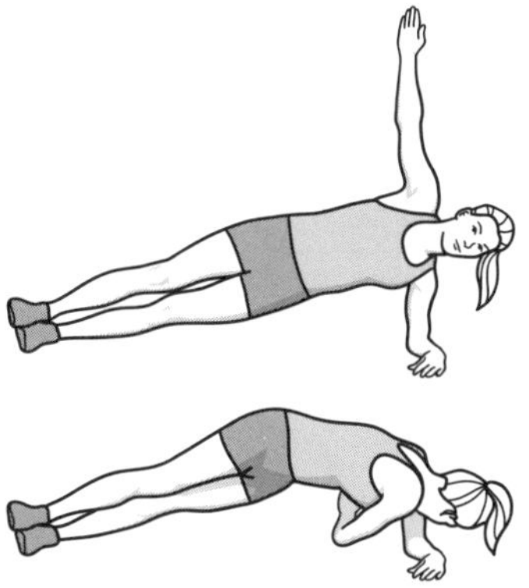

3 Drehseitstütz

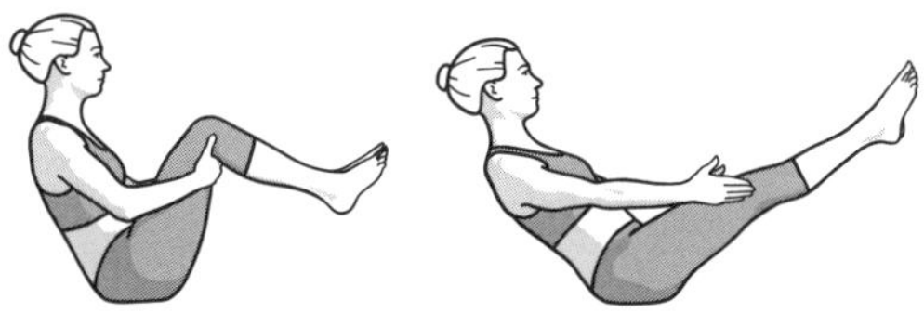

4 Boot

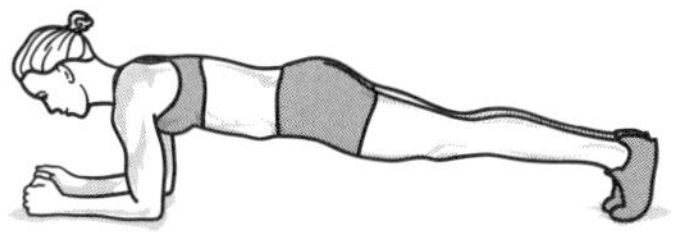

5 Unterarmstütz

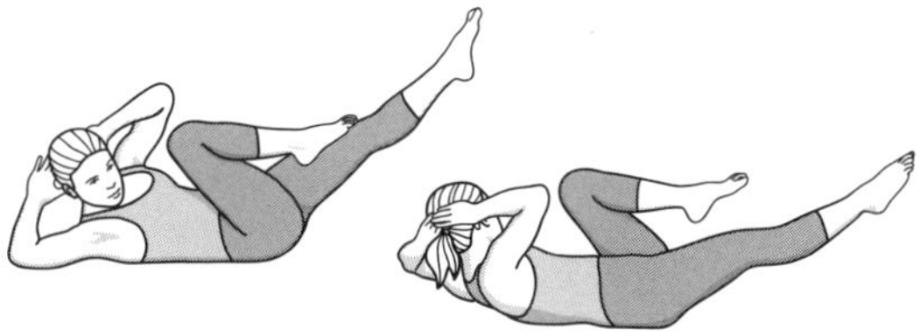

6 Bicycle Crunch

13 Flacher Bauch und definierte Muskeln für Profis 1

1 2 **3**

Trainingsdauer: 22 Minuten
Bewegungstempo: kontrolliert schnell bis zügig (4–2 Sekunden)

	Übungen	Wiederholungen (Wdh.)/ Belastungszeit	Belastungspause nach jeder Übung in Sekunden	Sätze	Belastungspause nach jedem Satz in Sekunden	Seite
1	Bergsteiger-Kombi	10–12 Wdh. je Seite	30	2	30–40	139
2	V-up	10–12 Wdh.	30	2	30–40	127
3	Rumpfrotation mit angehobenen Beinen	12–14 Wdh. je Seite	30	2	30–40	131
4	Unterarmstütz mit alternierendem Beinheben	12–14 Wdh. je Seite	30	2	30–40	139
5	Vierfüßler-Crunch	40 Sek. je Seite	30	2	30–40	143
6	Seitstütz und Knielift	12–14 Wdh. je Seite	30	2	30–40	132
7	Beinschere	40 Sek.	30	2	30–40	134
8	Brücke	10–12 Wdh. je Seite	30	2	30–40	143
9	Kletter-Crunch	12–14 Wdh.	30	2	30–40	126

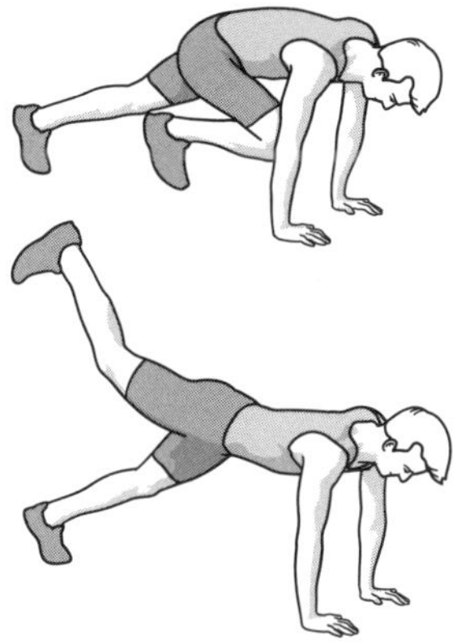

1 Bergsteiger-Kombi

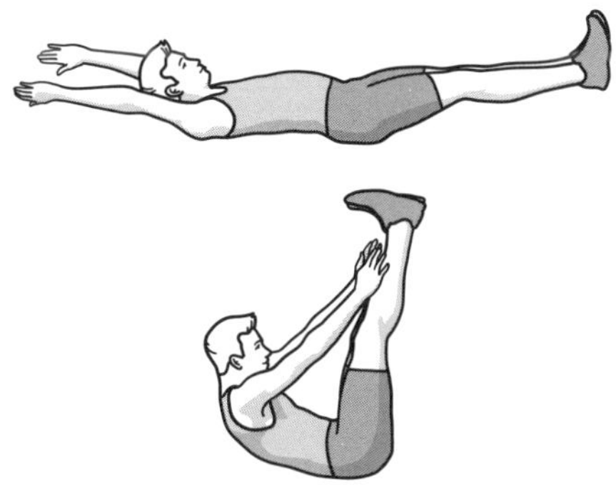

2 V-up

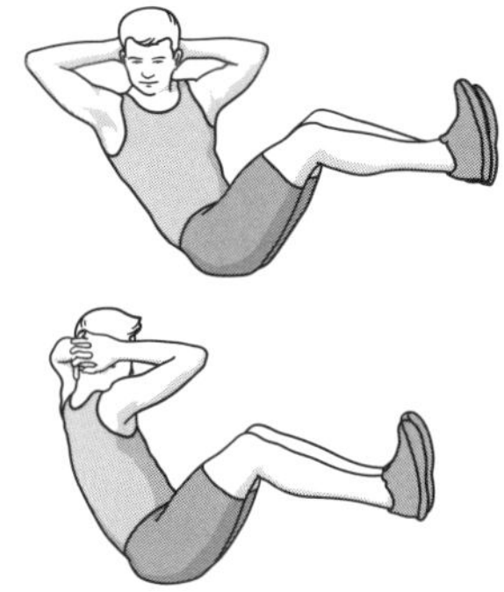

3 Rumpfrotation mit angehobenen Beinen

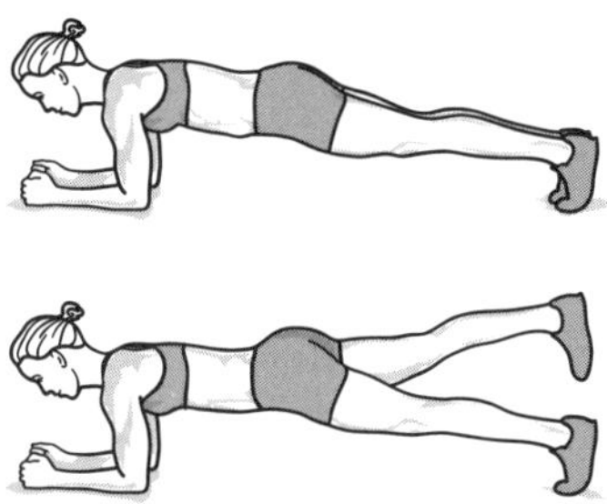

4 Unterarmstütz mit alternierendem Beinheben

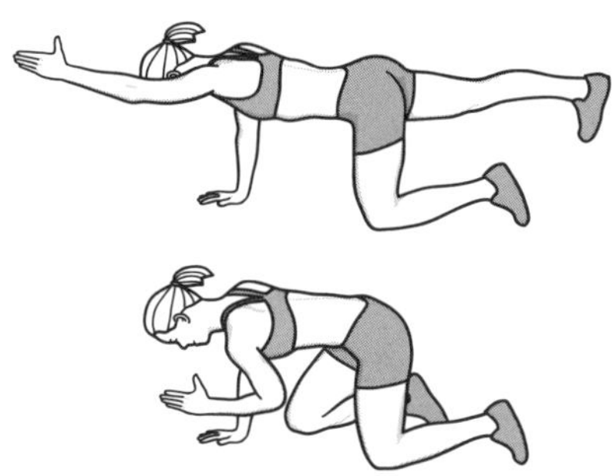

5 Vierfüßler-Crunch

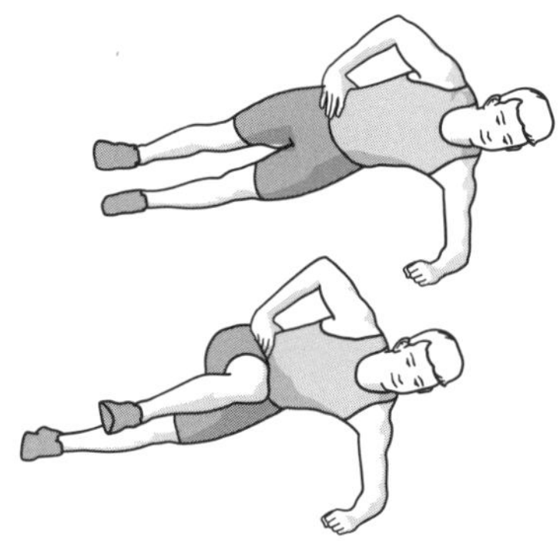

6 Seitstütz und Knielift

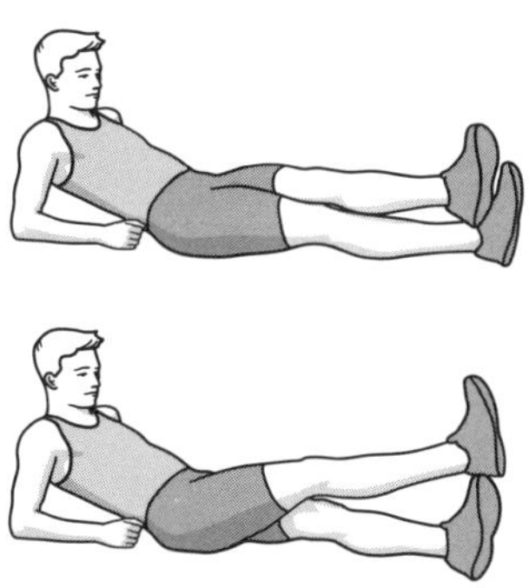

7 Beinschere

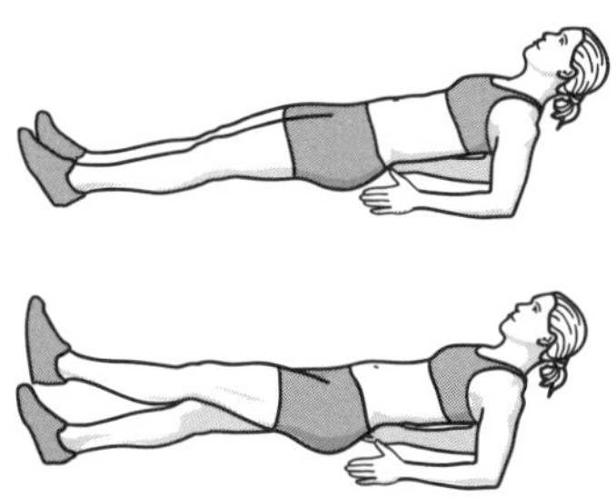

8 Brücke

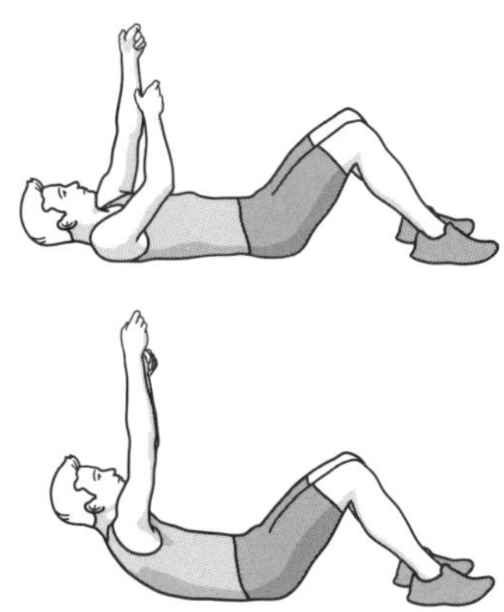

9 Kletter-Crunch

14 Flacher Bauch und definierte Muskeln für Profis 2

1 2 **3**

Trainingsdauer: 12 Minuten
Bewegungstempo: kontrolliert schnell bis zügig (4–2 Sekunden)

	Übungen	Wiederholungen (Wdh.)/ Belastungszeit	Belastungspause nach jeder Übung in Sekunden	Sätze	Belastungspause nach jedem Satz in Sekunden	Seite
1	Zweipunktstütz	60 Sek.	20	2	30–40	140
2	Unterarmstütz mit alter-nierendem Beinheben	45 Sek.	20	2	30–40	139
3	Beckenlift mit Rotation	20 Wdh. je Seite	20	2	30–40	135
4	Brett mit Drehung	45 Sek.	20	2	30–40	140
5	Beinschere	45 Sek.	20	2	30–40	134
6	Stretch-Crunch	45 Sek.	20	2	30–40	125

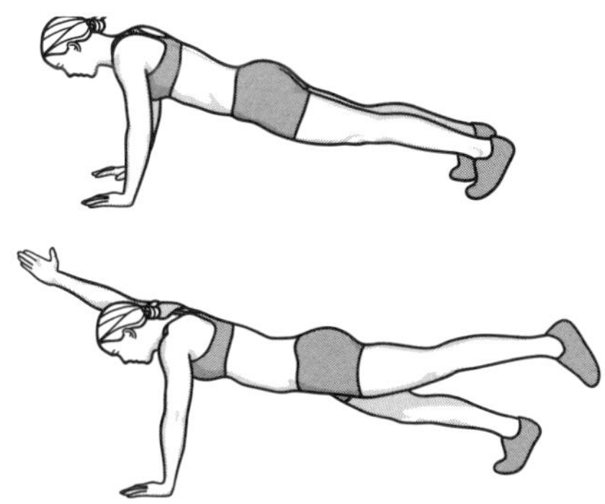

1 Zweipunktstütz

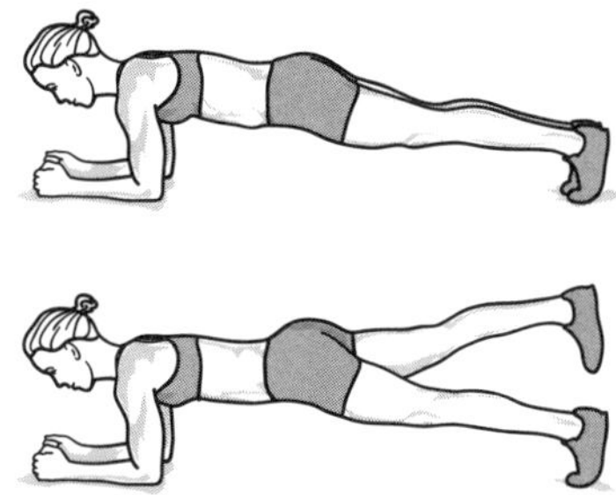

2 Unterarmstütz mit alternierendem Beinheben

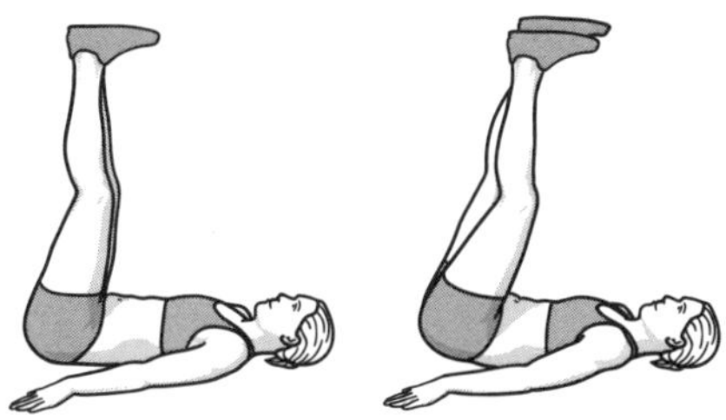

3 Beckenlift mit Rotation

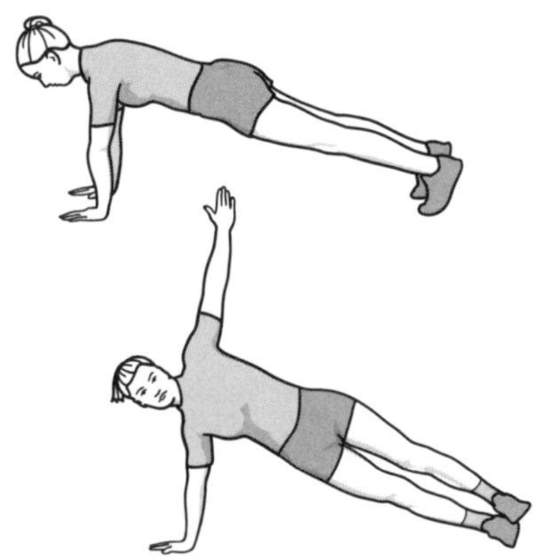

4 Brett mit Drehung

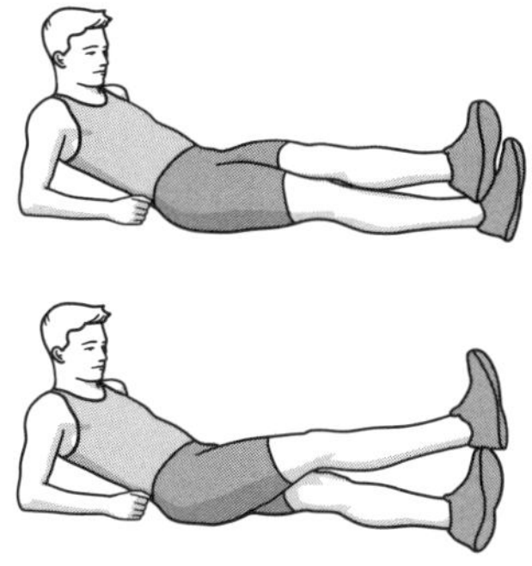

5 Beinschere

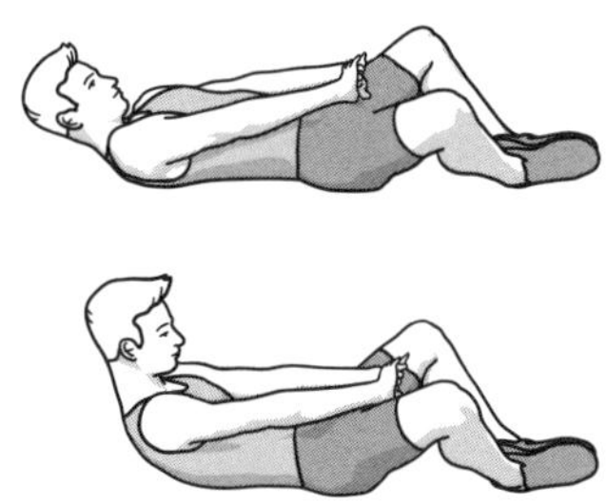

6 Stretch-Crunch

15 Flacher Bauch und definierte Muskeln für Profis 3

1 2 **3**

Trainingsdauer: 12 Minuten
Bewegungstempo: kontrolliert schnell bis zügig (4–2 Sekunden)

	Übungen	Wiederholungen (Wdh.)/ Belastungszeit	Belastungspause nach jeder Übung in Sekunden	Sätze	Belastungspause nach jedem Satz in Sekunden	Seite
1	Drehseitstütz	30 Sek. je Seite	20–30	2	20–40	133
2	Unterarmstütz mit alter-nierendem Beinheben	45 Sek.	20–30	2	20–40	139
3	Beckenlift mit Rotation	20 Wdh. je Seite	20–30	2	20–40	135
4	Rumpfrotation mit gestreckten Beinen	45 Sek.	20–30	2	20–40	130
5	Beinschere	45 Sek.	20–30	2	20–40	134
6	Bicycle Crunch	45 Sek.	20–30	2	20–40	137

Hinweis: Versuche, in der vorgegebenen Zeit die maximale Wiederholungszahl zu schaffen.

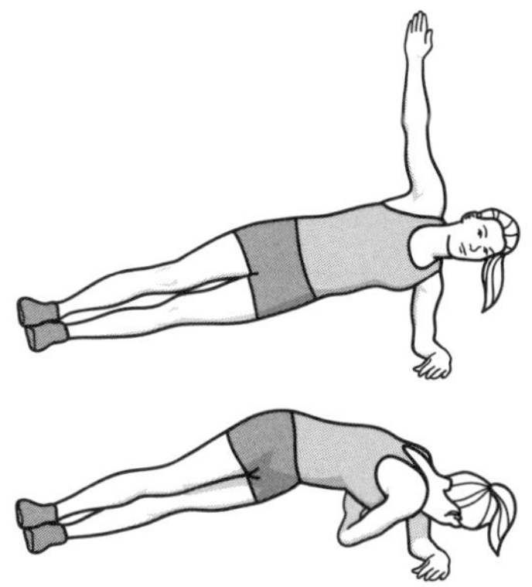

1 Drehseitstütz

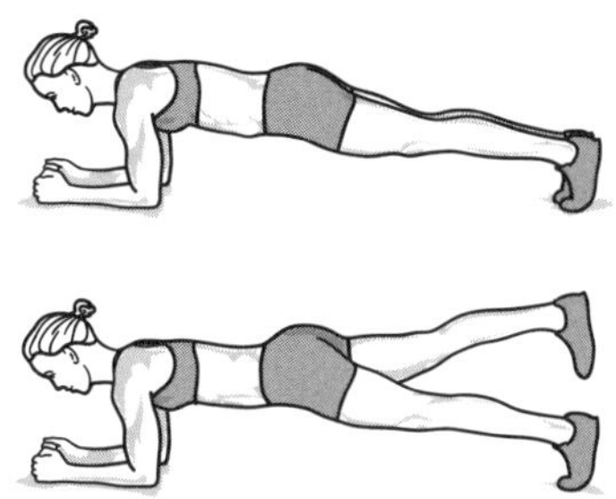

2 Unterarmstütz mit alternierendem Beinheben

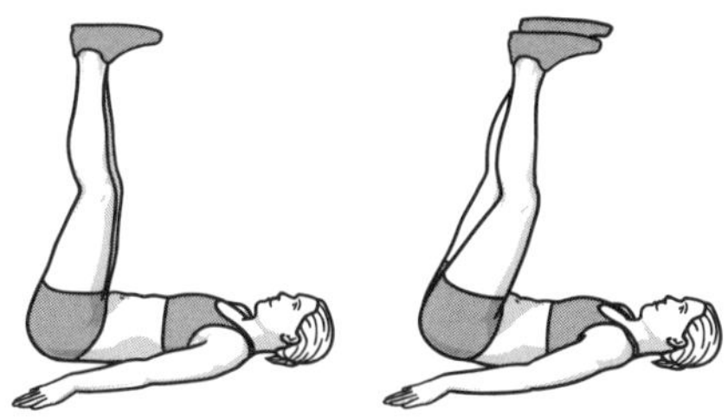

3 Beckenlift mit Rotation

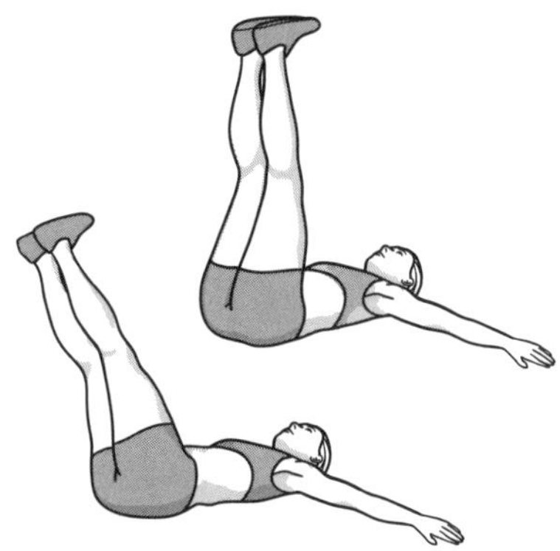

4 Rumpfrotation mit gestreckten Beinen

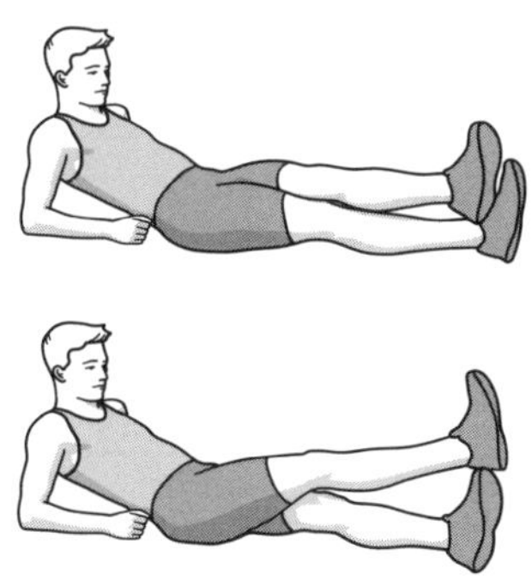

5 Beinschere

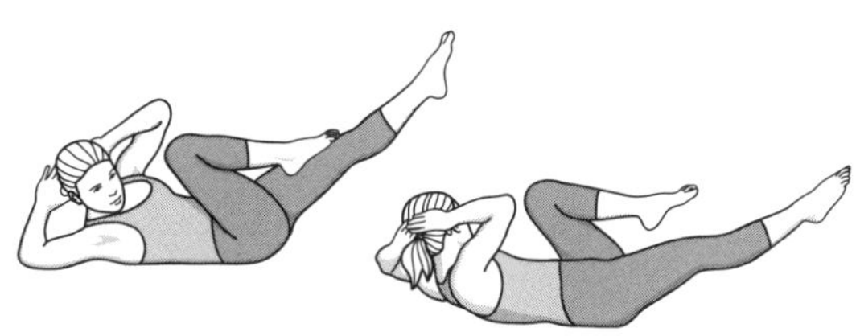

6 Bicycle Crunch

16 Flacher Bauch und definierte Muskeln für Profis 4

1 2 **3**

Trainingsdauer: 11 Minuten
Bewegungstempo: kontrolliert schnell bis zügig (4–2 Sekunden)

	Übungen	Wiederholungen (Wdh.)/Belastungszeit	Belastungspause nach jeder Übung	Runden	Seite
1	Cross Touch	25, 20 und 15 Wdh. je Seite	ohne Pause zu Übung 2 wechseln	3	136
2	Einbeiniges Beckenheben	25, 20 und 15 Wdh. je Seite	ohne Pause zu Übung 3 wechseln	3	144
3	Spiderman-Liegestütz	so viele korrekt ausgeführte Wdh. wie möglich	ohne Pause zu Übung 4 wechseln	3	141
4	Profi-Seitstütz	25, 20 und 15 Wdh. je Seite	ohne Pause zu Übung 5 wechseln	3	132
5	Bergsteiger-Kombi	25, 20 und 15 Wdh. je Seite	ohne Pause zu Übung 6 wechseln	3	139
6	Stretch-Crunch	15–25 Wdh.	60 Sek.	3	125

Hinweise:

- Die Übungen als Zirkel ohne Pause zwischen den Übungen ausführen.
- 3 Runden durchhalten. In Runde 1 absolvierst du 25 Wiederholungen, beim zweiten Durchgang 15–20 und in der letzten Runde 15 Wiederholungen.
- Nach jeder Runde 60 Sekunden Pause einlegen.

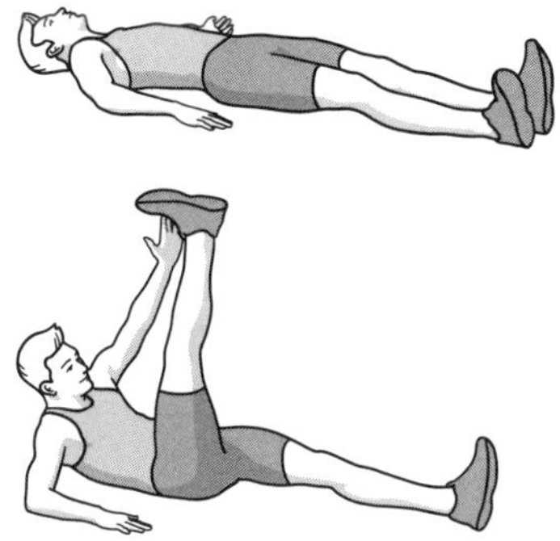

1 Cross Touch

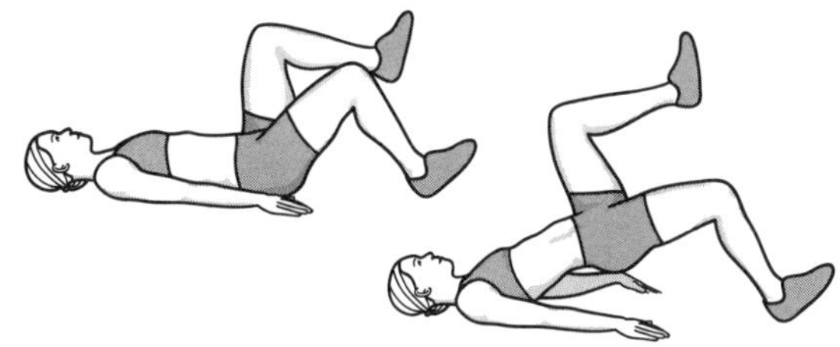

2 Einbeiniges Beckenheben

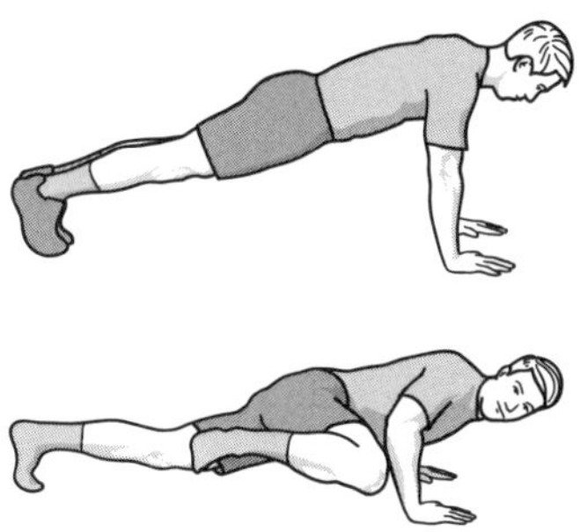

3 Spiderman-Liegestütz

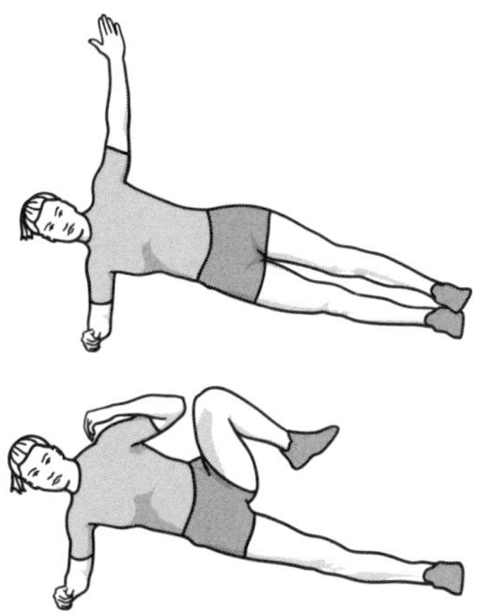

4 Profi-Seitstütz

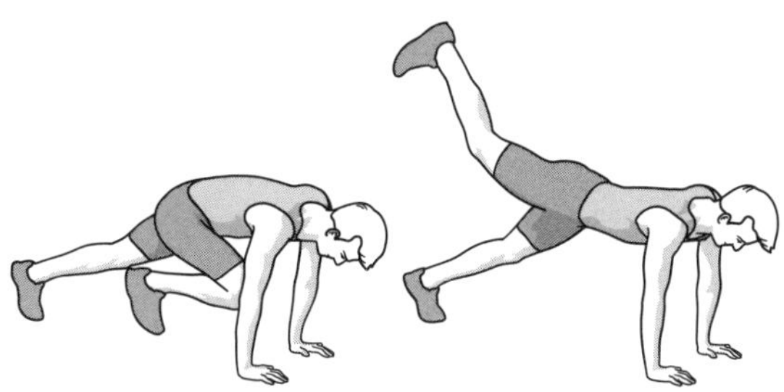

5 Bergsteiger-Kombi

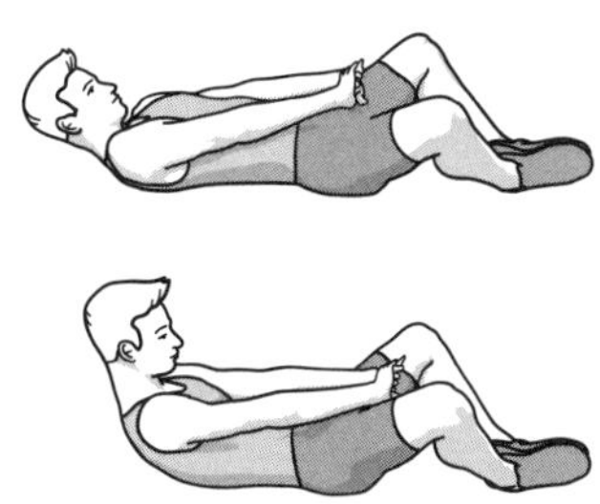

6 Stretch-Crunch

17 Sixpack-Minizirkel 1

Trainingsdauer: 8 Minuten
Bewegungstempo: kontrolliert schnell bis zügig (4–2 Sekunden)

1 2 **3**

	Übungen	Wiederholungen (Wdh.)/Belastungszeit	Belastungspause nach jeder Übung	Runden	Seite
1	Ausfallschritt mit Wechselsprung	20 Sek.	ohne Pause zu Übung 2 wechseln	3	16
2	V-up	20 Wdh.	ohne Pause zu Übung 3 wechseln	3	127
3	Seitstütz mit Hüftheben	15–20 Wdh. je Seite	ohne Pause zu Übung 4 wechseln	3	131
4	Reverse Crunch	20 Wdh.	ohne Pause zu Übung 1 wechseln	3	134

Hinweise:

- Die Übungen als Zirkel ohne Pause zwischen den Übungen ausführen.
- 3 Runden ohne Pausen nacheinander durchziehen. Am Ende des Workouts kannst du durchatmen und entspannen.

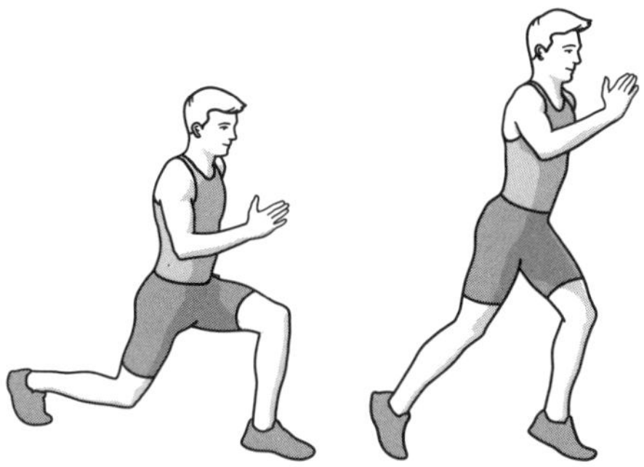

1 Ausfallschritt mit Wechselsprung

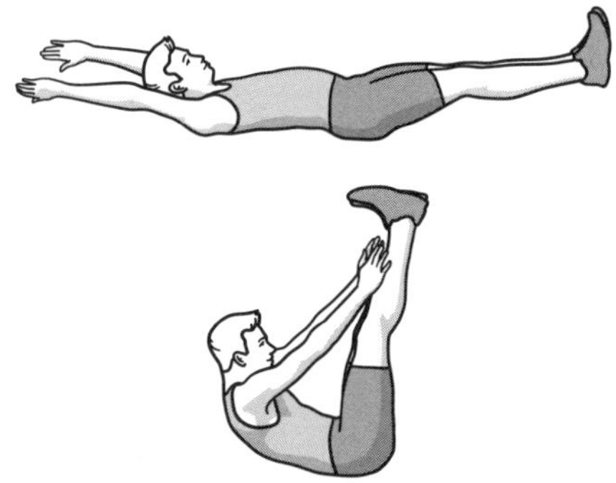

2 V-up

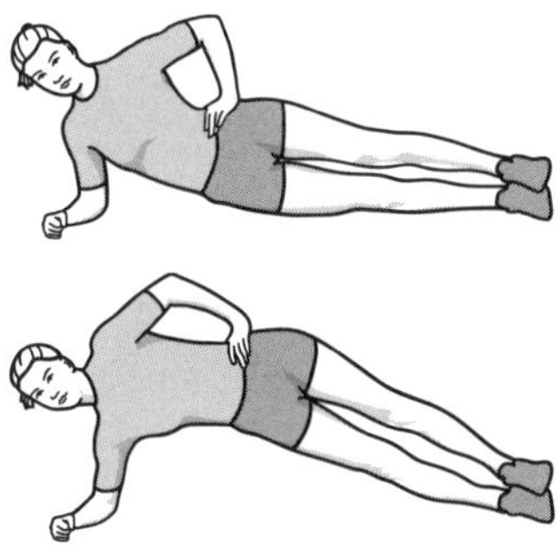

3 Seitstütz mit Hüftheben

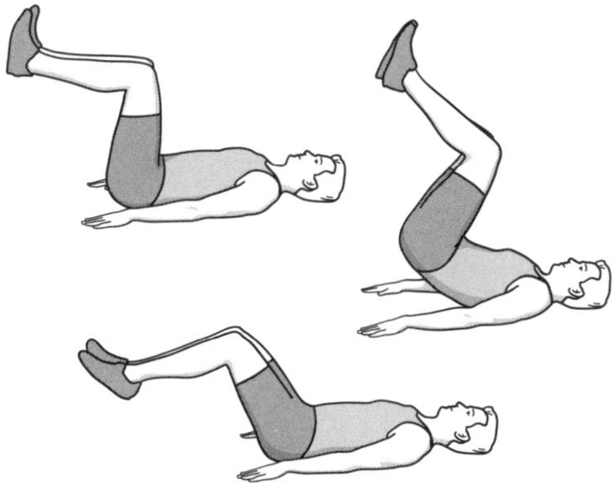

4 Reverse Crunch

18 Sixpack-Minizirkel 2

Trainingsdauer: 7 Minuten
Bewegungstempo: kontrolliert schnell bis zügig (4–2 Sekunden)

1 2 3

	Übungen	Wiederholungen (Wdh.)/Belastungszeit	Belastungspause nach jeder Übung	Runden	Seite
1	Burpee ohne Liegestütz	20–30 Sek.	ohne Pause zu Übung 2 wechseln	2–3	15
2	Drehseitstütz	20 Wdh. je Seite	ohne Pause zu Übung 3 wechseln	2–3	133
3	Spiderman-Unterarmstütz	15–20 Wdh. je Seite	ohne Pause zu Übung 4 wechseln	2–3	141
4	Center Crunch	20 Wdh.	ohne Pause zu Übung 1 wechseln	2–3	125

Hinweise:

- Die Übungen als Zirkel ohne Pause zwischen den Übungen ausführen.
- Jede Runde ohne Pausen 2- bis 3-mal nacheinander durchziehen.

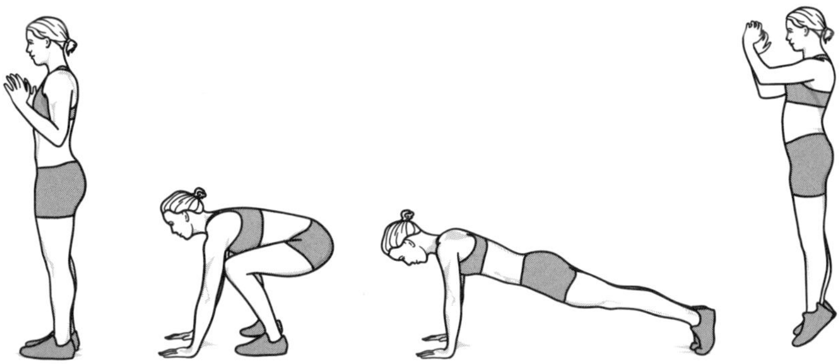

1 Burpee ohne Liegestütz

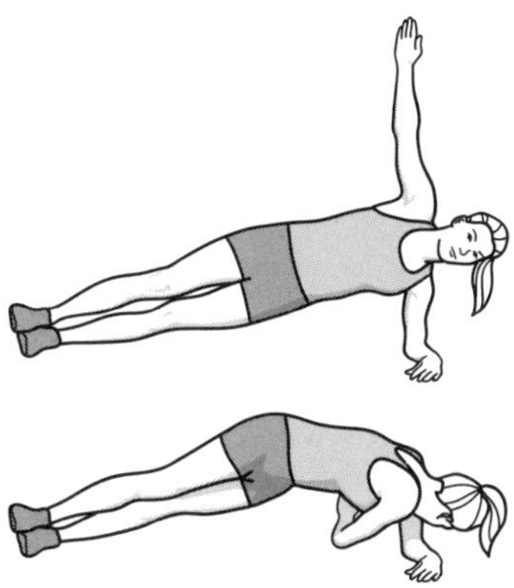

2 Drehseitstütz

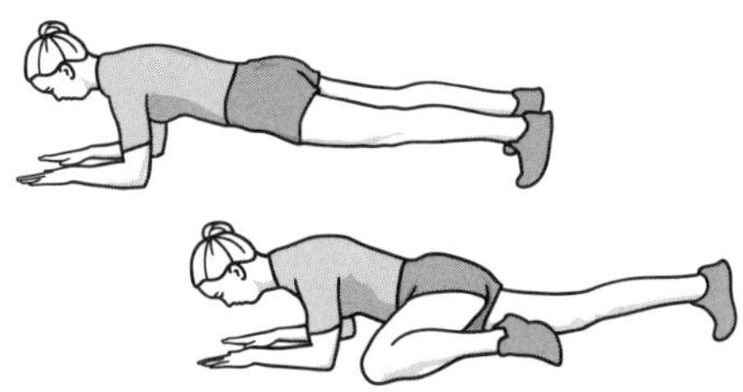

3 Spiderman-Unterarmstütz

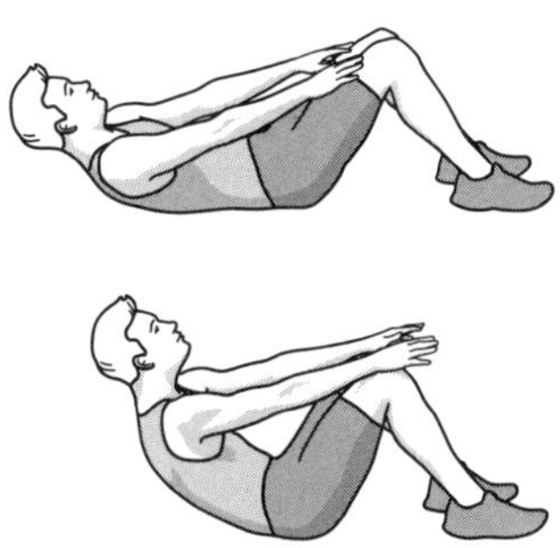

4 Center Crunch

19 Sixpack-Minizirkel 3

Trainingsdauer: 8 Minuten
Bewegungstempo: kontrolliert schnell bis zügig (4–2 Sekunden)

1 2 **3**

	Übungen	Wiederholungen (Wdh.)/Belastungszeit	Belastungspause nach jeder Übung	Runden	Seite
1	Profi-Seitstütz	15–20 Wdh. je Seite	ohne Pause zu Übung 2 wechseln	2–3	132
2	Bicycle Crunch	15–20 Wdh. je Seite	ohne Pause zu Übung 3 wechseln	2–3	137
3	Bauchbrutzler	8–12 Wdh. je Seite	ohne Pause zu Übung 4 wechseln	2–3	139
4	Schere	15–20 Wdh. je Seite	ohne Pause zu Übung 5 wechseln	2–3	134
5	Bergsteiger diagonal	30 Sek.	ohne Pause zu Übung 6 wechseln	2–3	138
6	Butterfly-Sit-up	15–20 Wdh.	60 Sek.	2–3	126

Hinweise:

- Die Übungen als Zirkel ohne Pause zwischen den Übungen ausführen.
- 2–3 Runden absolvieren.
- 60 Sekunden Pause zwischen den Runden sind angemessen.

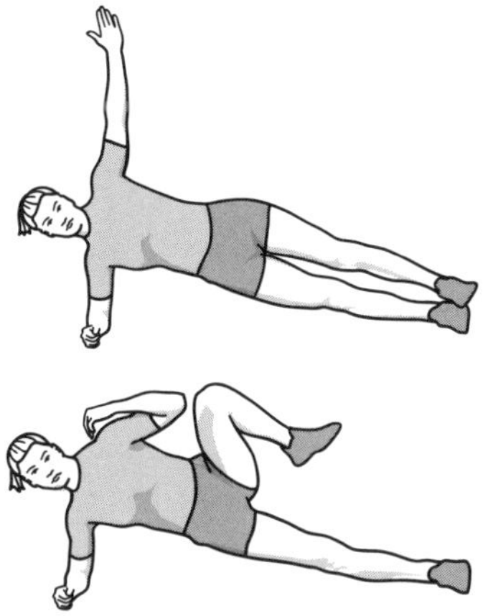

1 Profi-Seitstütz

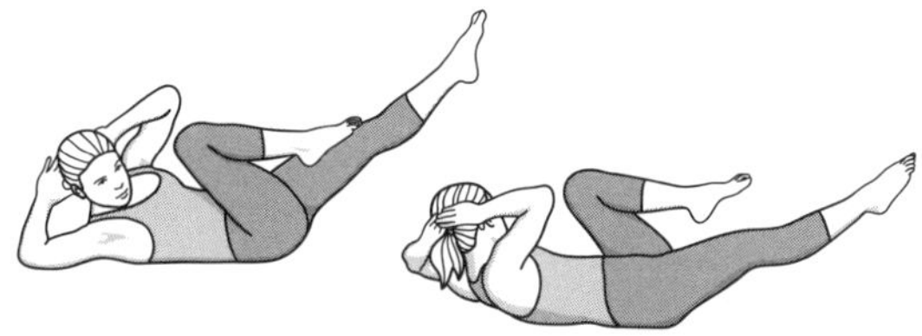

2 Bicycle Crunch

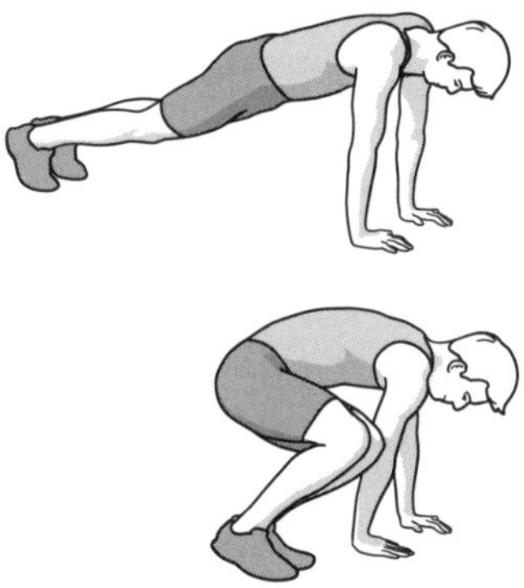

3 Bauchbrutzler

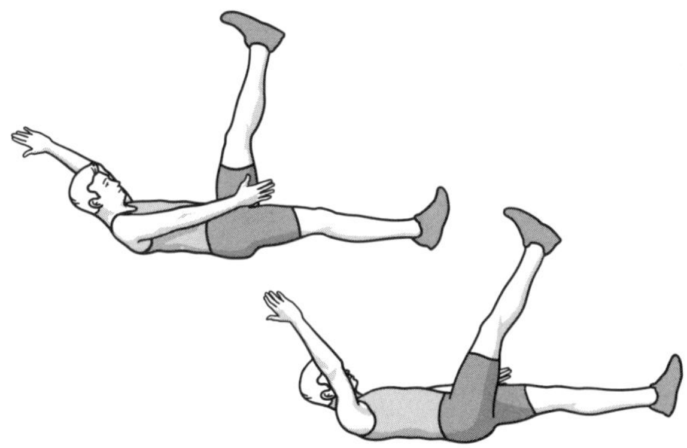

4 Schere

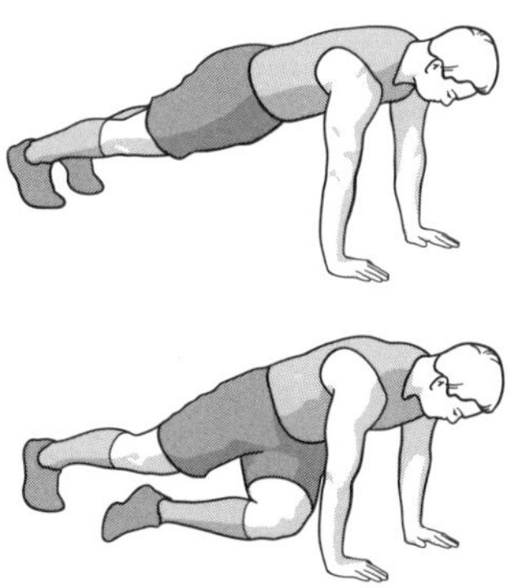

5 Bergsteiger diagonal

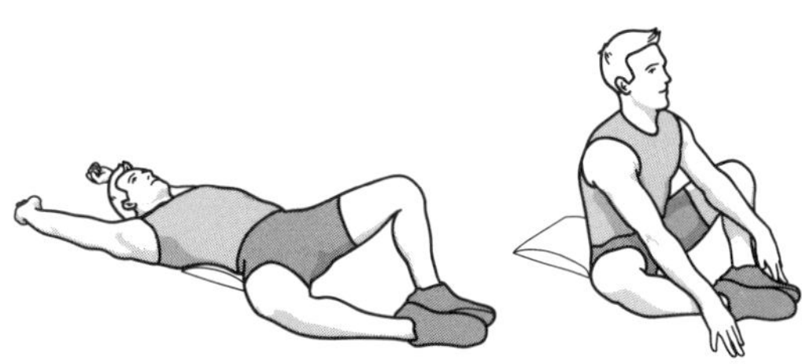

6 Butterfly-Sit-up

20 Schnelles Workout für die untere Bauchmuskulatur

1 **2** 3

Trainingsdauer: 6 Minuten
Bewegungstempo: kontrolliert schnell (4–2 Sekunden)

	Übungen	Wiederholungen (Wdh.)/Belastungszeit	Belastungspause nach jeder Übung in Sekunden	Sätze	Seite
1	Leg Raise Crunch	10–12 Wdh. in 45 Sek.	30	1	136
2	Single Leg Raise	12–15 Wdh. je Seite in 45 Sek.	30	1	133
3	V-up	12–15 Wdh. in 45 Sek.	30	1	127
4	Beinschere	20–30 Wdh. in 45 Sek.	30	1	134
5	Bergsteiger diagonal	20–30 Sek.	30	1	138

Hinweis: Halte deine Körpermitte konstant unter Spannung.

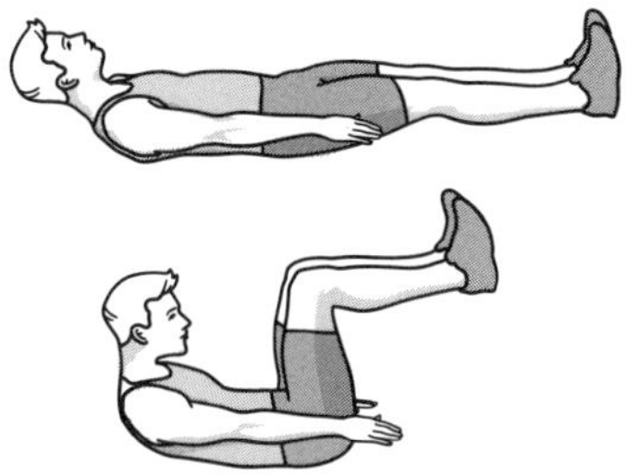

1 Leg Raise Crunch

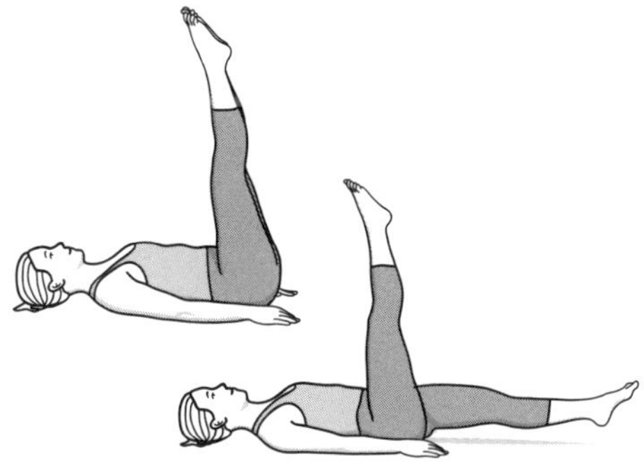

2 Single Leg Raise

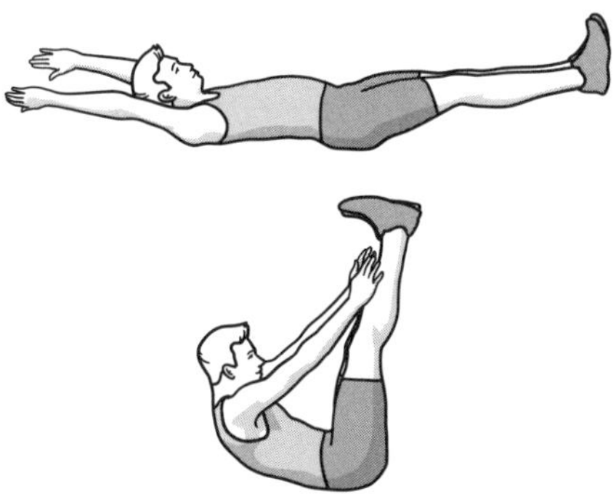

3 V-up

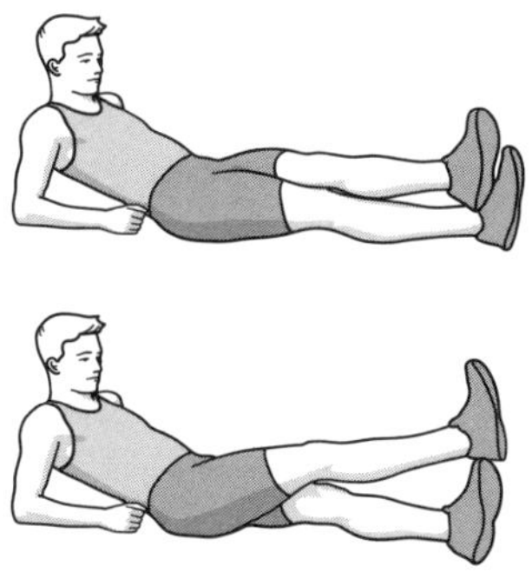

4 Beinschere

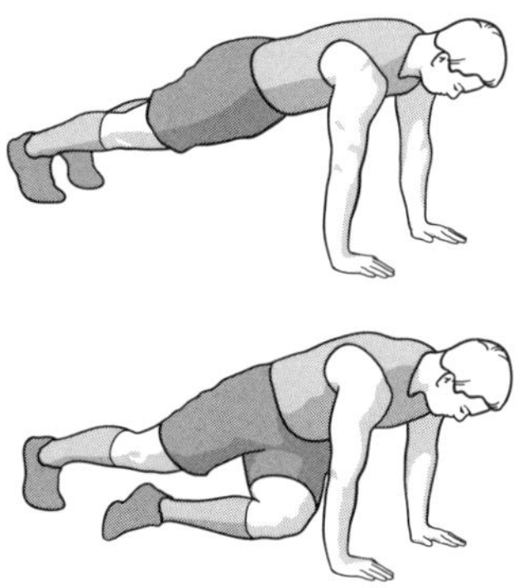

5 Bergsteiger diagonal

21 Schnelles Workout für die schräge Bauchmuskulatur

1 **2** 3

Trainingsdauer: 9 Minuten
Bewegungstempo: kontrolliert schnell (4–2 Sekunden)

	Übungen	Wiederholungen (Wdh.)/Belastungszeit	Belastungspause nach jeder Übung in Sekunden	Sätze	Seite
1	Beinscheren-Crunch	12–14 Wdh. je Seite in 45 Sek.	30	1	135
2	Seitstütz und Knielift	12–14 Wdh. je Seite in 45 Sek.	30	1	132
3	Superman	12 Wdh. in 45 Sek.	30	1	142
4	Seiten-Crunch	12–14 Wdh. je Seite in 45 Sek.	30	1	128
5	Schräger Crunch mit überkreuzten Beinen	12–14 Wdh. je Seite in 45 Sek.	30	1	129
6	Rumpfrotation mit gebeugten Beinen	12 Wdh. je Seite in 45 Sek.	30	1	130

Hinweis: Versuche, dein Becken bei Seitneigungen oder Drehbewegungen immer in der Ausgangsposition zu halten.

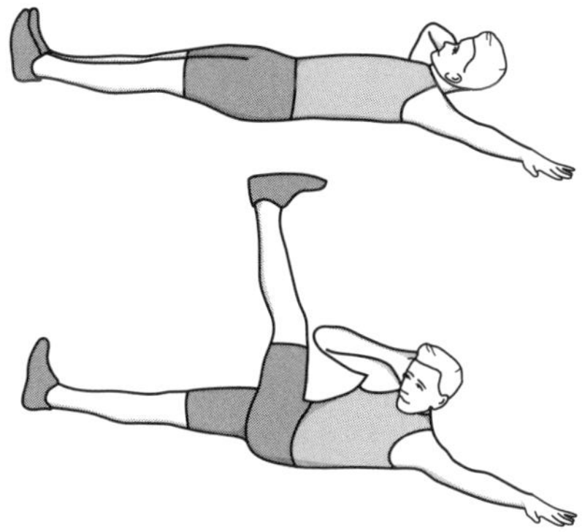

1 Beinscheren-Crunch

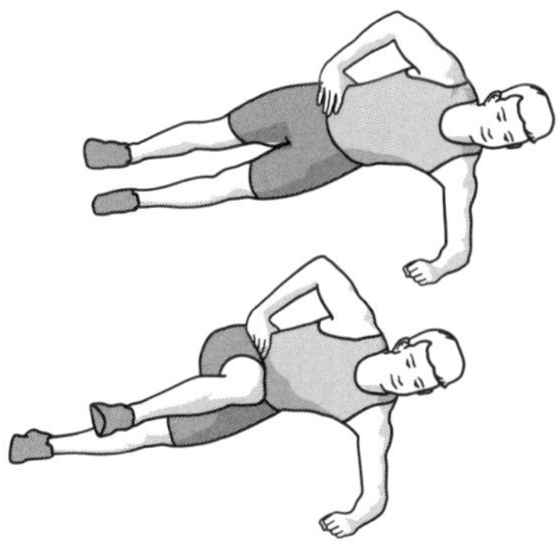

2 Seitstütz und Knielift

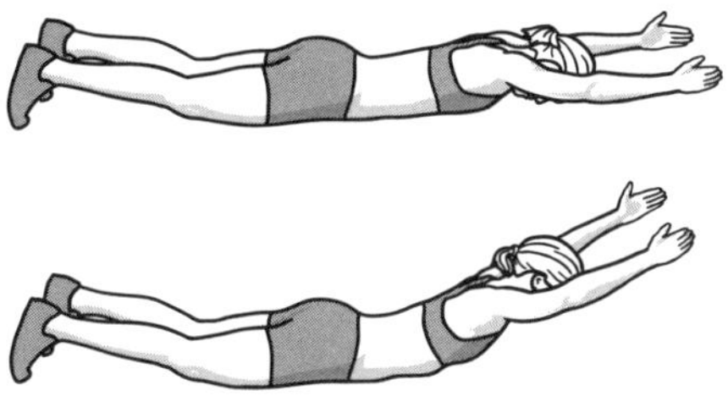

3 Superman

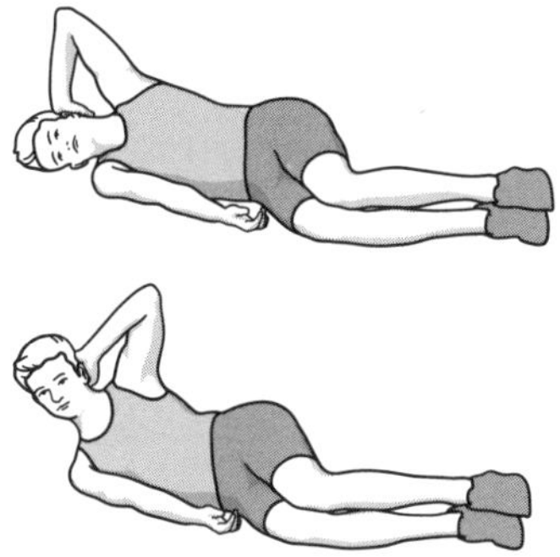

4 Seiten-Crunch

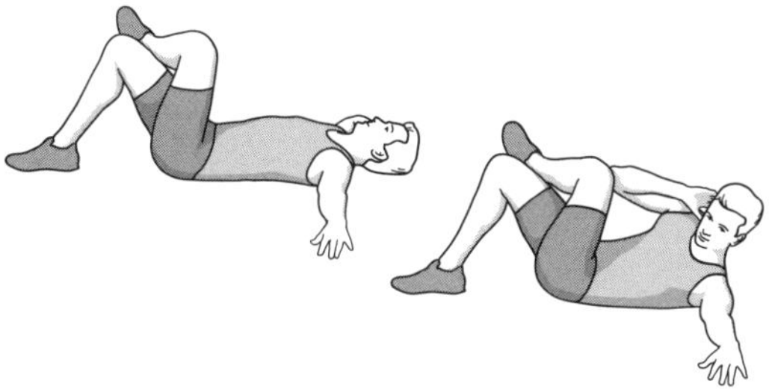

5 Schräger Crunch mit überkreuzten Beinen

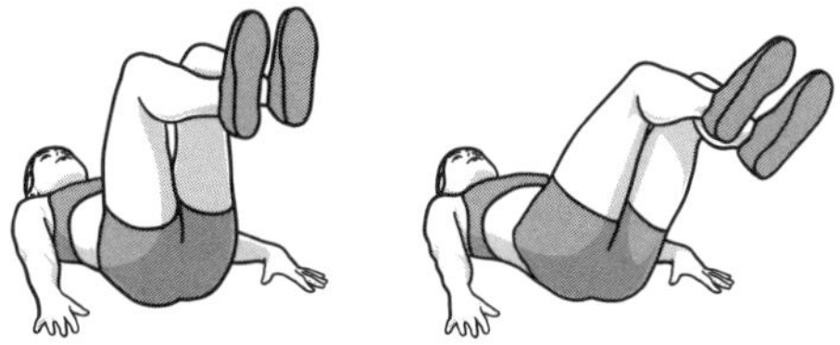

6 Rumpfrotation mit gebeugten Beinen

22 Schnelles Workout für die geraden Bauchmuskelanteile

1 **2** 3

Trainingsdauer: 7 Minuten
Bewegungstempo: kontrolliert schnell (4–2 Sekunden)

	Übungen	**Wiederholungen (Wdh.)/Belastungszeit**	**Belastungspause nach jeder Übung in Sekunden**	**Sätze**	**Seite**
1	Walking Push-up	30 Sek.	30	1	141
2	Klappmesser-Crunch	10–12 Wdh. in 45 Sek.	30	1	127
3	Einbeiniger Hip Thrust	10–12 Wdh. je Seite in 45 Sek.	30	1	144
4	Kletter-Crunch	12–14 Wdh. in 45 Sek.	30	1	126
5	Bergsteiger	30 Sek.	30	1	138
6	Center Crunch	12 Wdh. in 45 Sek.	30	1	125

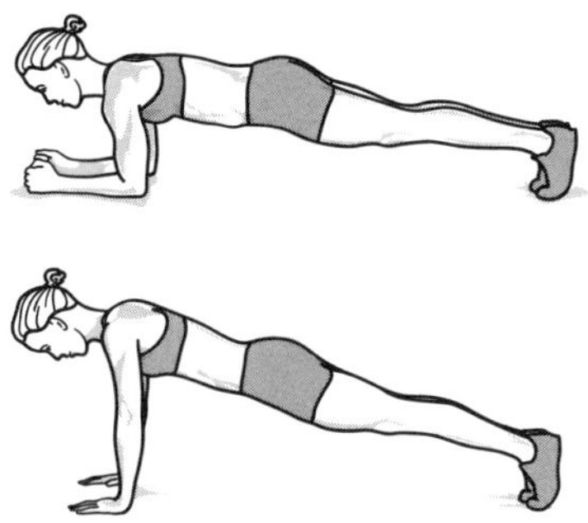

1 Walking Push-up

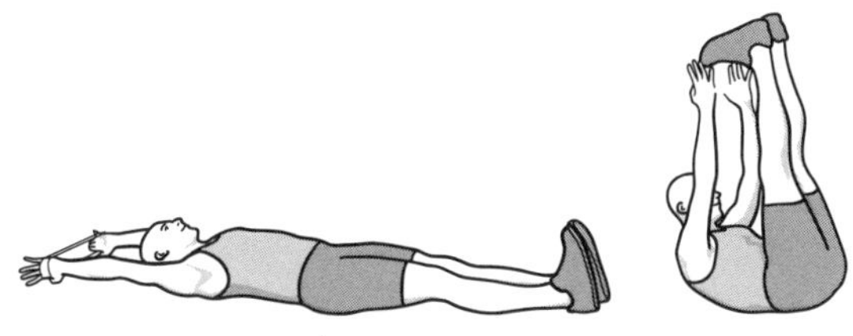

2 Klappmesser-Crunch

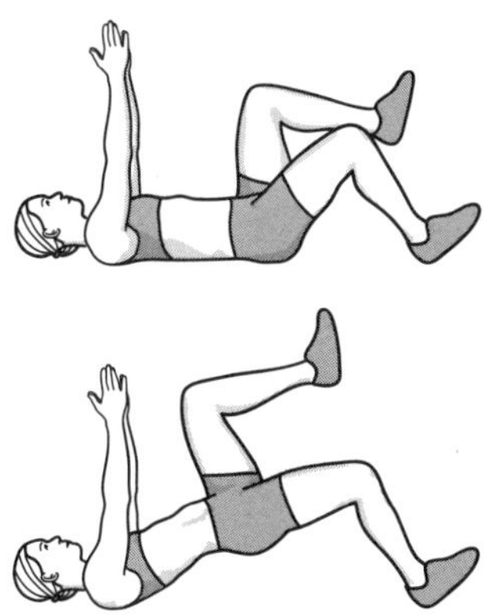

3 Einbeiniger Hip Thrust

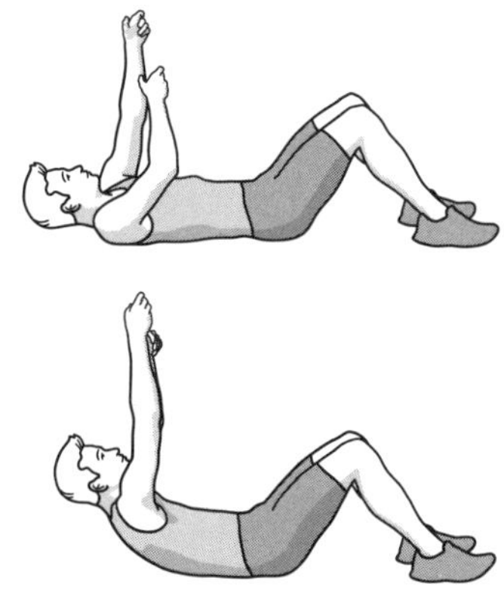

4 Kletter-Crunch

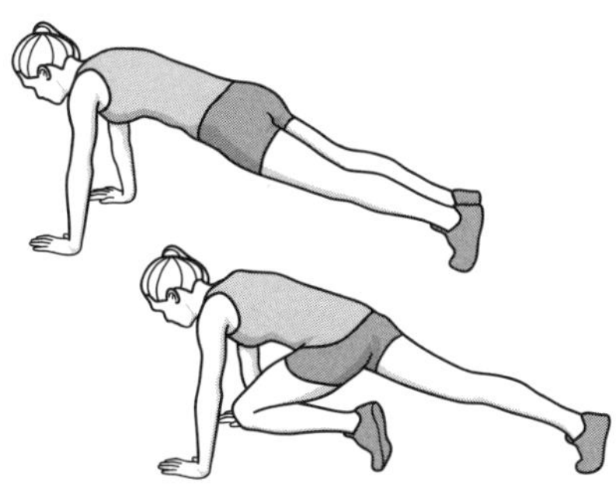

5 Bergsteiger

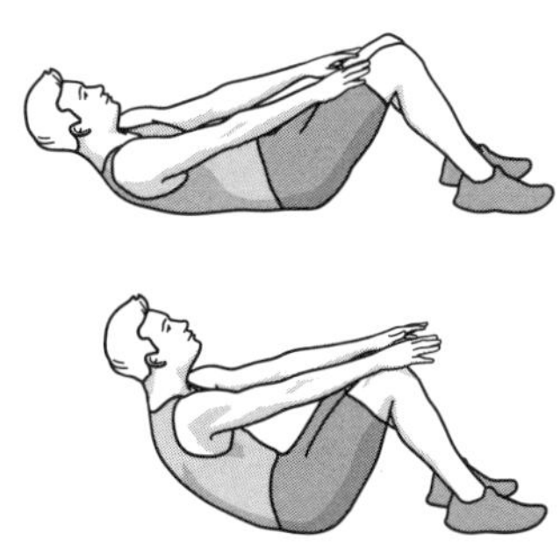

6 Center Crunch

23 Tabata für Einsteiger

Trainingsdauer: 4 Minuten
Bewegungstempo: kontrolliert schnell (4–2 Sekunden)

1 2 3

	Übungen	Belastungszeit in Sekunden	Belastungspause nach jeder Übung in Sekunden	Runden	Seite
1	Jumping Jack	20	10	1	15
2	Drehseitstütz	20 je Seite	10	1	133
3	Bergsteiger diagonal	20	10	1	138
4	Rumpftwist	20	10	1	130
5	Butterfly-Sit-up	20	10	1	126
6	Käfer	20	10	1	137
7	Crunch mit gestreckten Armen	20	10	1	128
8	Rumpfrotation mit gestreckten Beinen	20	10	1	130

Hinweise:

- Beim Tabata-Intervalltraining wechseln sich Übungen mit 20 Sekunden Belastung gefolgt von 10 Sekunden Pause ab.
- Lade dir für dein Zirkeltraining einen Tabata-Timer auf dein Smartphone. Sie können individuell eingestellt werden, je nach der gewünschten Wiederholungszahl, Dauer der einzelnen Übungen und schließlich der Gesamtdauer des Workouts.

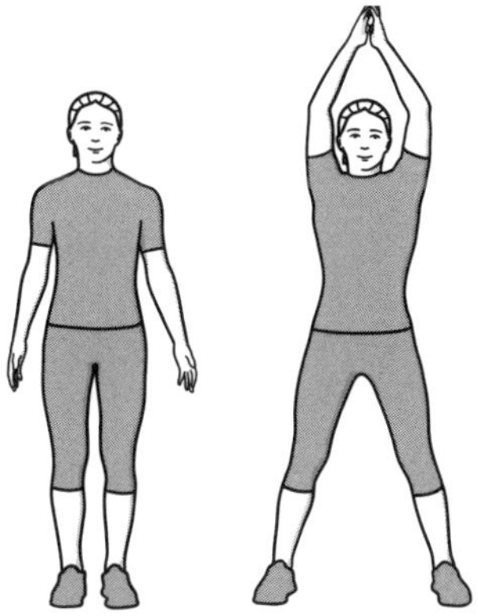

1 Jumping Jack

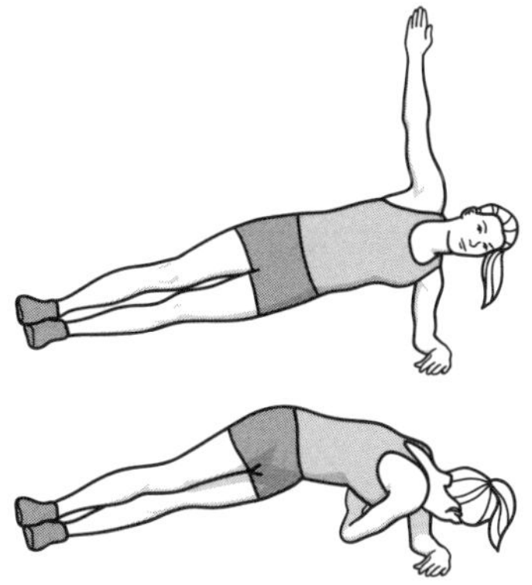

2 Drehseitstütz

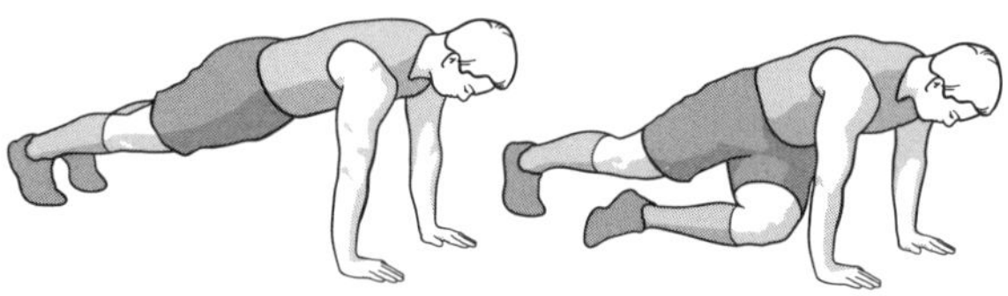

3 Bergsteiger diagonal

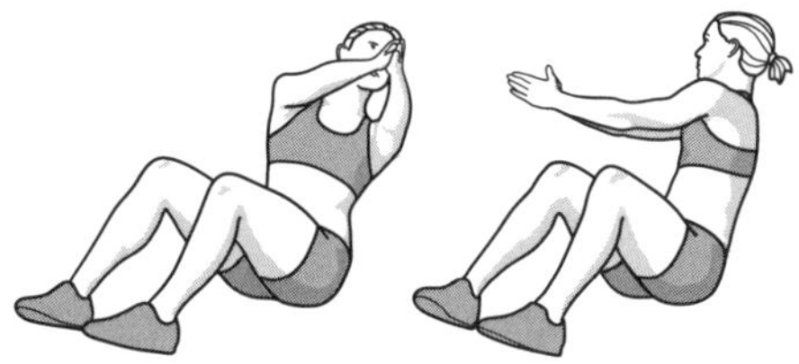

4 Rumpftwist

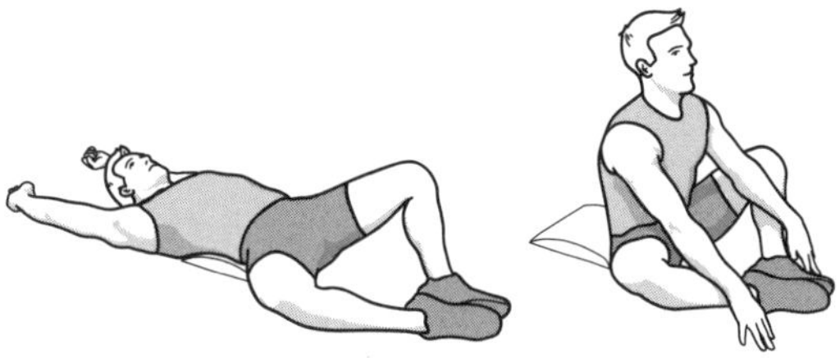

5 Butterfly-Sit-up

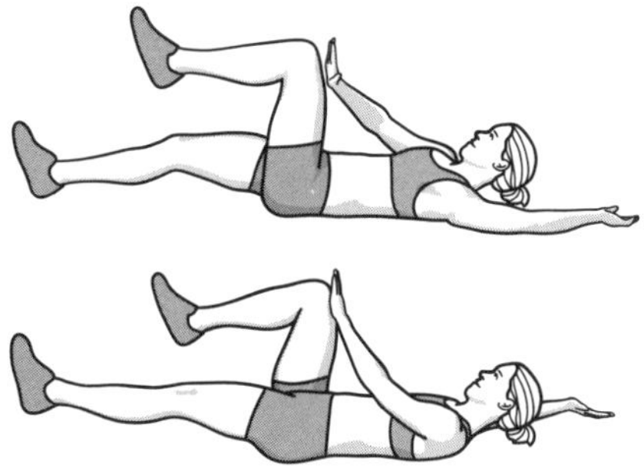

6 Käfer

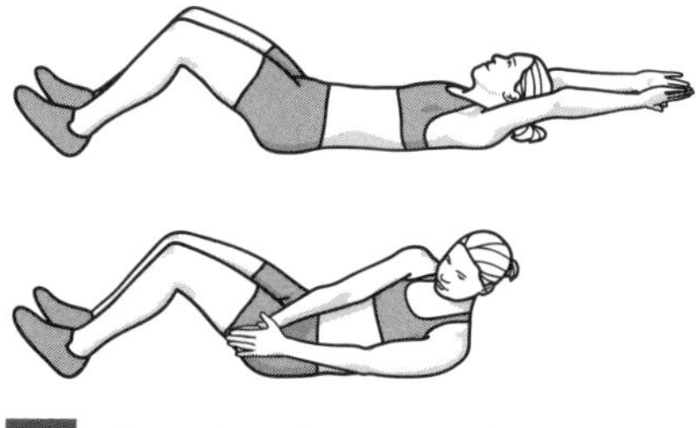

7 Crunch mit gestreckten Armen

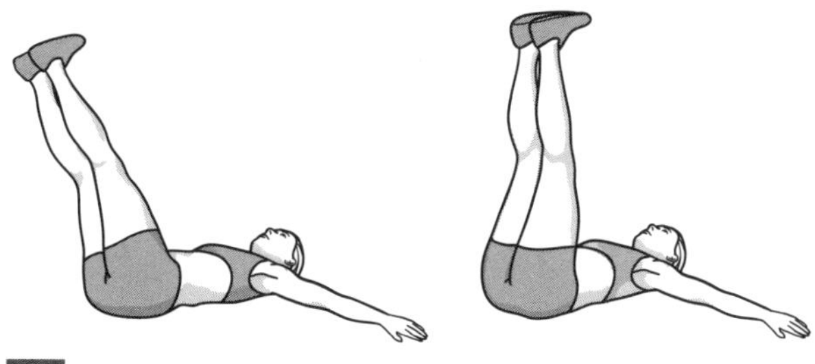

8 Rumpfrotation mit gestreckten Beinen

24 Tabata für Fortgeschrittene

Trainingsdauer: 4 Minuten (pro Runde)
Bewegungstempo: kontrolliert schnell (4–2 Sekunden)

1 **2** 3

	Übungen	Belastungs-zeit in Sekunden	Belastungspause nach jeder Übung in Sekunden	Runden	Belastungspause nach jeder Runde in Minuten	Seite
1	Ausfallschritt mit Knielift	20	10	1–3	1–2	16
2	Drehseitstütz	20 je Seite	10	1–3	1–2	133
3	Bergsteiger diagonal	20	10	1–3	1–2	138
4	Rumpftwist	20	10	1–3	1–2	130
5	Crunch mit gestreckten Armen	20	10	1–3	1–2	128
6	Käfer	20	10	1–3	1–2	137
7	Butterfly-Sit-up	20	10	1–3	1–2	126
8	Rumpfrotation mit gestreckten Beinen	20	10	1–3	1–2	130

Hinweise:

- 20 Sekunden Belastung pro Übung, anschließend 10 Sekunden lang pausieren.
- 1–3 Runden Vollpower geben! Dasselbe mit der nächsten Übung.
- Die Pause nach den Runden beträgt 1–2 Minuten.

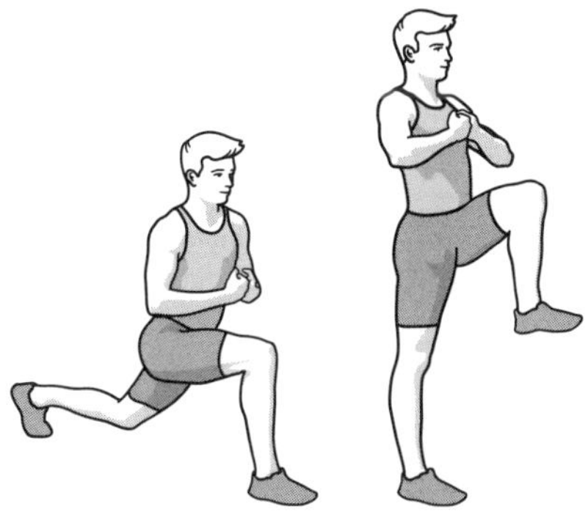

1 Ausfallschritt mit Knielift

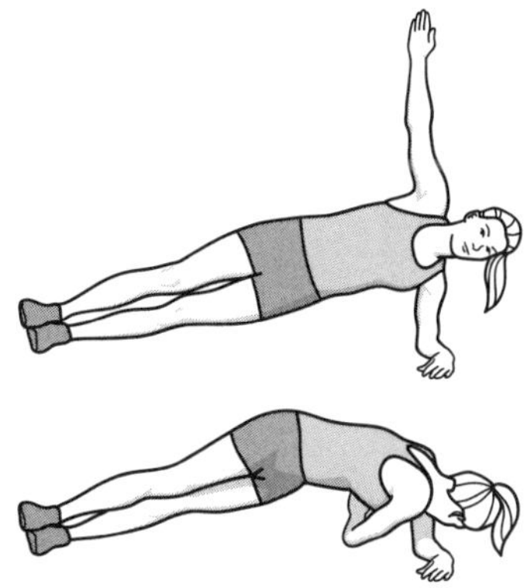

2 Drehseitstütz

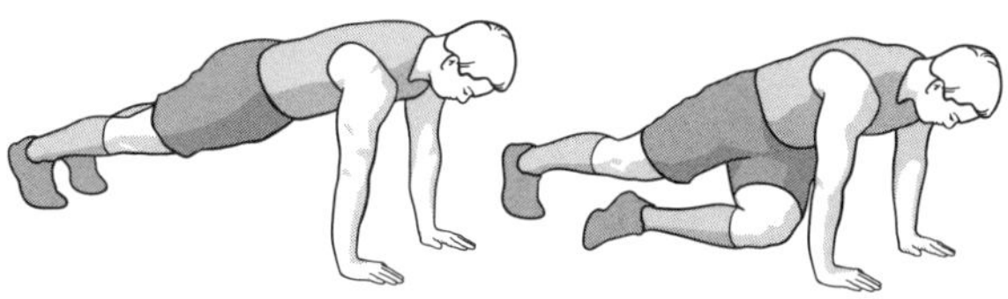

3 Bergsteiger diagonal

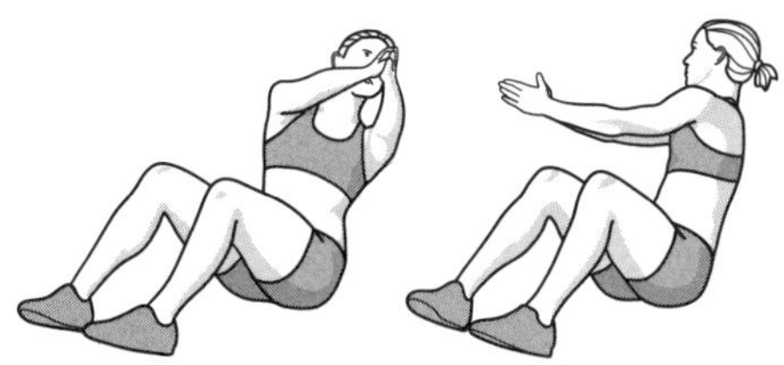

4 Rumpftwist

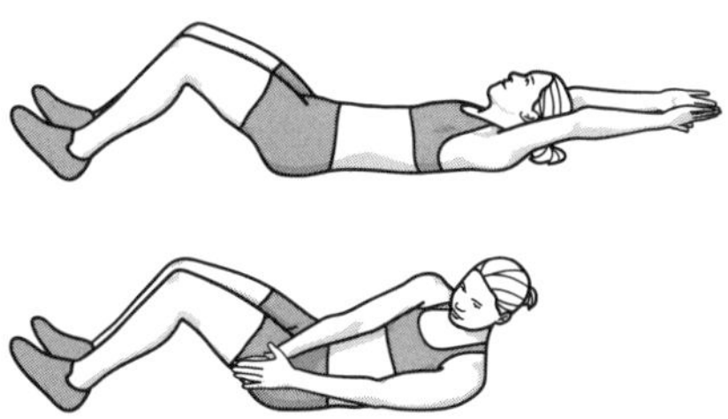

5 Crunch mit gestreckten Armen

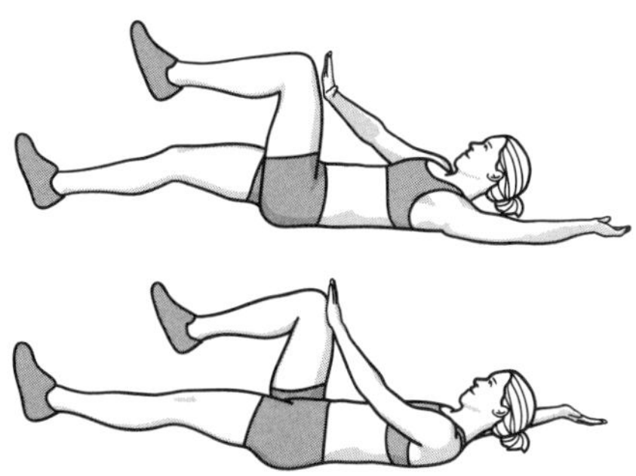

6 Käfer

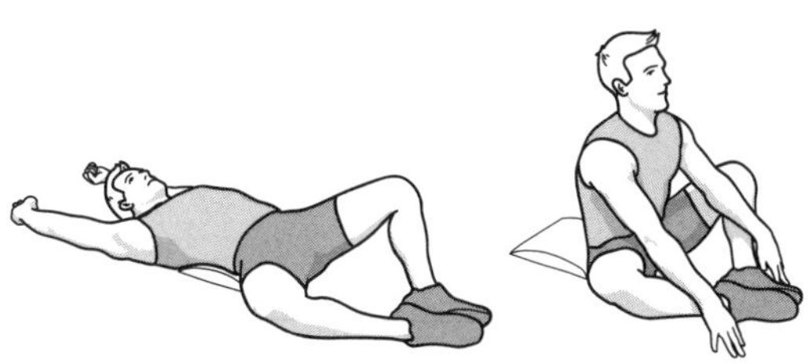

7 Butterfly-Sit-up

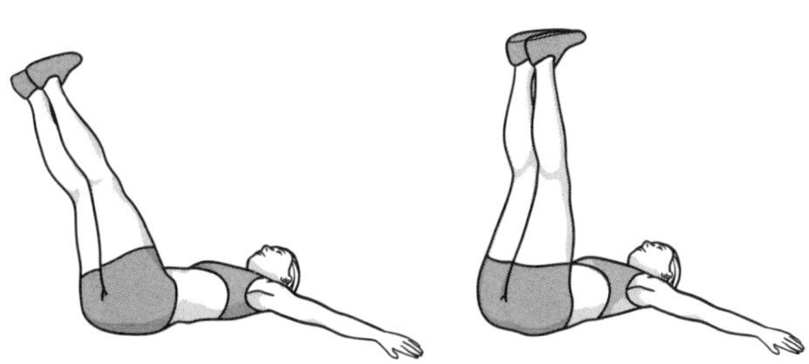

8 Rumpfrotation mit gestreckten Beinen

25 Tabata für Profis

Trainingsdauer: 4 Minuten (pro Runde)
Bewegungstempo: kontrolliert schnell (4–2 Sekunden)

1 2 3

	Übungen	Belastungs-zeit in Sekunden	Belastungspause nach jeder Übung in Sekunden	Runden	Belastungspause nach jeder Runde in Minuten	Seite
1	Burpee	20	10	1–3	1–2	15
2	Profi-Seitstütz	20 je Seite	10	1–3	1–2	132
3	Bauchmuskel-Chop	20	10	1–3	1–2	129
4	Long and Short	20	10	1–3	1–2	126
5	Walking Push-up	20	10	1–3	1–2	141
6	Seiten-Crunch	20 je Seite	10	1–3	1–2	128
7	Beinschere	20	10	1–3	1–2	134
8	Bergsteiger diagonal	20	10	1–3	1–2	138

Hinweise:

- 20 Sekunden Belastung pro Übung, anschließend 10 Sekunden lang pausieren.
- 1–3 Runden Vollpower geben!
- Die Pause nach den Runden beträgt 1–2 Minuten.

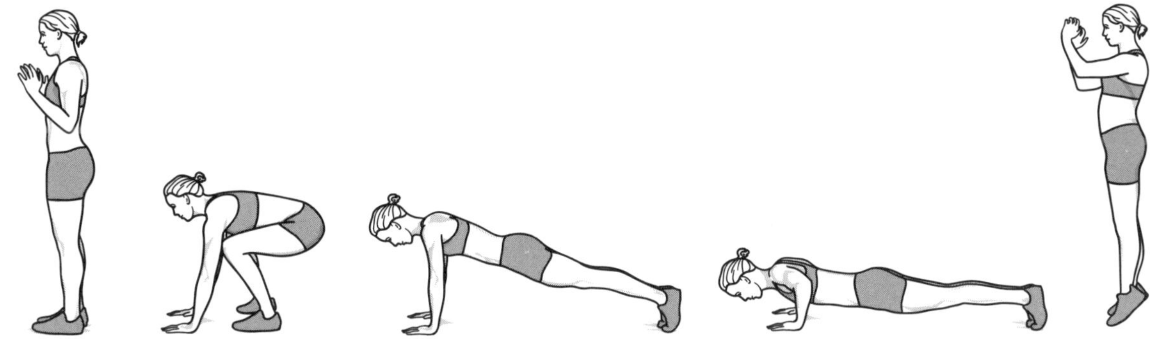

1 Burpee

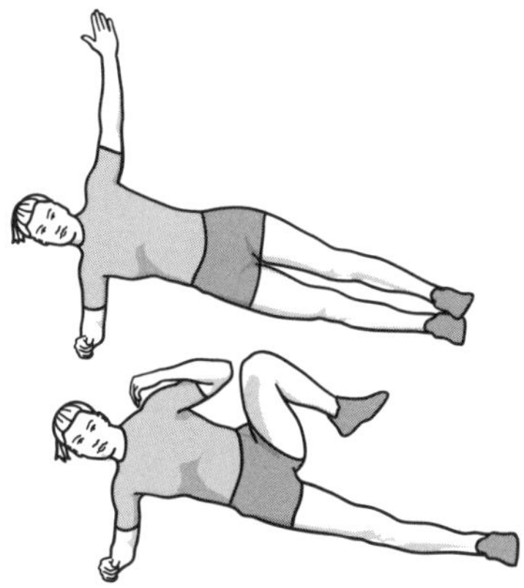

2 Profi-Seitstütz

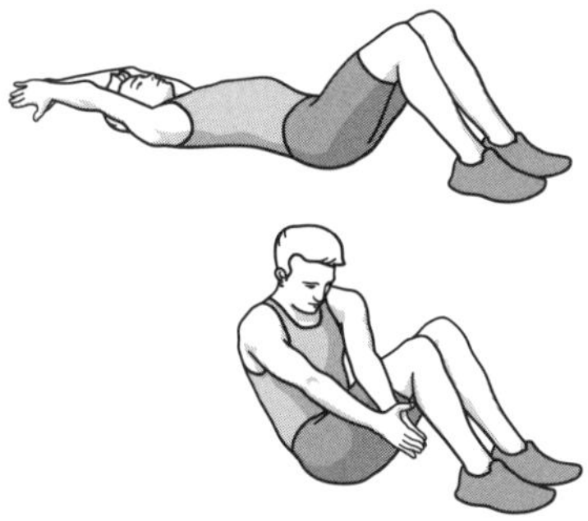

3 Bauchmuskel-Chop

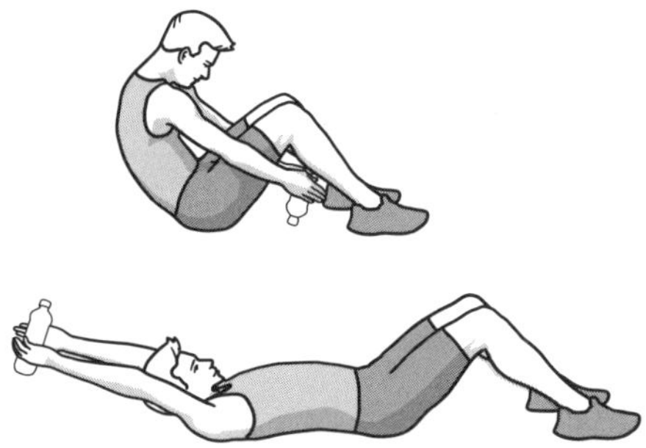

4 Long and Short

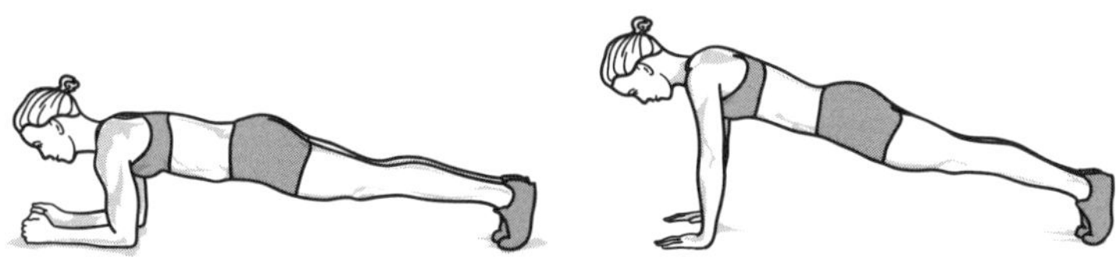

5 Walking Push-up

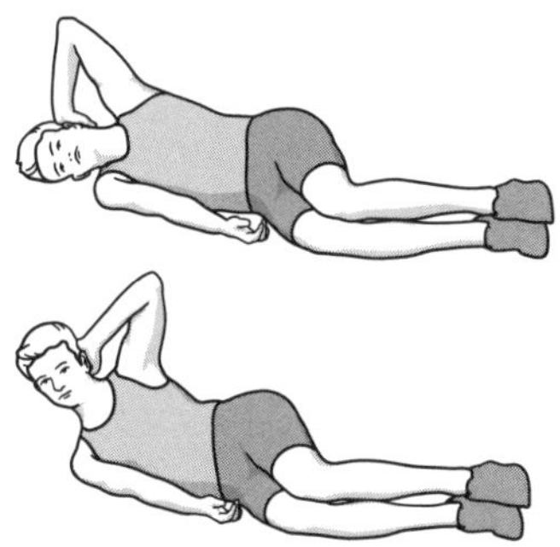

6 Seiten-Crunch

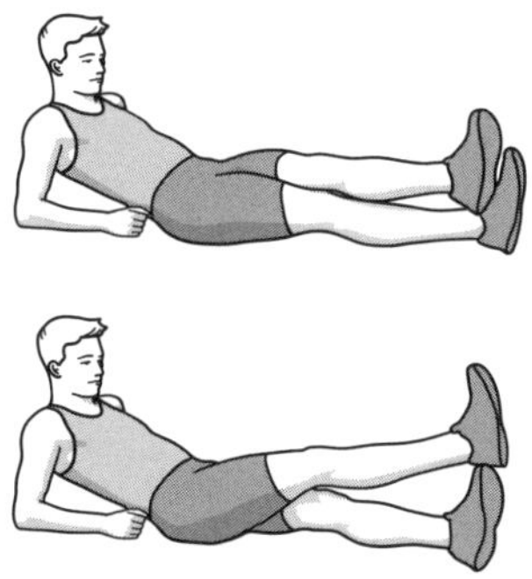

7 Beinschere

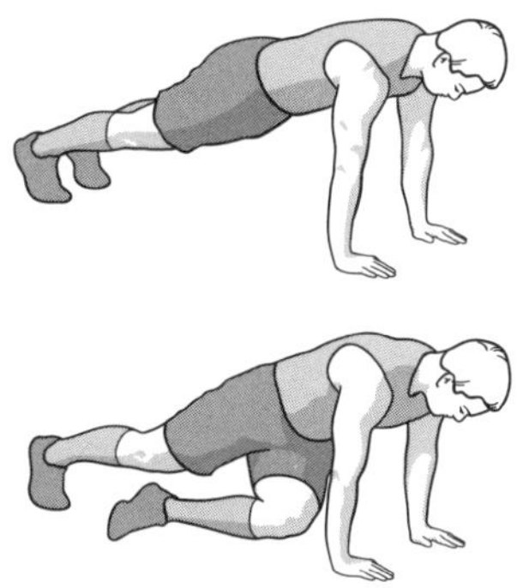

8 Bergsteiger diagonal

26 Blitz-Workout

Trainingsdauer: 4 Minuten
Bewegungstempo: kontrolliert schnell (4–2 Sekunden)

1 **2** 3

	Übungen	Wiederholungen (Wdh.)/Belastungszeit	Belastungspause nach jeder Übung in Sekunden	Sätze	Seite
1	Burpee	40 Sek.	0–30	1	15
2	Crunch mit gestreckten Armen	10–12 Wdh. je Seite	0–30	1	128
3	Schere	15–20 Wdh. je Seite	0–30	1	134
4	Bergsteiger diagonal	40 Sek.	0–30	1	138
5	Bicycle Crunch	40 Sek.	0–30	1	137
6	Reverse Crunch	so viele korrekt ausgeführte Wdh. wie möglich	0–30	1	134
7	Gestreckter Crunch	so viele korrekt ausgeführte Wdh. wie möglich	0–30	1	125

Hinweis: Führe die Wiederholungen bei diesem Ein-Satz-Training kontrolliert schnell bis zügig aus (4–2 Sekunden pro Übung). Bei diesem Workout wird auf seitige Übungen verzichtet, die jede Körperseite einzeln trainieren – das spart Zeit.

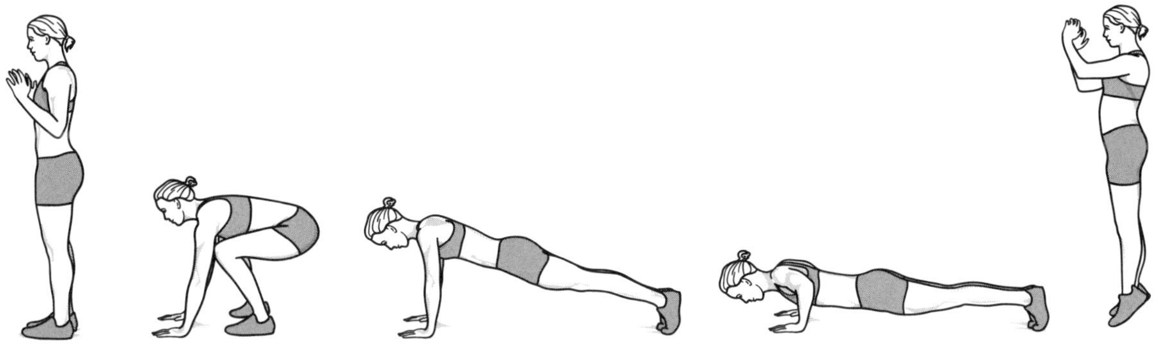

1 Burpee

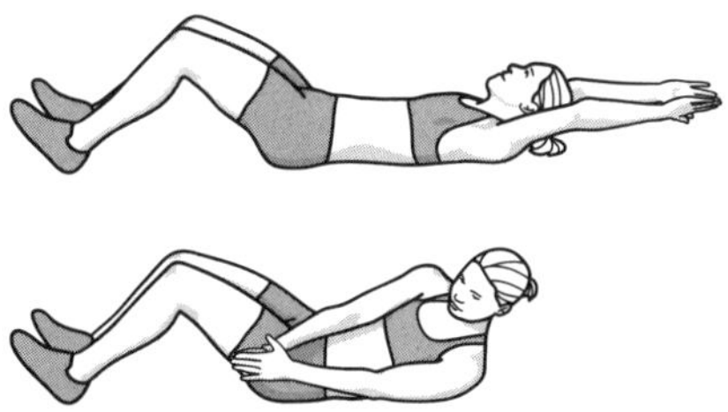

2 Crunch mit gestreckten Armen

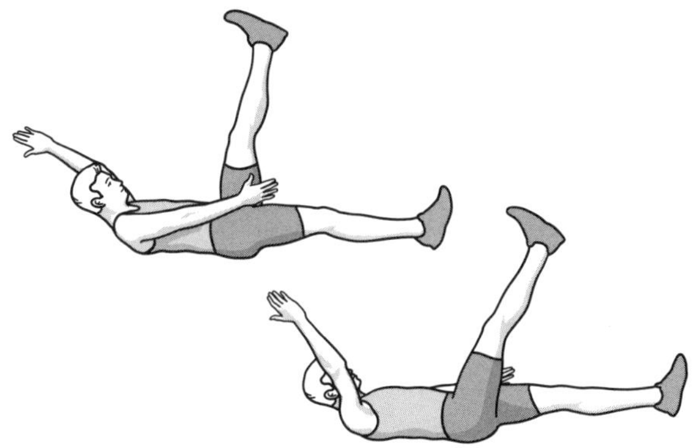

3 Schere

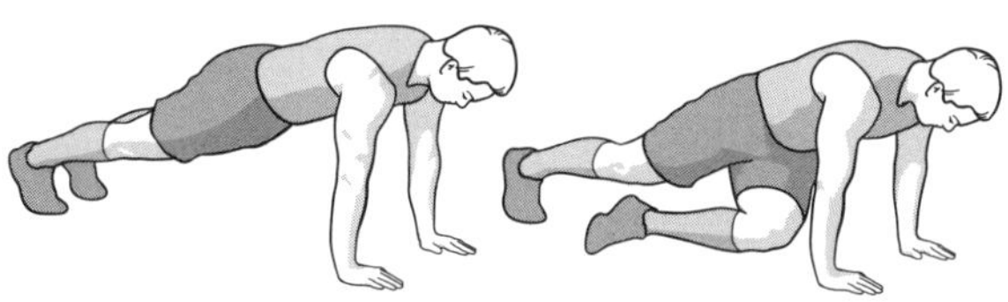

4 Bergsteiger diagonal

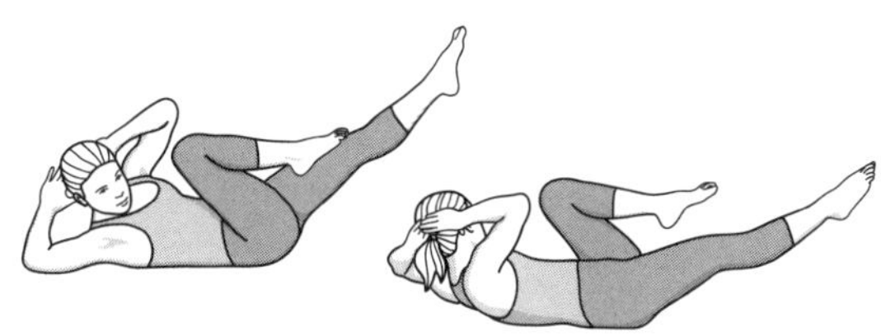

5 Bicycle Crunch

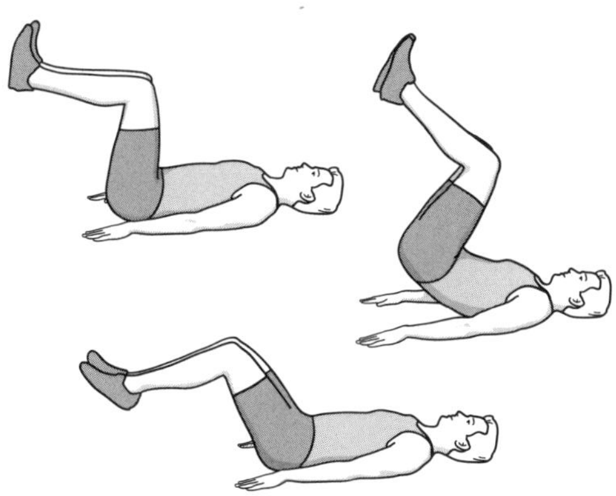

6 Reverse Crunch

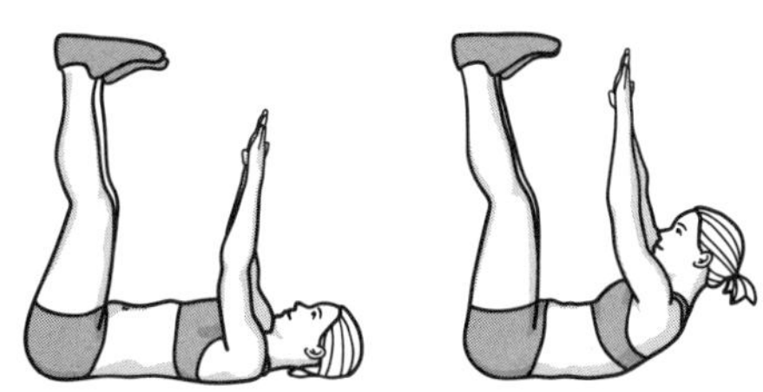

7 Gestreckter Crunch

27 Für eine schlanke Taille

Trainingsdauer: 10 Minuten
Bewegungstempo: zügig (4–3 Sekunden)

1 **2** 3

	Übungen	Wiederholungen (Wdh.)	Belastungspause nach jeder Übung in Sekunden	Sätze	Belastungspause nach jedem Satz in Sekunden	Seite
1	Drehseitstütz	10 Wdh. je Seite	30	2–3	40–60	133
2	Bicycle Crunch	15 Wdh. je Seite	30	2–3	40–60	137
3	Rumpftwist	20 Wdh. je Seite	30	2–3	40–60	130
4	Bergsteiger-Kombi	10 Wdh. je Seite	30	2–3	40–60	139
5	Dynamischer Seitstütz	20 Wdh. je Seite	30	2–3	40–60	132
6	Spiderman-Unterarmstütz	20 Wdh. je Seite	30	2–3	40–60	141

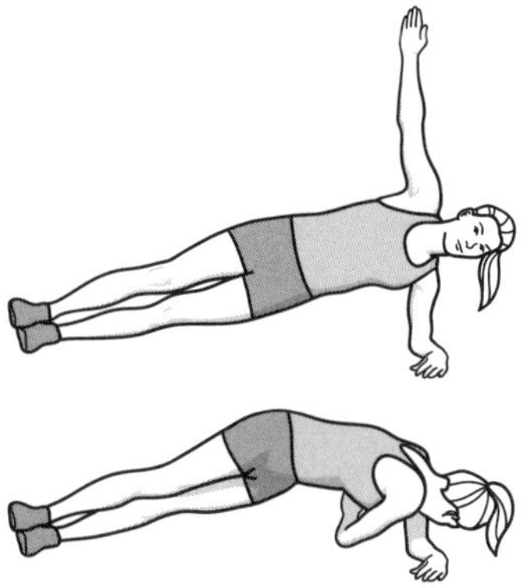

1 Drehseitstütz

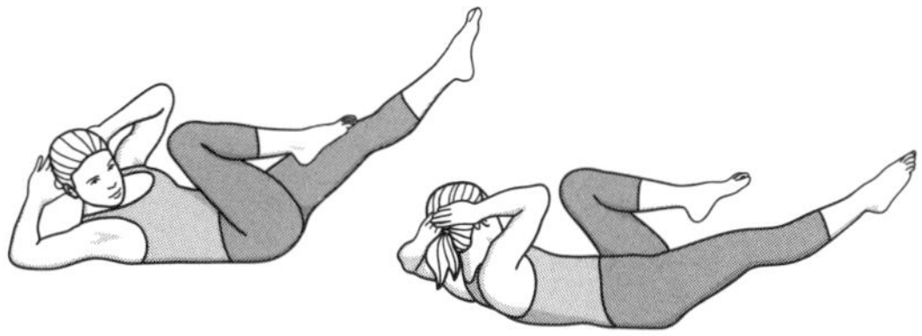

2 Bicycle Crunch

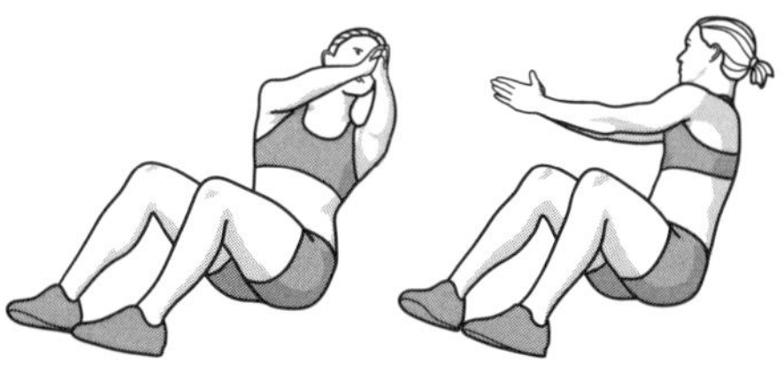

3 Rumpftwist

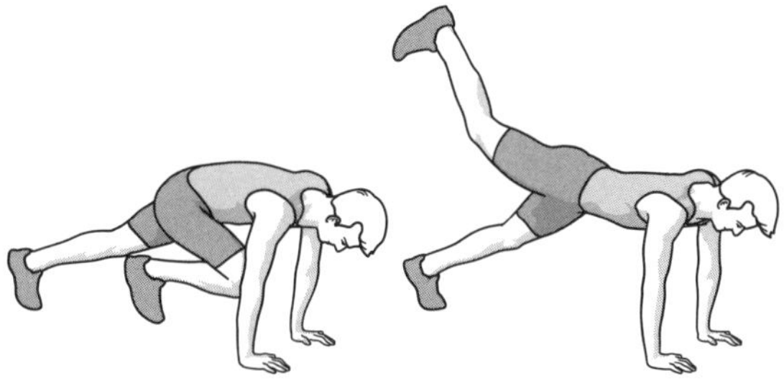

4 Bergsteiger-Kombi

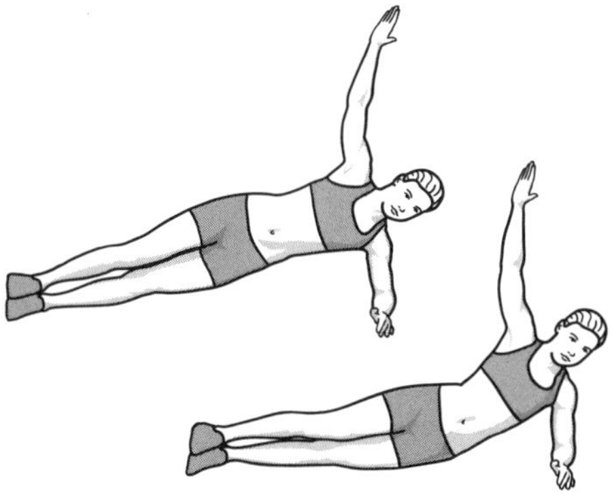

5 Dynamischer Seitstütz

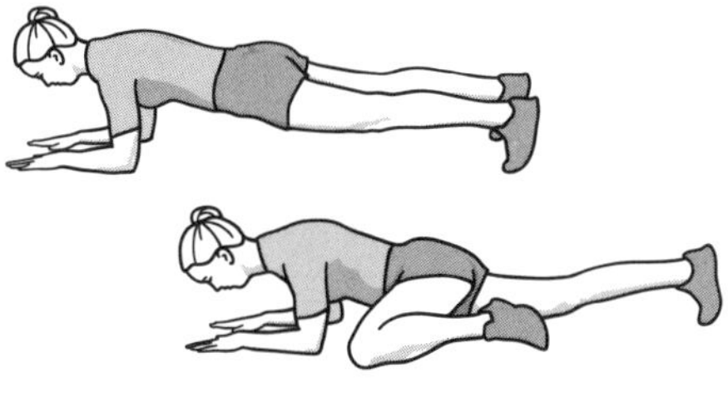

6 Spiderman-Unterarmstütz

28 Bauchmuskeltraining für Läufer

Trainingsdauer: 12 Minuten
Bewegungstempo: zügig (4–3 Sekunden)

1 **2** 3

	Übungen	Wiederholungen (Wdh.)/ Belastungszeit	Belastungspause nach jeder Übung in Sekunden	Sätze	Belastungspause nach jedem Satz in Sekunden	Seite
1	Ausfallschritt mit Wechselsprung	20 Wdh. je Seite	20	2	40–60	16
2	Drehseitstütz	30 Sek. je Seite	20	2	40–60	133
3	Einbeiniger Hip Thrust	20 Wdh. je Seite	20	2	40–60	144
4	Zweipunkt-unterarmstütz	30 Sek.	20	2	40–60	140
5	Reverse Profi-Crunch	12–15 Wdh. je Seite	20	2	40–60	135
6	Rumpfrotation mit gebeugten Beinen	30 Sek.	20	2	40–60	130

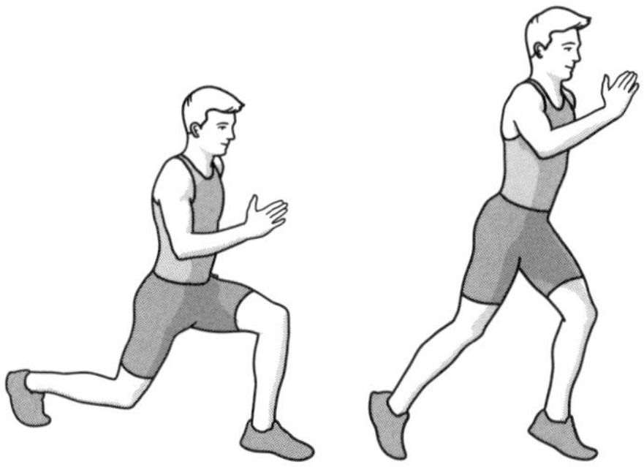

1 Ausfallschritt mit Wechselsprung

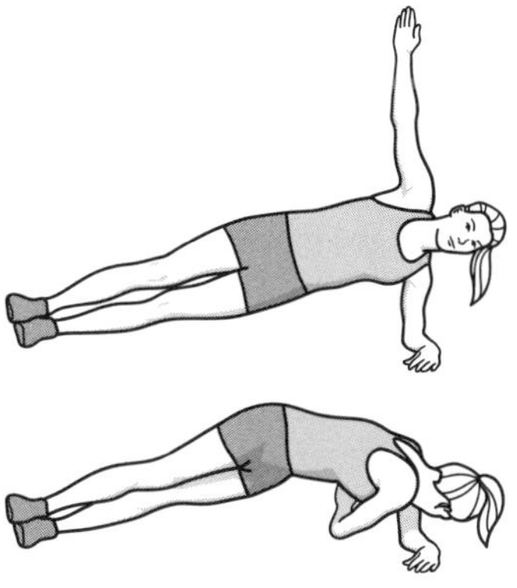

2 Drehseitstütz

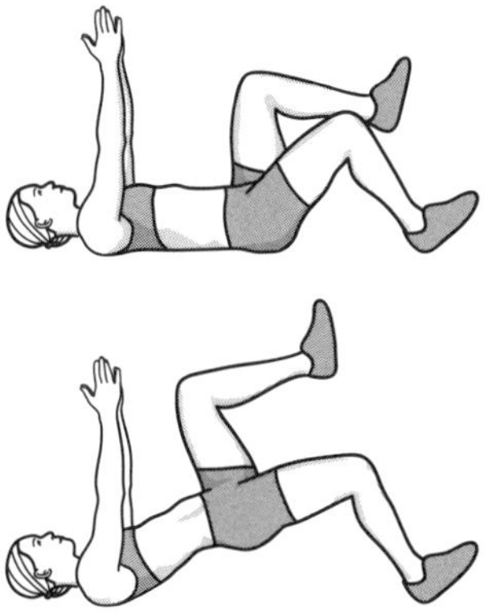

3 Einbeiniger Hip Thrust

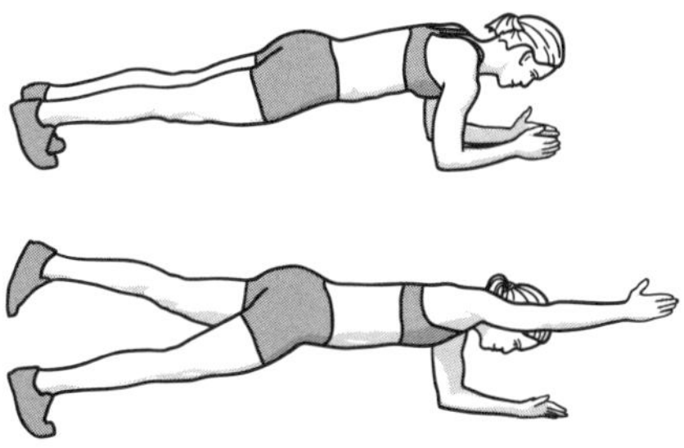

4 Zweipunktunterarmstütz

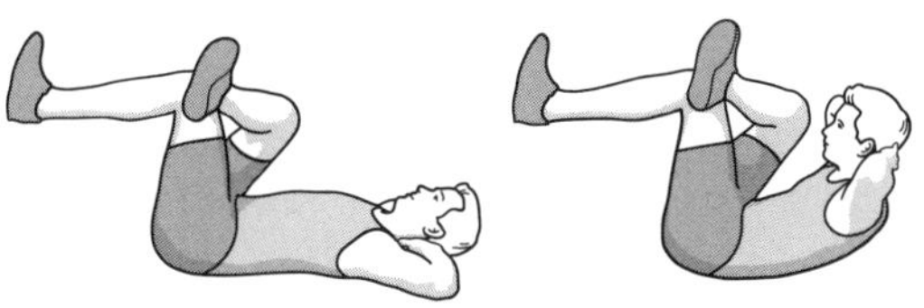

5 Reverse Profi-Crunch

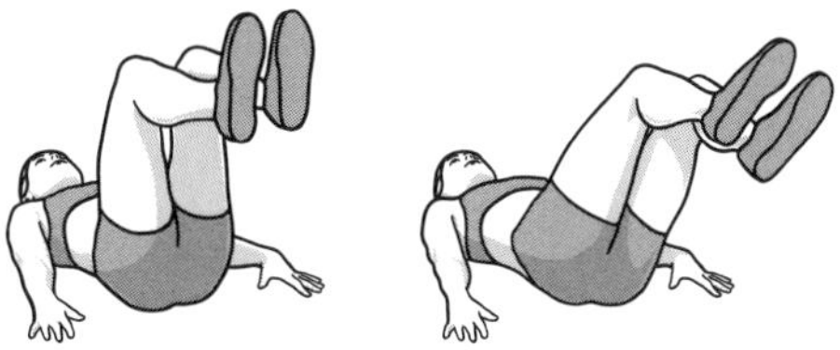

6 Rumpfrotation mit gebeugten Beinen

29 Bauchmuskeltraining für Biker

Trainingsdauer: 14 Minuten
Bewegungstempo: zügig (4–3 Sekunden)

1 **2** 3

	Übungen	Wiederholungen (Wdh.)/ Belastungszeit	Belastungspause nach jeder Übung in Sekunden	Sätze	Belastungspause nach jedem Satz in Sekunden	Seite
1	Reverse Crunch	12–15 Wdh.	20	2	40–60	134
2	Einbeiniger Hip Thrust	12–15 Wdh. je Seite	20	2	40–60	144
3	Spiderman-Unterarmstütz	15–20 Wdh. je Seite	20	2	40–60	141
4	Bauchmuskel-Chop	15–20 Wdh. je Seite	20	2	40–60	129
5	Brücke	12–15 Wdh. je Seite	20	2	40–60	143
6	Schräger Crunch mit überkreuzten Beinen	15 Wdh. je Seite	20	2	40–60	129
7	Stretch-Crunch	so viele korrekt ausgeführte Wdh. wie möglich	20	2	40–60	125

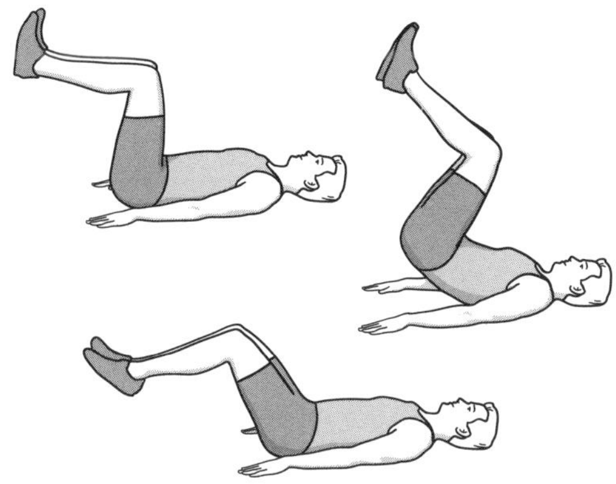

1 Reverse Crunch

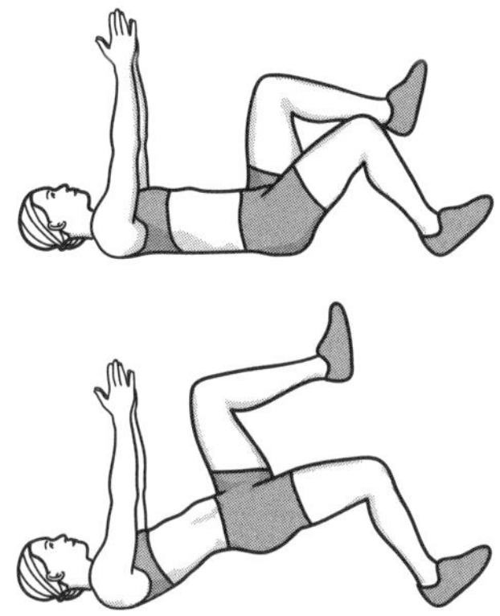

2 Einbeiniger Hip Thrust

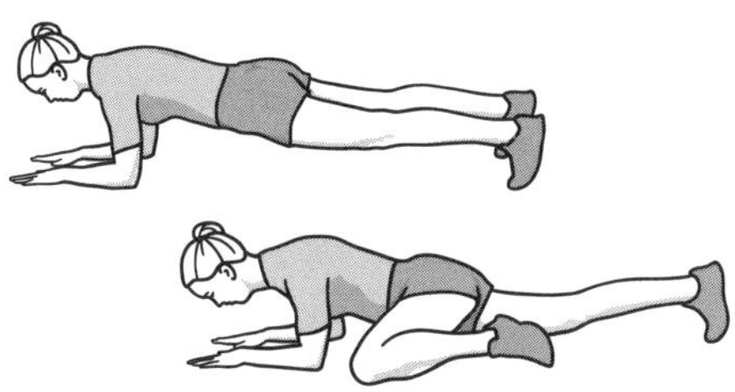

3 Spiderman-Unterarmstütz

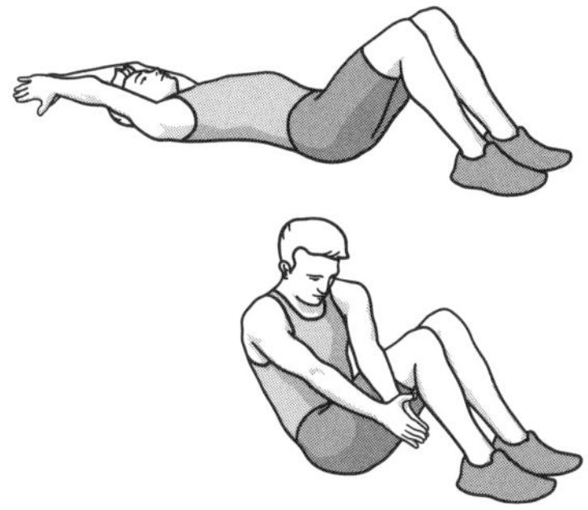

4 Bauchmuskel-Chop

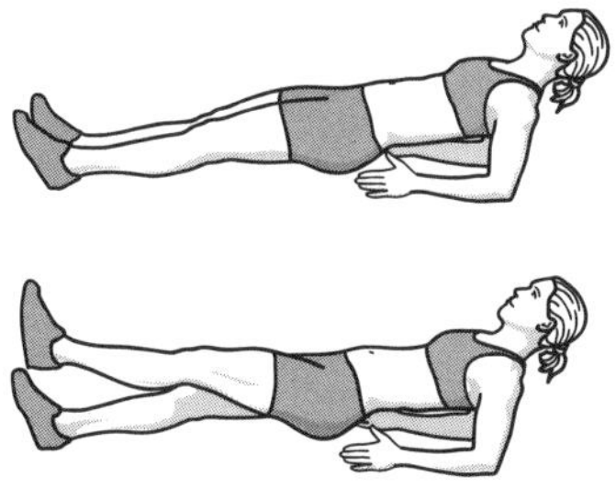

5 Brücke

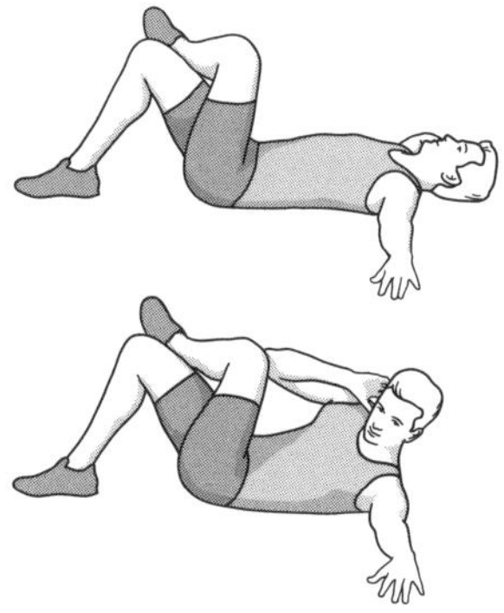

6 Schräger Crunch mit überkreuzten Beinen

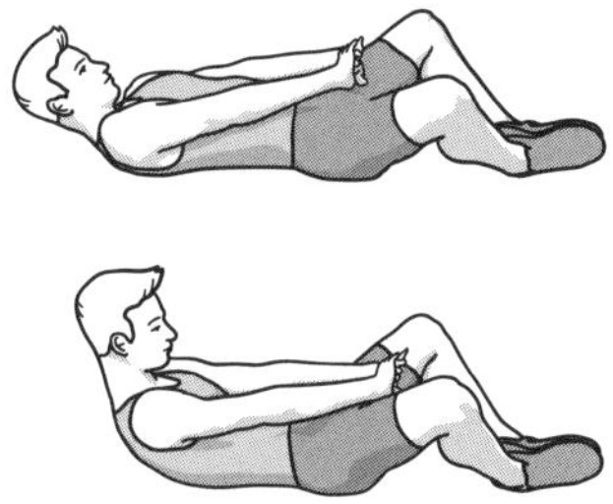

7 Stretch-Crunch

30 No-Crunch-Workout

Trainingsdauer: 8 Minuten
Bewegungstempo: zügig (4–3 Sekunden)

1 **2** 3

	Übungen	Wiederholungen (Wdh.)	Belastungspause nach jeder Übung	Runden	Seite
1	Ausfallschritt mit Rotation	12–15 Wdh. je Seite	ohne Pause zu Übung 2 wechseln	2–3	129
2	Walking Push-up	10–12 Wdh. je Seite	ohne Pause zu Übung 3 wechseln	2–3	141
3	Wechselseitiges Beinstrecken	12–15 Wdh. je Seite	ohne Pause zu Übung 4 wechseln	2–3	133
4	Dynamischer Seitstütz	12–15 Wdh. je Seite	ohne Pause zu Übung 5 wechseln	2–3	132
5	Beckenlift mit Rotation	6–10 Wdh. je Seite	ohne Pause zu Übung 6 wechseln	2–3	135
6	Zweipunkt-unterarmstütz	6–8 Wdh. je Seite	ohne Pause zu Übung 7 wechseln	2–3	140
7	Rumpfrotation mit gebeugten Beinen	12–15 Wdh. je Seite	2 Min.	2–3	130

Hinweise:

- 8–10 Minuten aufwärmen, dann 1 Satz pro Übung ausführen und im Zirkel ohne Pause zur nächsten Übung übergehen.
- Nach der ersten Runde sollte eine Pause von 2–3 Minuten eingelegt werden, dann folgen 1–2 weitere Runden.

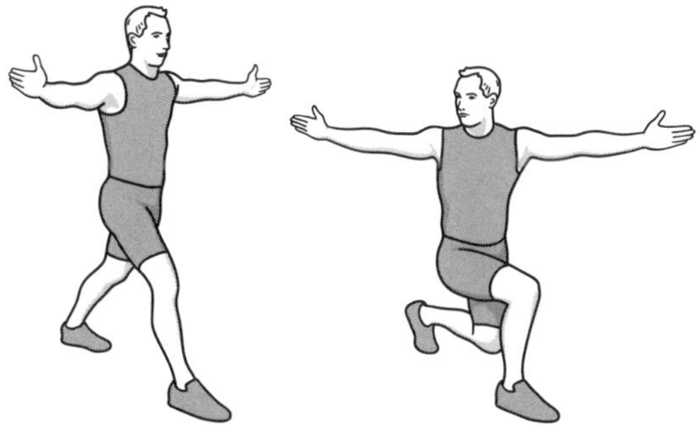

1 Ausfallschritt mit Rotation

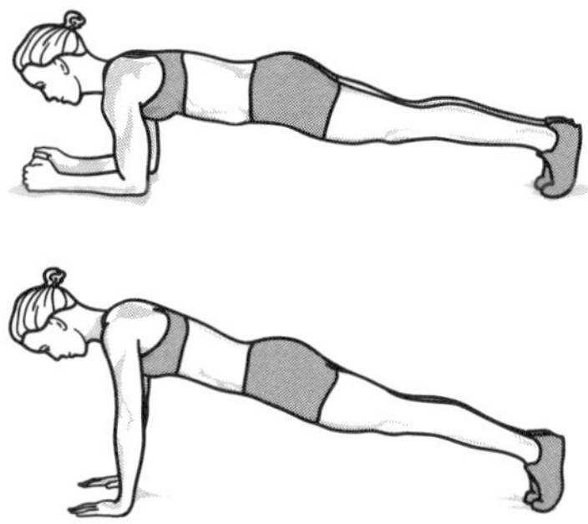

2 Walking Push-up

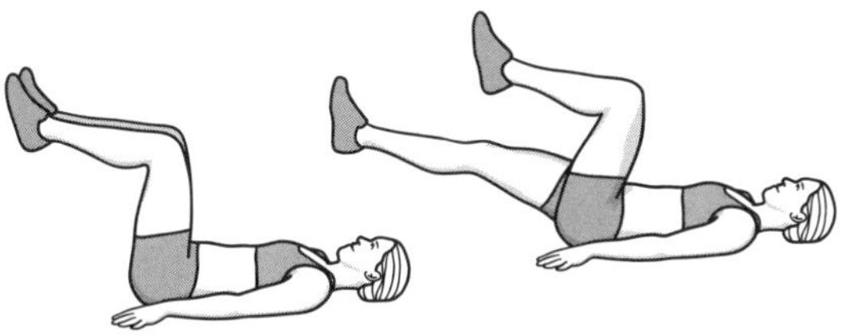

3 Wechselseitiges Beinstrecken

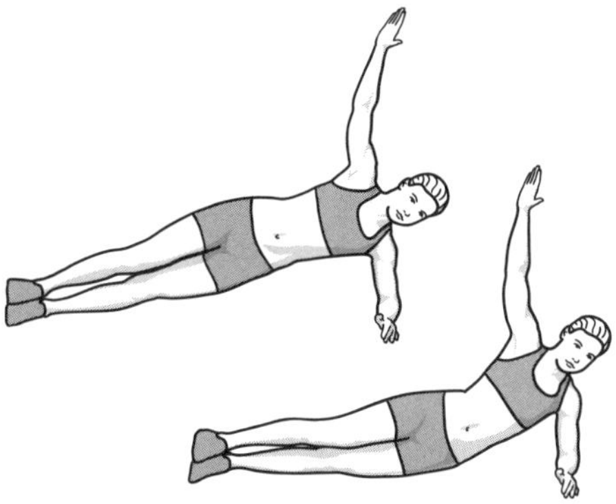

4 Dynamischer Seitstütz

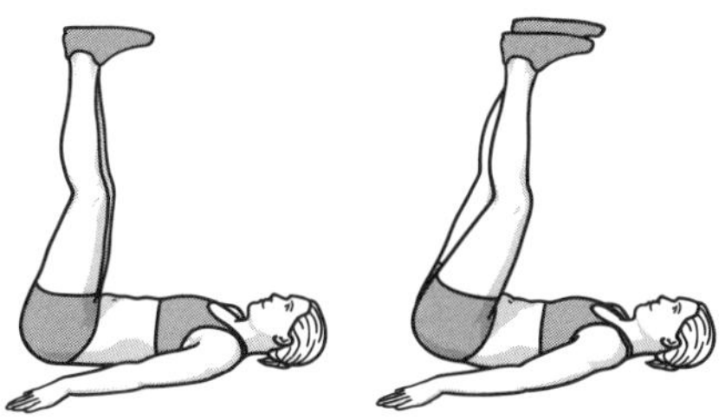

5 Beckenlift mit Rotation

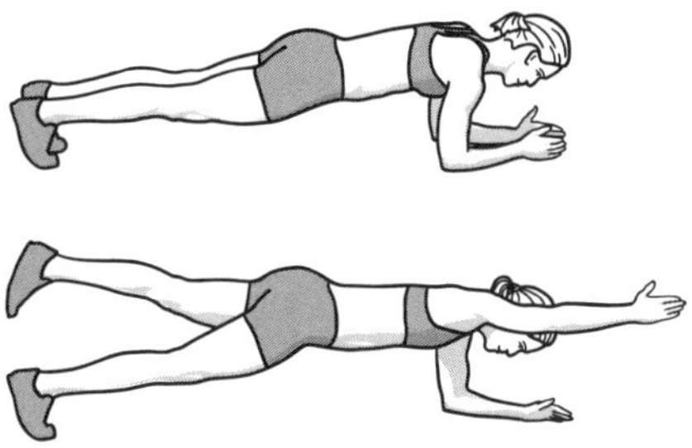

6 Zweipunktunterarmstütz

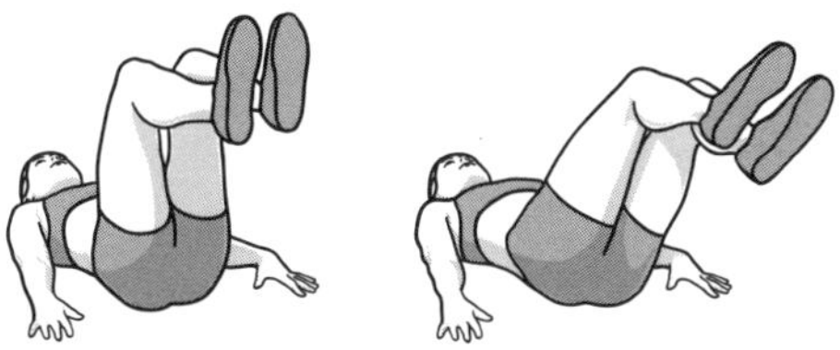

7 Rumpfrotation mit gebeugten Beinen

31 Für eine sexy Körpermitte

Trainingsdauer: 15 Minuten
Bewegungstempo: zügig (4–3 Sekunden)

1 **2** 3

	Übungen	Belastungszeit in Sekunden	Belastungspause nach jeder Übung in Sekunden	Sätze	Belastungspause nach jedem Satz in Sekunden	Seite
1	Klappmesser-Crunch	40	20	2–3	20	127
2	Reverse Crunch	40	20	2–3	20	134
3	Drehseitstütz	40 je Seite	20	2–3	20	133
4	Leg Raise Crunch	40	20	2–3	20	136
5	Spiderman-Unterarmstütz	40	20	2–3	20	141
6	Crunch mit gestreckten Armen	40	20	2–3	20	128

Hinweis: Dieses Workout sorgt für ein schönes Brennen in der unteren Bauchmuskulatur sowie dafür, dass deine Bauchmuskeln sichtbar werden.

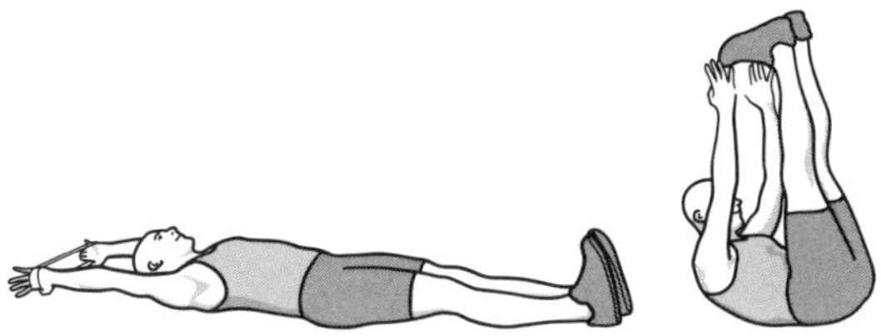

1 Klappmesser-Crunch

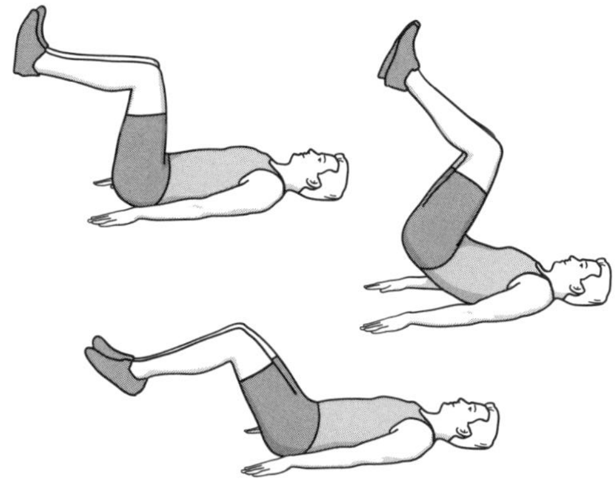

2 Reverse Crunch

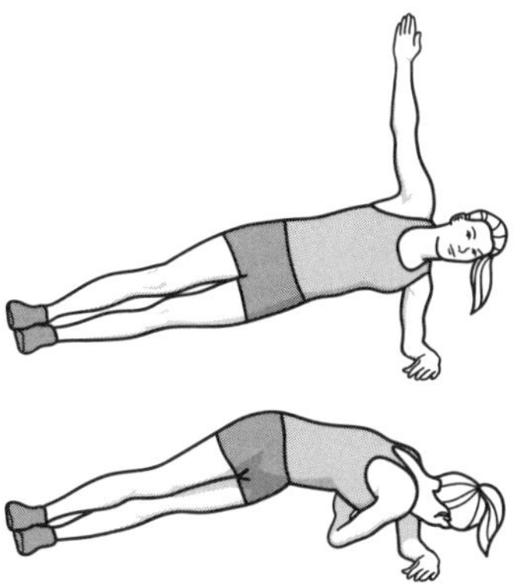

3 Drehseitstütz

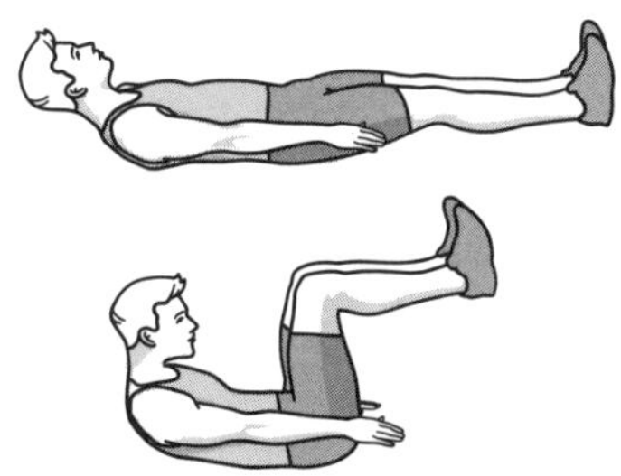

4 Leg Raise Crunch

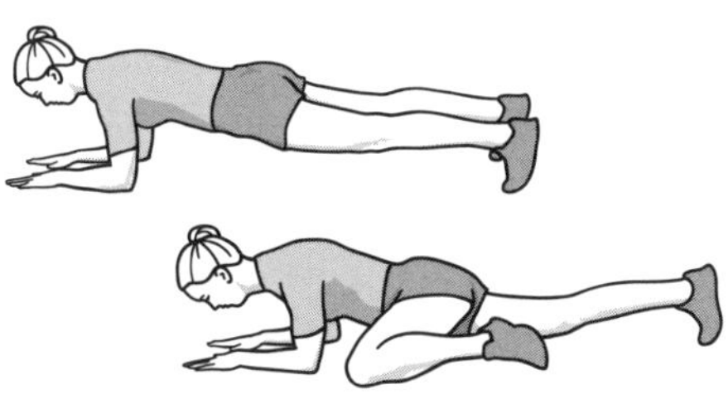

5 Spiderman-Unterarmstütz

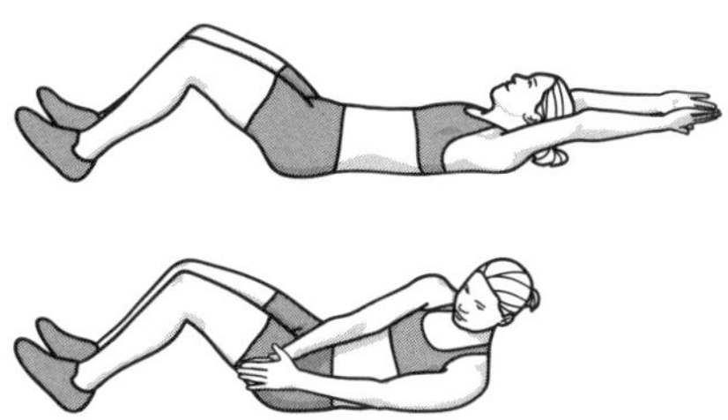

6 Crunch mit gestreckten Armen

32 Anti-Rückenschmerz-Workout

Trainingsdauer: 20 Minuten
Bewegungstempo: langsam bis zügig (5–3 Sekunden)

1 2 3

	Übungen	Wiederholungen (Wdh.)/ Belastungszeit	Belastungspause nach jeder Übung in Sekunden	Sätze	Belastungspause nach jedem Satz in Sekunden	Seite
1	Ausfallschritt mit Rotation	10–12 Wdh. je Seite	20	2	40–60	129
2	Vierfüßler-Crunch	10–12 Wdh. je Seite	20	2	40–60	143
3	Seitstütz mit abgelegten Knien	30 Sek. halten je Seite	20	2	40–60	131
4	Good Morning	15–20 Wdh.	20	2	40–60	142
5	Paddeln in Bauchlage	30 Sek.	20	2	40–60	143
6	Käfer	30 Sek.	20	2	40–60	137
7	Basic Crunch	15–20 Wdh.	20	2	40–60	124

Hinweis: Gerade wer viel sitzt, hat häufig sein Kreuz mit dem unteren Rücken zu tragen. Dieses Workout nimmt es dir ab, indem es die Stabilität des Rumpfs insbesondere im Bereich der Lendenwirbelsäule besonders trainiert. Die Übungen verleihen der Köpermitte Kraft und stärken zusätzlich die Bauchmuskulatur. Um die gewünschten Erfolge zu erzielen, solltest du 2–3 Einheiten pro Woche über einen Zeitraum von etwa 6 Wochen durchführen.

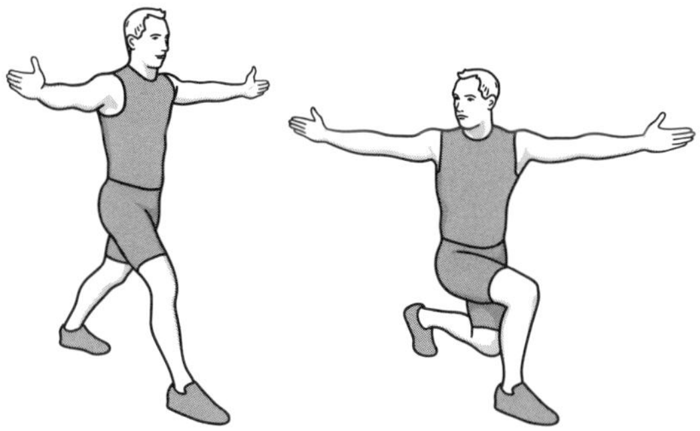

1 Ausfallschritt mit Rotation

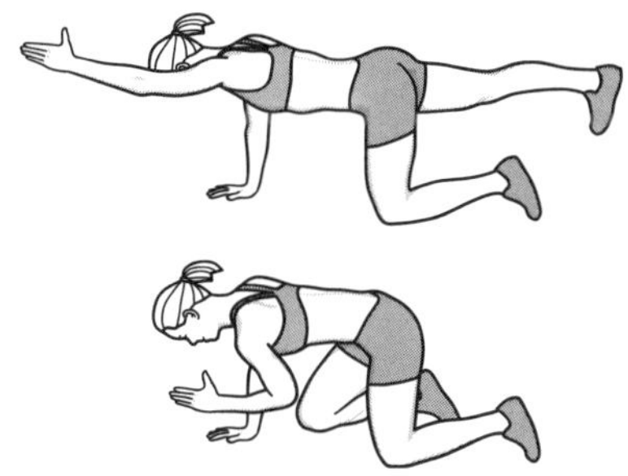

2 Vierfüßler-Crunch

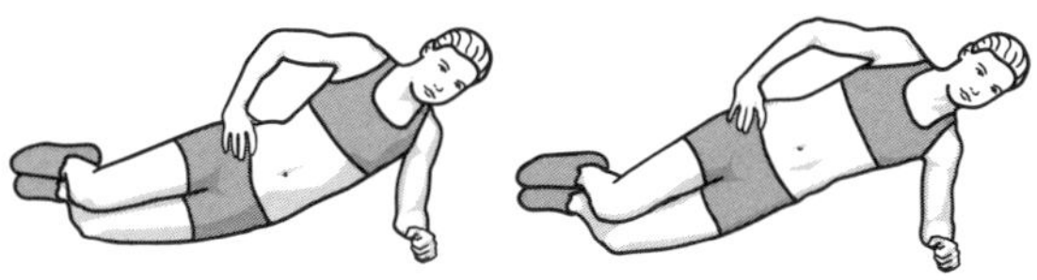

3 Seitstütz mit abgelegten Knien

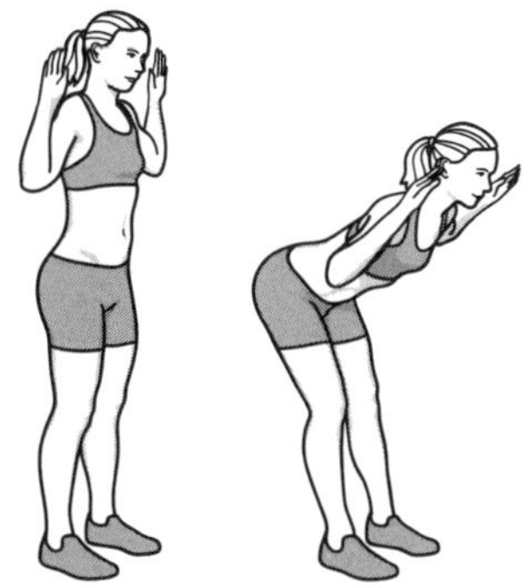

4 Good Morning

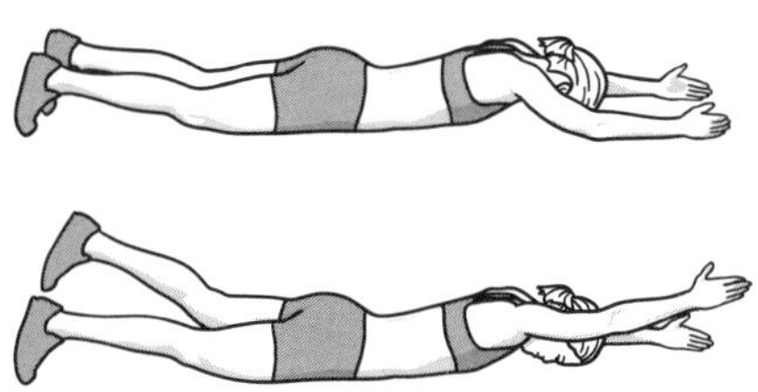

5 Paddeln in Bauchlage

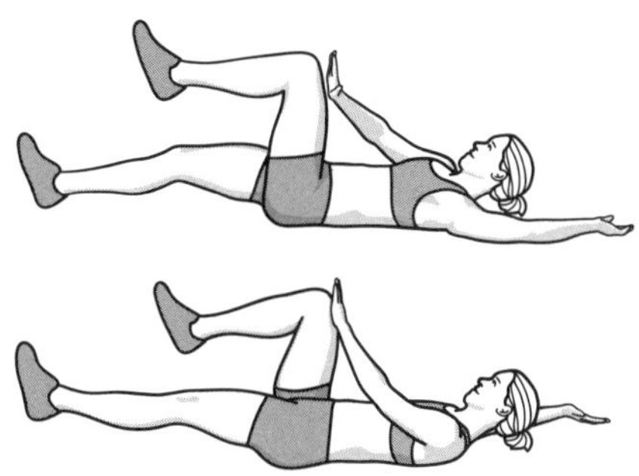

6 Käfer

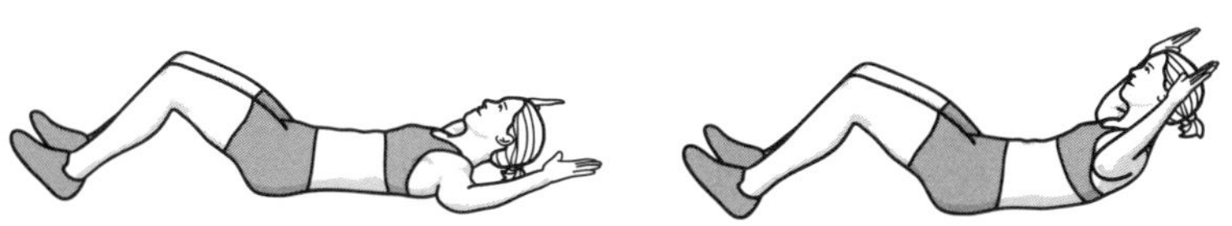

7 Basic Crunch

33 Für einen starken Rücken und flachen Bauch 1

1 **2** 3

Trainingsdauer: 22 Minuten
Bewegungstempo: langsam bis zügig (5–3 Sekunden)

	Übungen	Wiederholungen (Wdh.)	Belastungspause nach jeder Übung in Sekunden	Sätze	Belastungspause nach jedem Satz in Sekunden	Seite
1	Dynamischer Unterarmstütz	12–15 Wdh.	20	2	40–60	138
2	Brücke	15–20 Wdh. je Seite	20	2	40–60	143
3	Reverse Crunch	15–20 Wdh.	20	2	40–60	134
4	Vierfüßler-Crunch	15–20 Wdh. je Seite	20	2	40–60	143
5	Schräger Crunch mit überkreuzten Beinen	15–20 Wdh. je Seite	20	2	40–60	129
6	Superman	15 Wdh.	20	2	40–60	142
7	Rumpfrotation mit gebeugten Beinen	15 Wdh. je Seite	20	2	40–60	130

Hinweis: Um deinen unteren Rücken zu entlasten, brauchst du eine starke Rumpfmuskulatur, ansonsten ist der Ring aus Bauch- und Rückenmuskulatur zu schwach und deine Bandscheiben werden zusätzlich belastet.

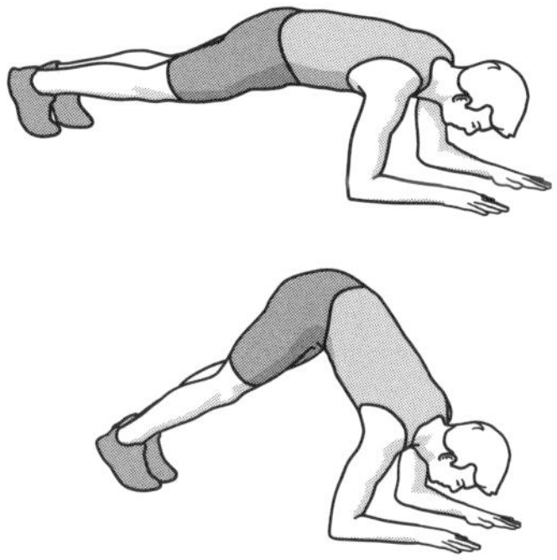

1 Dynamischer Unterarmstütz

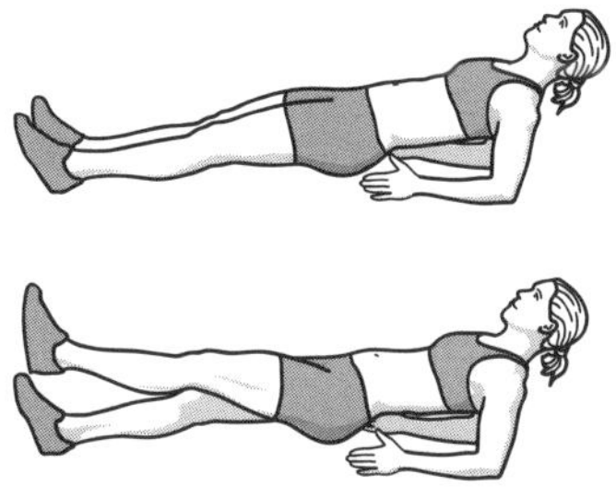

2 Brücke

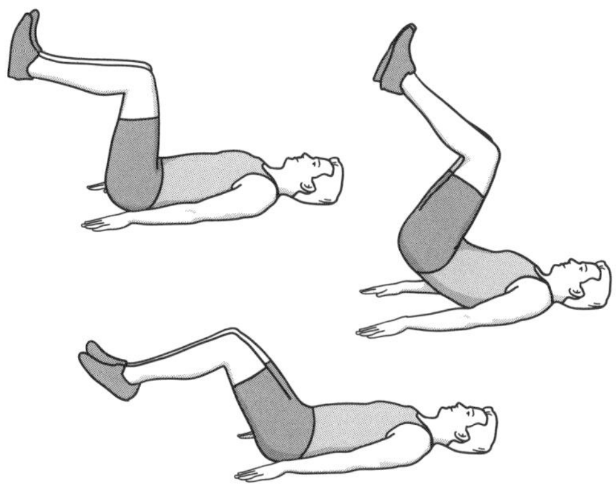

3 Reverse Crunch

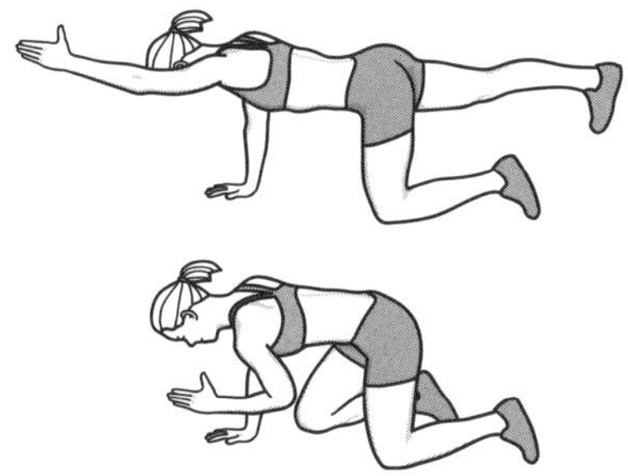

4 Vierfüßler-Crunch

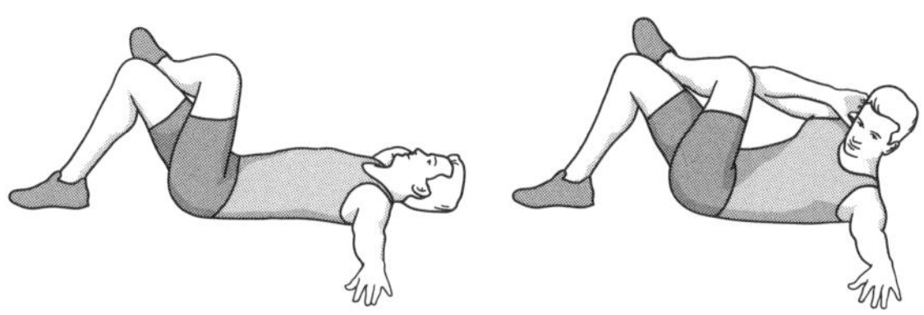

5 Schräger Crunch mit überkreuzten Beinen

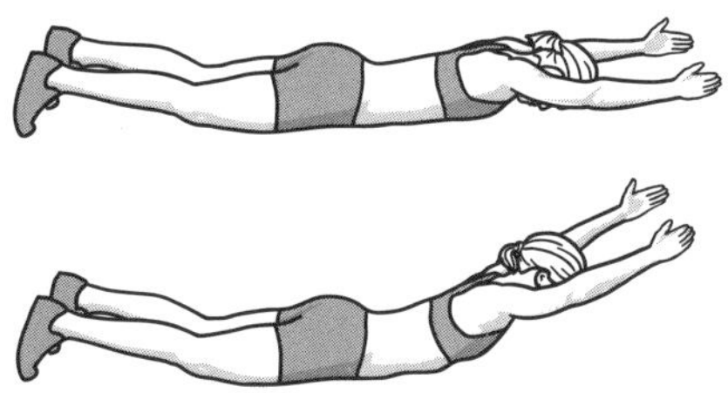

6 Superman

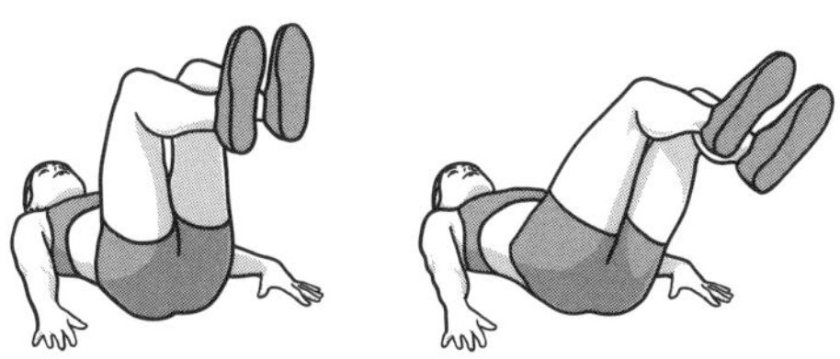

7 Rumpfrotation mit gebeugten Beinen

34 Für einen starken Rücken und flachen Bauch 2

1 **2** 3

Trainingsdauer: 20 Minuten
Bewegungstempo: langsam bis zügig (5–3 Sekunden)

	Übungen	Wiederholungen (Wdh.)	Belastungspause nach jeder Übung in Sekunden	Sätze	Belastungspause nach jedem Satz in Sekunden	Seite
1	Good Morning	15–20 Wdh.	20	2	40–60	142
2	Vierfüßler-Crunch	12–15 Wdh. je Seite	20	2	40–60	143
3	Schwimmer	15–20 Wdh. je Seite	20	2	40–60	142
4	Dynamischer Seitstütz	12–15 Wdh. je Seite	20	2	40–60	132
5	Unterarmstütz mit alternierendem Beinheben	15–20 Wdh. je Seite	20	2	40–60	139
6	Beckenheben	15–20 Wdh.	20	2	40–60	144
7	Kletter-Crunch	15 Wdh.	20	2	40–60	126

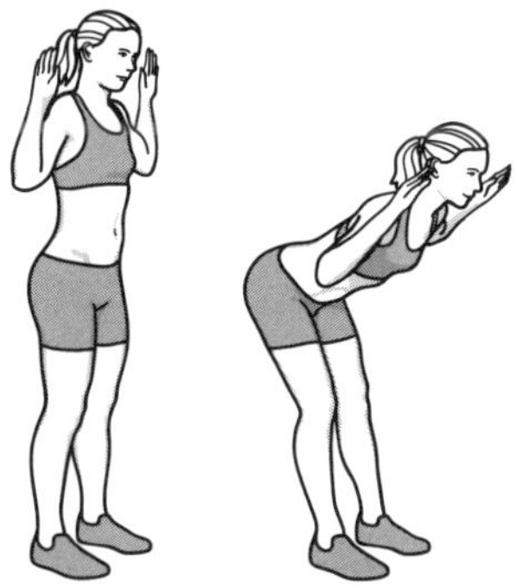

1 Good Morning

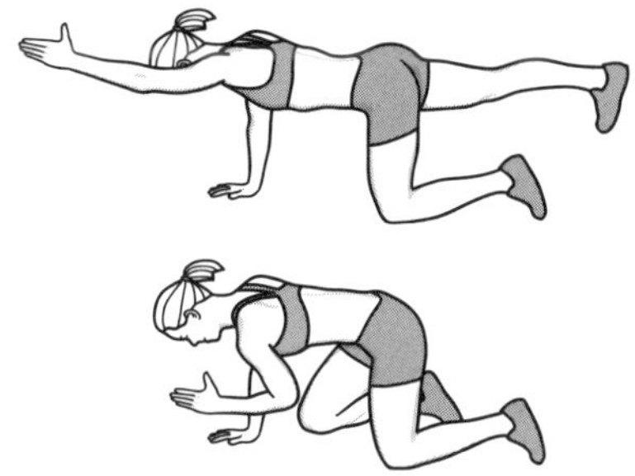

2 Vierfüßler-Crunch

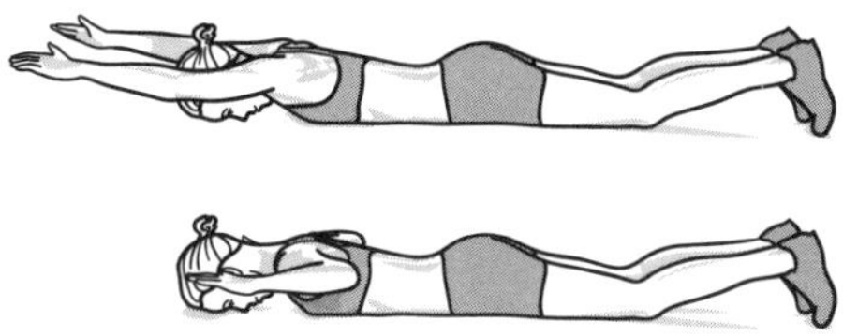

3 Schwimmer

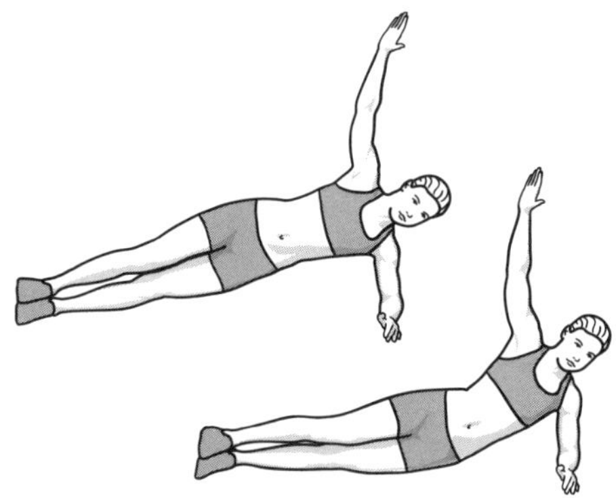

4 Dynamischer Seitstütz

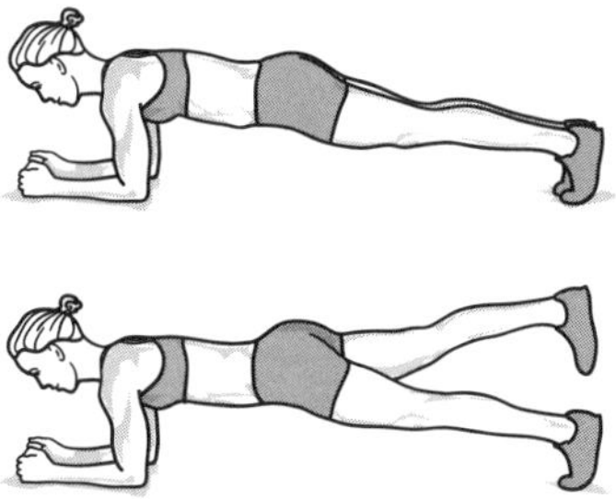

5 Unterarmstütz mit alternierendem Beinheben

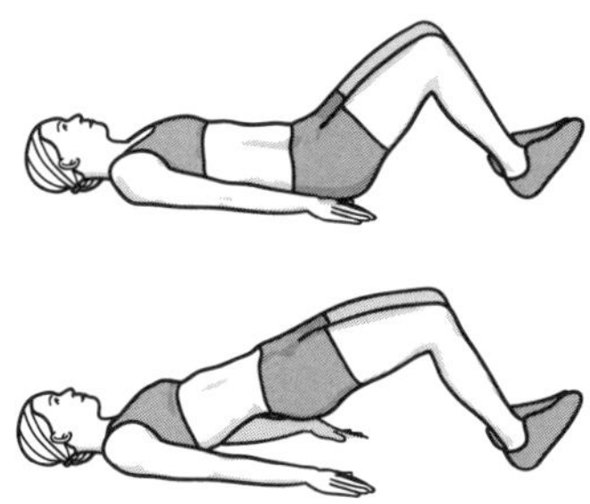

6 Beckenheben

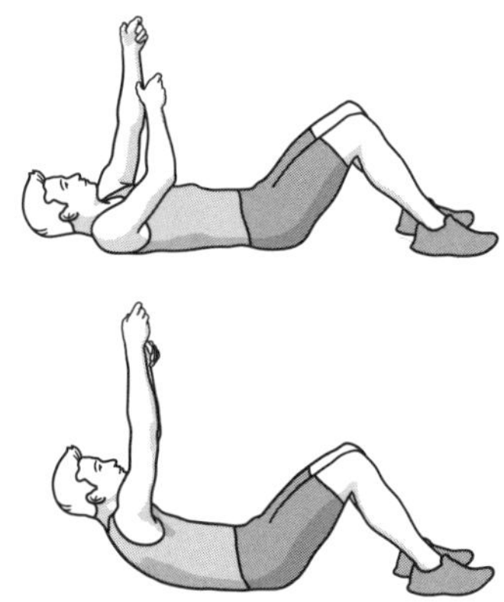

7 Kletter-Crunch

35 Supersatz-Workout

Trainingsdauer: 12 Minuten
Bewegungstempo: zügig (4–3 Sekunden)

1 2 3

	Übungen	Wiederholungen (Wdh.)/ Belastungszeit	Sätze	Belastungspause nach jedem Supersatz in Sekunden	Seite
1. Übungspaar	Crunch mit gestreckten Armen	20 Sek.	2–3	60	128
	Vierfüßler-Crunch	12 Wdh. je Seite			143
2. Übungspaar	Rumpfrotation mit angehobenen Beinen	20 Wdh. je Seite	2–3	60	131
	Superman	20 Sek.			142
3. Übungspaar	Butterfly-Sit-up	15 Wdh.	2–3	60	126
	Schwimmer	15 Wdh. je Seite			142
4. Übungspaar	Seiten-Crunch	12–15 Wdh. je Seite	2–3	60	128
	Beckenheben	12–15 Wdh.			144

Hinweise:

- Die Reihenfolge der Übungen ist so gewählt, dass möglichst gegensätzliche Muskelgruppen, wie Bauch- und Rückenmuskulatur, im Wechsel trainiert werden. Dadurch wird eine Erholungsphase für die jeweils unbeteiligte Körperzone gewährleistet.
- Supersatz: Führe 2–3 Sätze ohne Pause zwischen den Übungen eines Paars aus.
- Gönne dir nach jedem Supersatz 60 Sekunden Pause.

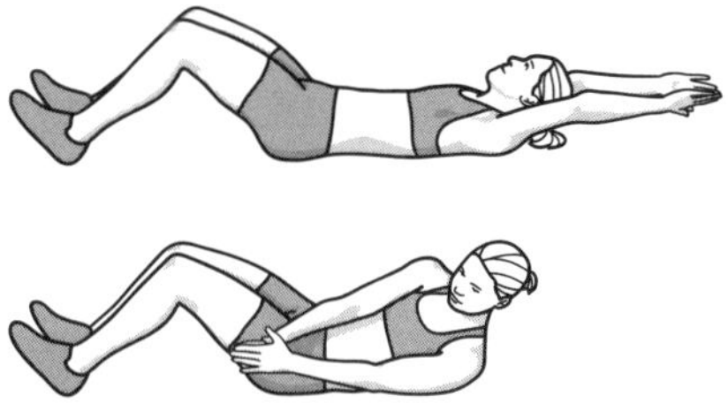

1 Crunch mit gestreckten Armen

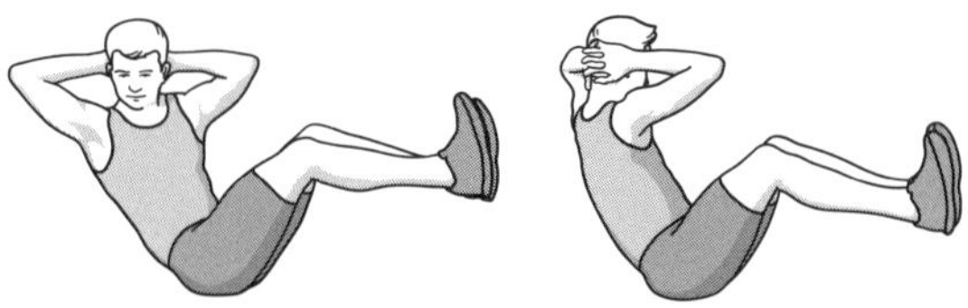

2 Rumpfrotation mit angehobenen Beinen

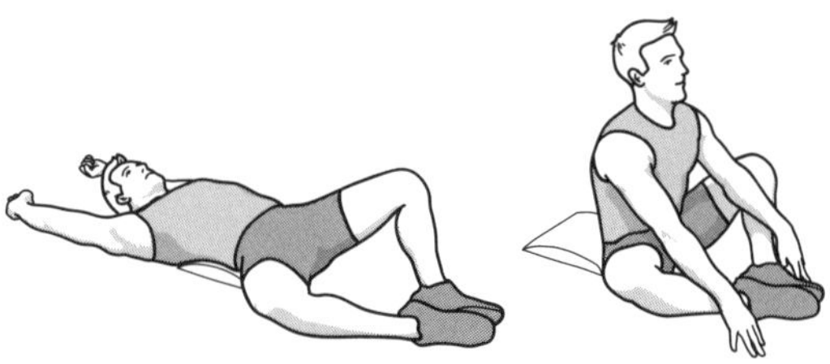

3 Butterfly-Sit-up

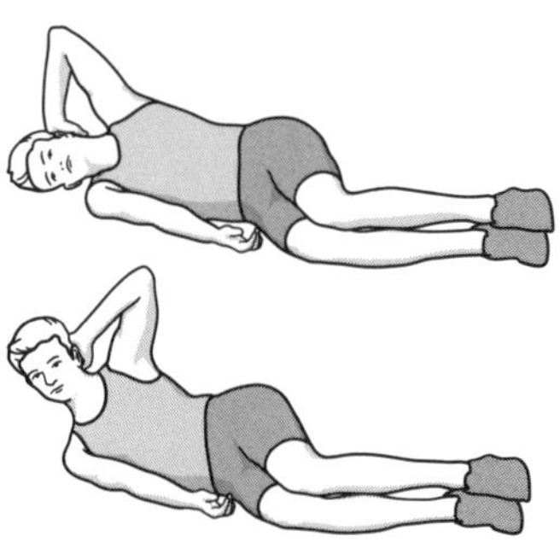

4 Seiten-Crunch

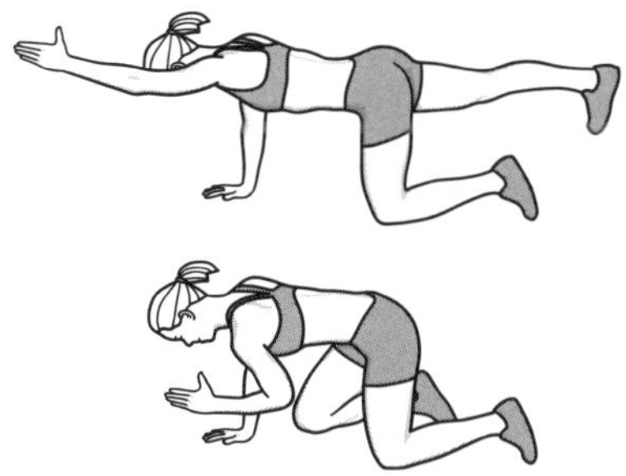

1 Vierfüßler-Crunch

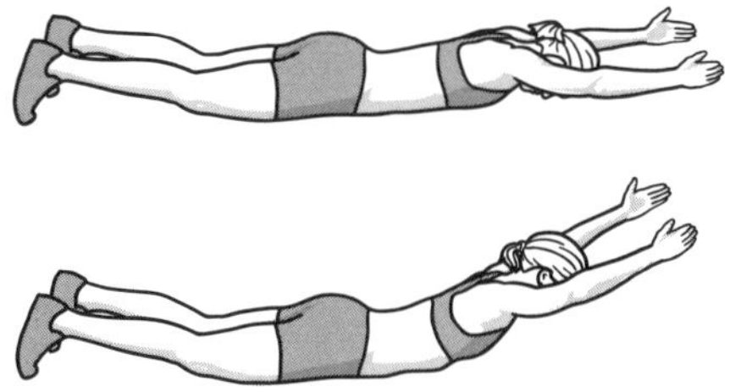

2 Superman

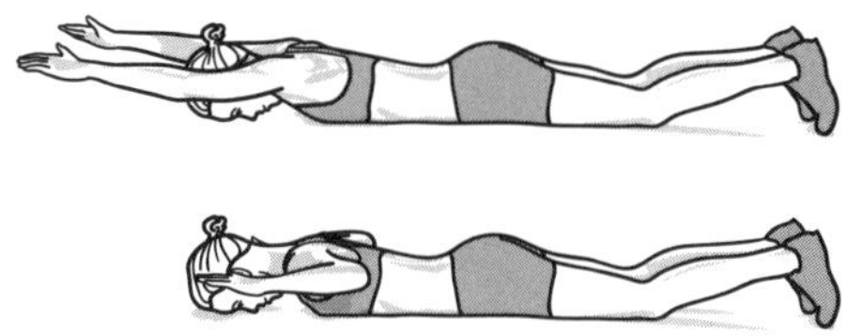

3 Schwimmer

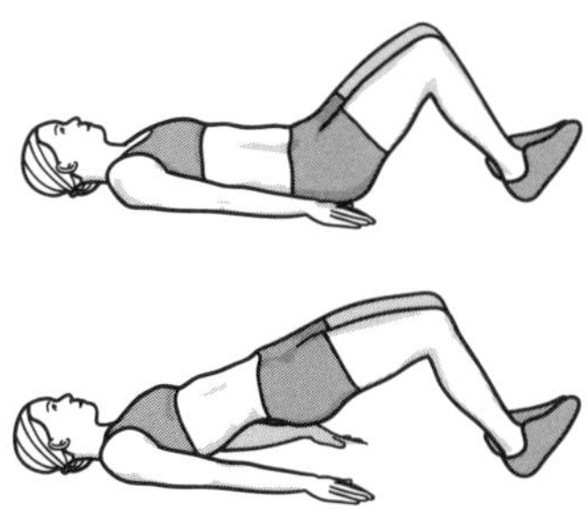

4 Beckenheben

36 Workout für noch mehr Konturen

Trainingsdauer: 24 Minuten
Bewegungstempo: zügig (4–3 Sekunden)

1 **2** 3

	Übungen	Wiederholungen (Wdh.)	Belastungspause nach jeder Übung in Sekunden	Sätze	Belastungspause nach jedem Satz in Sekunden	Seite
1	Klappmesser-Crunch	12 Wdh.	10–20	3	60	127
2	Rumpfrotation mit angehobenen Beinen	10 Wdh. je Seite	10–20	3	60	131
3	Spiderman-Unterarmstütz	12 Wdh. je Seite	10–20	3	60	141
4	Beckenlift mit Rotation	10 Wdh. je Seite	10–20	3	60	135
5	Brücke	10–12 Wdh. je Seite	10–20	3	60.	143
6	Seitstütz mit Hüftheben	12–15 Wdh. je Seite	10–20	3	60	131
7	Basic Crunch mit angehobenen Beinen	12–15 Wdh.	10–20	3	60	124

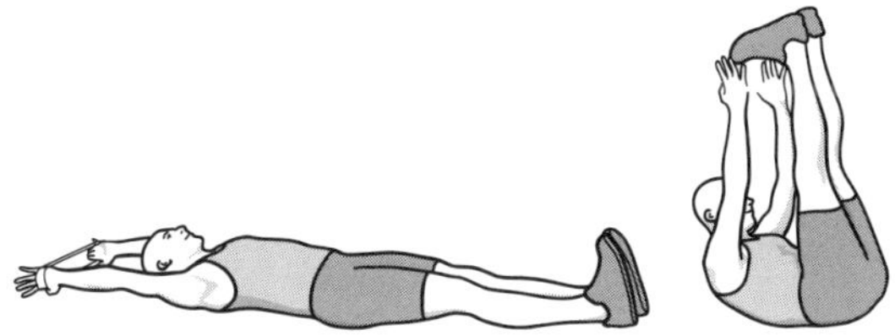

1 Klappmesser-Crunch

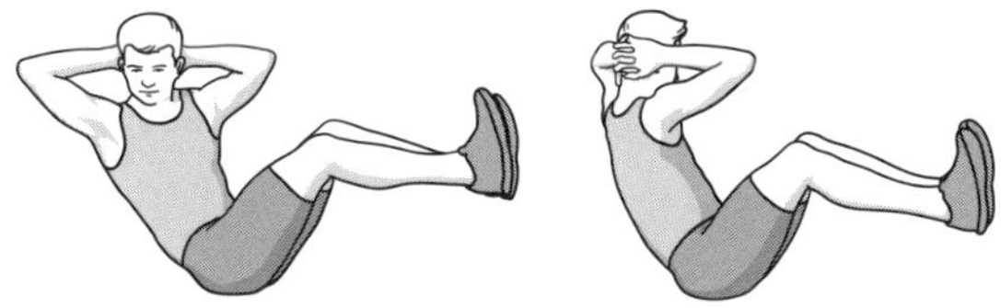

2 Rumpfrotation mit angehobenen Beinen

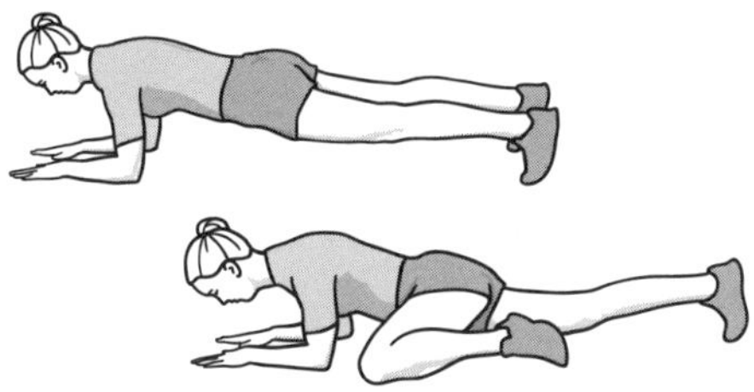

3 Spiderman-Unterarmstütz

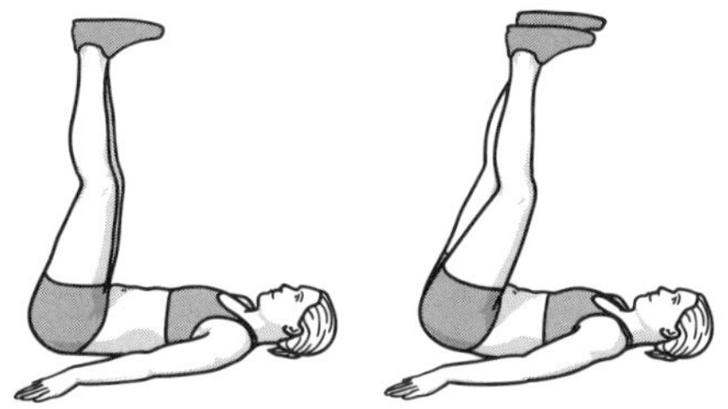

4 Beckenlift mit Rotation

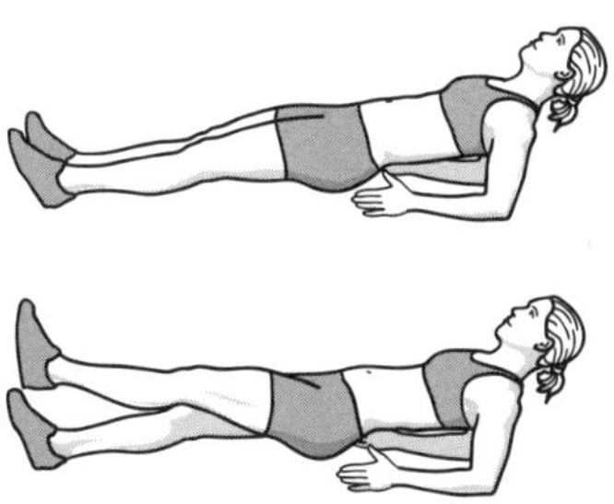

5 Brücke

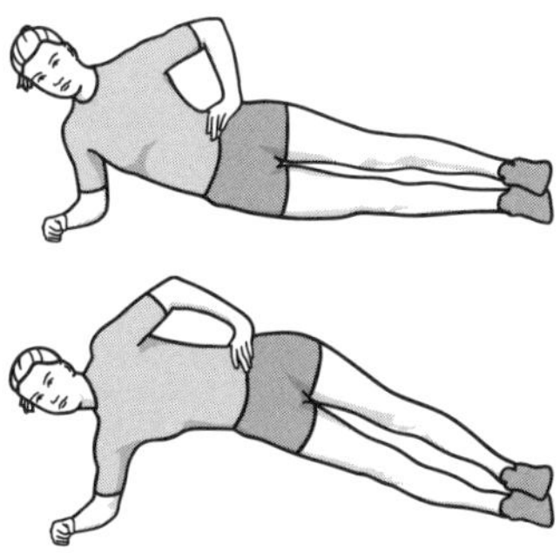

6 Seitstütz mit Hüftheben

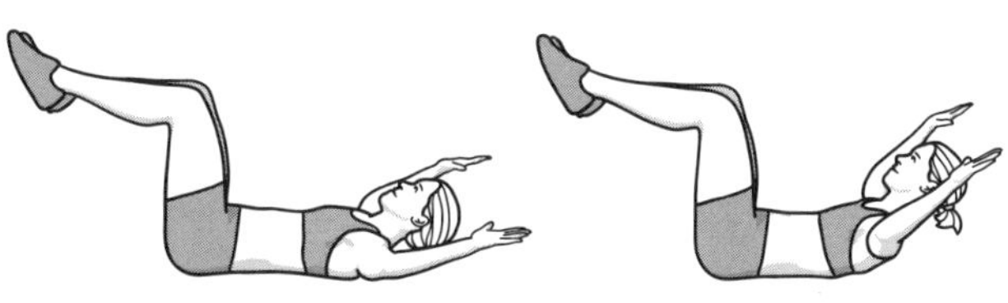

7 Basic Crunch mit angehobenen Beinen

37 Functional-Sixpack-Workout

Trainingsdauer: 28 Minuten
Bewegungstempo: zügig (4–3 Sekunden)

1 **2** 3

	Übungen	Belastungszeit in Sekunden	Belastungspause nach jeder Übung in Sekunden	Sätze	Belastungspause nach jedem Satz in Sekunden	Seite
1	Kletter-Crunch	30	20–30	2–3	20–30	126
2	Profi-Seitstütz	20–30 je Seite	20–30	2–3	20–30	132
3	Rumpftwist	30	20–30	2–3	20–30	130
4	Ausfallschritt mit Wechselsprung	20–30	20–30	2–3	20–30	16
5	Long and Short	30	20–30	2–3	20–30	126
6	Zweipunkt-unterarmstütz	20–30	20–30	2–3	20–30	140
7	Bergsteiger	20–30; erst langsam, dann schneller ausführen	20–30	2–3	20–30	138

Hinweis: Bei diesem Workout liegt der Schwerpunkt auf komplexeren Bewegungsabläufen, die mehrere Gelenke umfassen. Jede Übung fordert mehrere sogenannte Muskelketten. Dabei arbeiten jeweils unterschiedlichste Muskeln fein dosiert zusammen. Je besser das klappt, desto ökonomischer und kraftvoller wird die Bewegung.

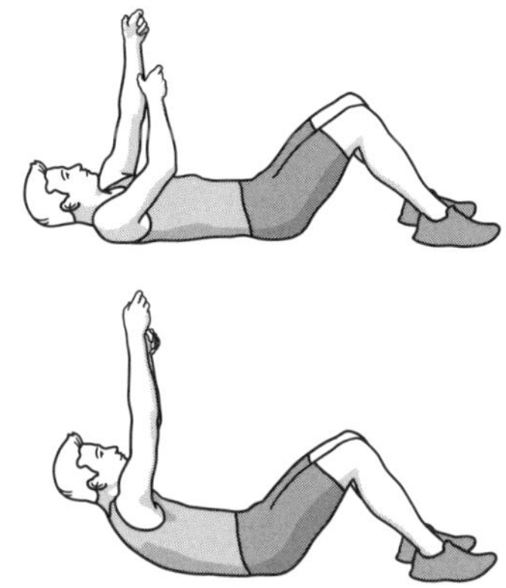

1 Kletter-Crunch

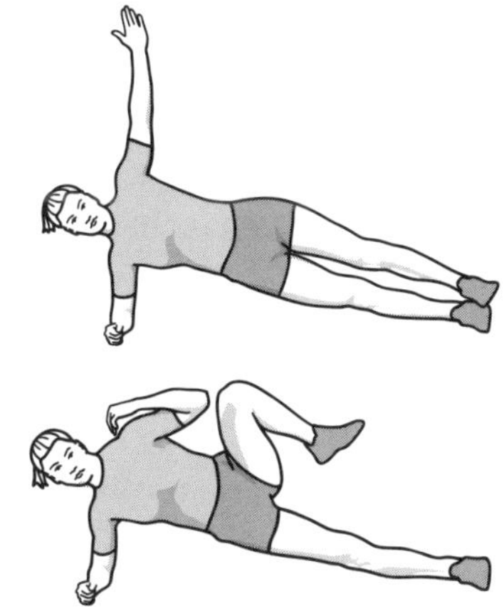

2 Profi-Seitstütz

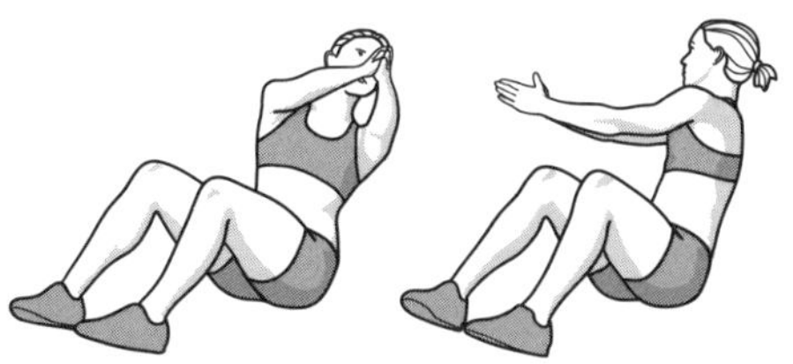

3 Rumpftwist

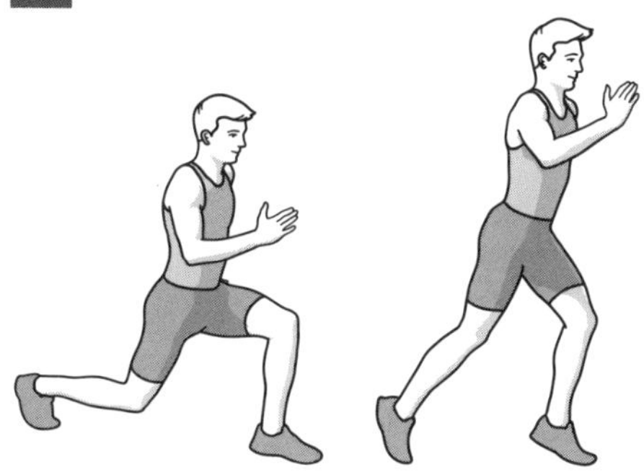

4 Ausfallschritt mit Wechselsprung

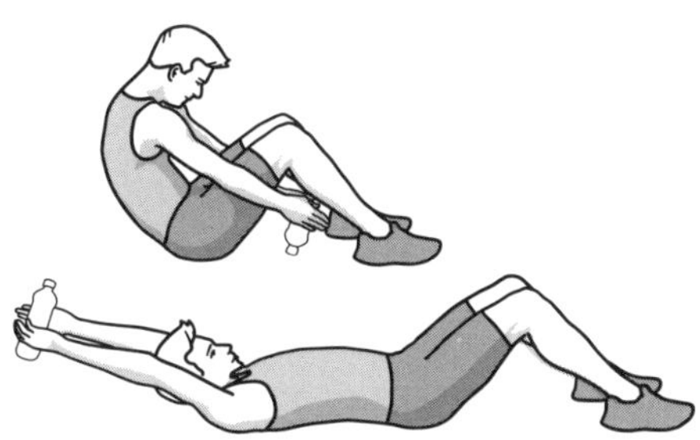

5 Long and Short

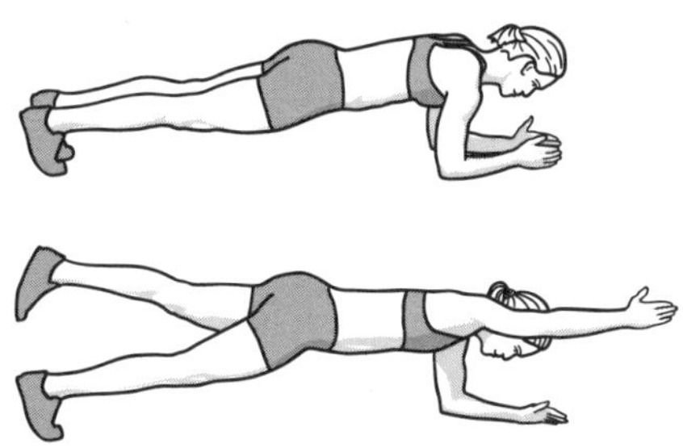

6 Zweipunktunterarmstütz

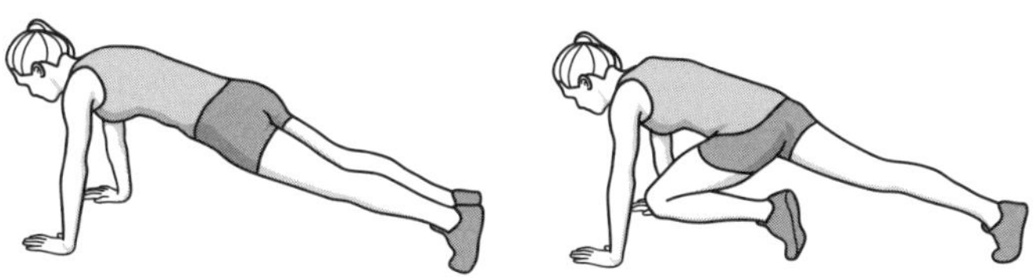

7 Bergsteiger

38 Fatburner-Workout

Trainingsdauer: 43 Minuten
Bewegungstempo: schnell (4–2 Sekunden)

1 2 3

	Übungen	Belastungszeit in Sekunden	Belastungspause nach jeder Übung in Sekunden	Runden	Seite
1	Burpee	45	30	3	15
2	Ausfallschritt mit Rotation	45 je Seite	30	3	129
3	Spiderman-Unterarmstütz	45	30	3	141
4	Bergsteiger	45	30	3	138
5	Beinscheren-Crunch	45	30	3	135

Hinweise:

- Bei jeder Übung für 45 Sekunden Vollgas geben, dann 30 Sekunden pausieren, bevor die nächste Übung startet.
- Insgesamt 3 Runden durchführen.
- Rücke dem Fett mit einem Mix aus Kardio- und Kraftübungen zu Leibe: Absolviere nach jeder Runde 8–10 Minuten Seilspringen oder laufe locker.

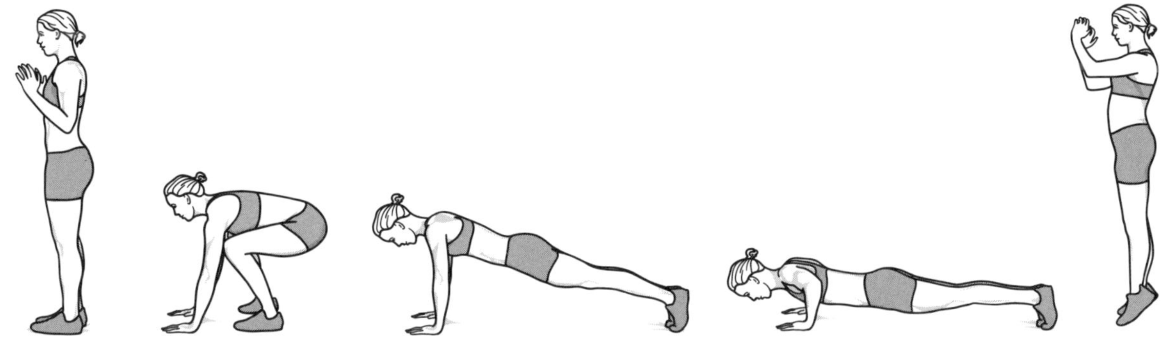

1 Burpee

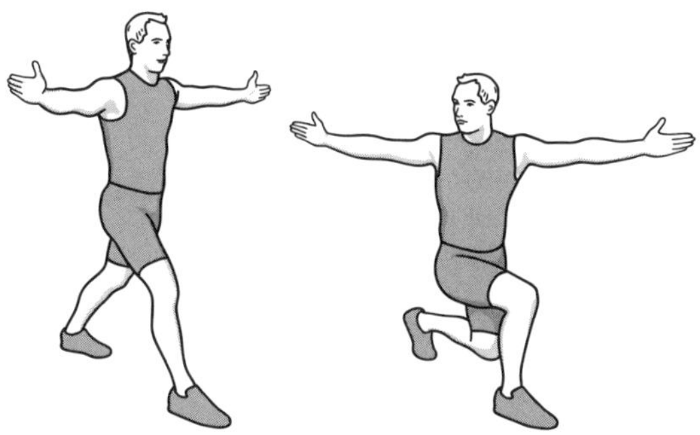

2 Ausfallschritt mit Rotation

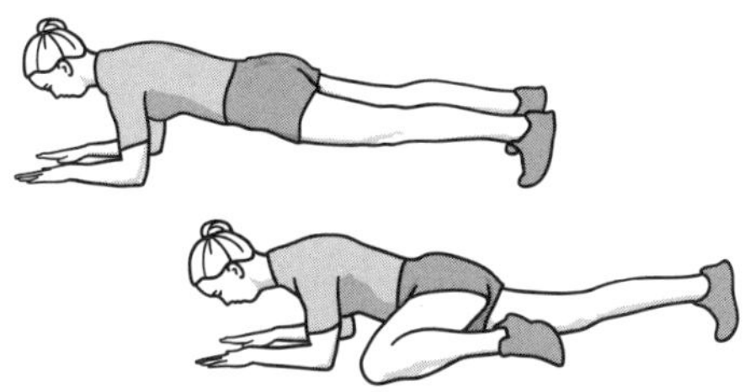

3 Spiderman-Unterarmstütz

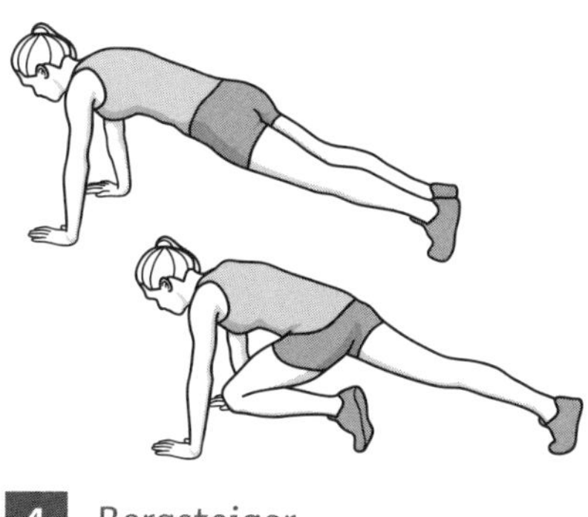

4 Bergsteiger

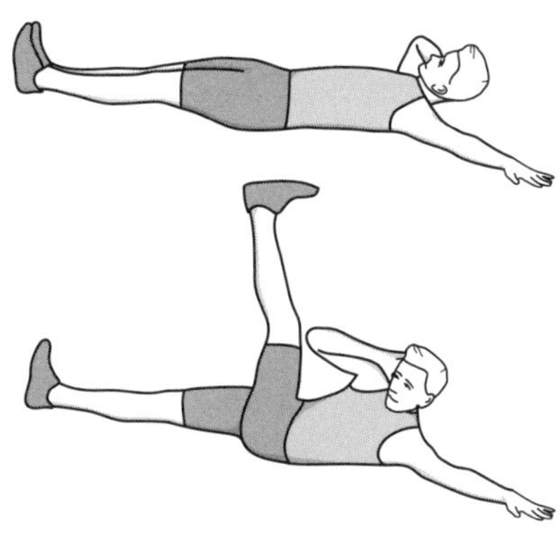

5 Beinscheren-Crunch

39 7-Minuten-Sixpack-Workout

Trainingsdauer: 7 Minuten
Bewegungstempo: zügig bis schnell (4–2 Sekunden)

1 2 3

	Übungen	Belastungszeit in Sekunden	Belastungspause nach jeder Übung in Sekunden	Runde	Seite
1	Reverse Crunch	30	10	1	134
2	Dynamischer Unterarmstütz	30	10	1	138
3	Schräger Crunch	30	10	1	128
4	Klappmesser-Crunch	30	10	1	127
5	Bergsteiger	30	10	1	138
6	Crunch-Seitbeuge-Kombi	30	10	1	129
7	Gestreckter Crunch	30	10	1	125
8	Brücke	15 je Seite	10	1	143
9	Bergsteiger diagonal	30	10	1	138
10	Butterfly-Sit-up	30	10	1	126

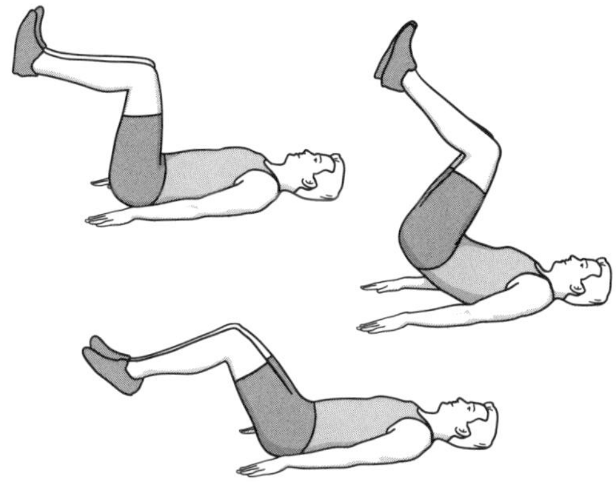

1 Reverse Crunch

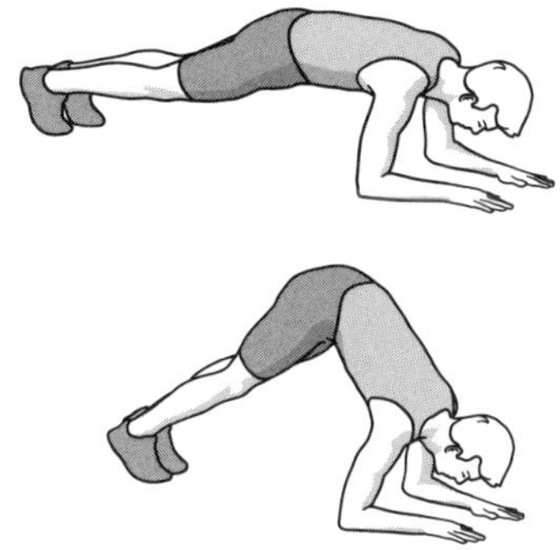

2 Dynamischer Unterarmstütz

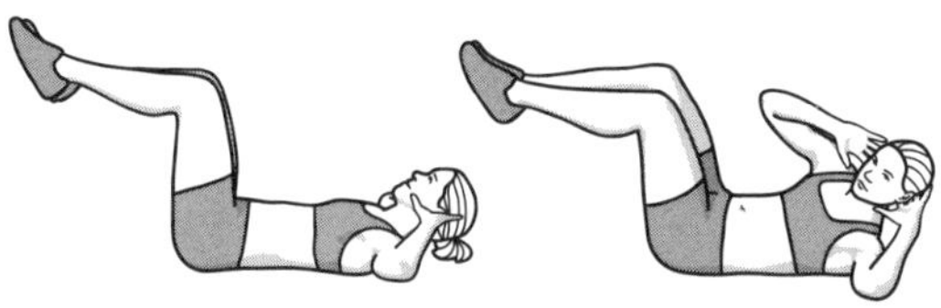

3 Schräger Crunch

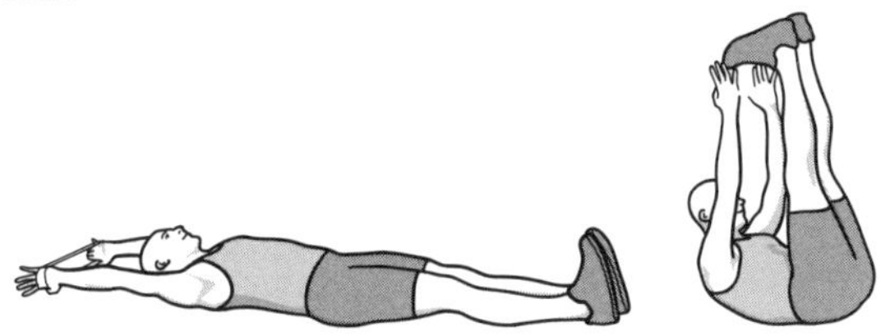

4 Klappmesser-Crunch

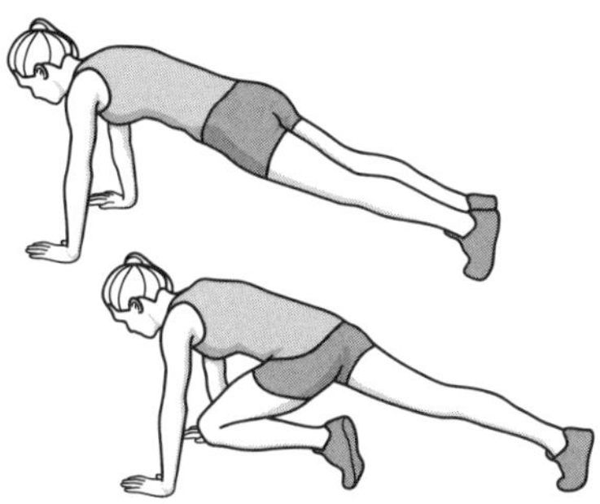

5 Bergsteiger

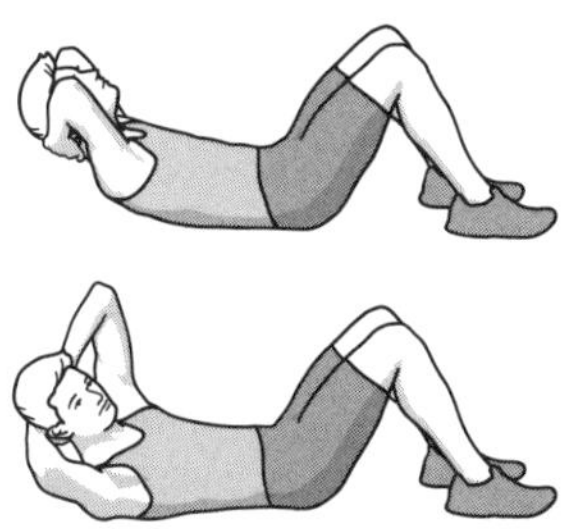

6 Crunch-Seitbeuge-Kombi

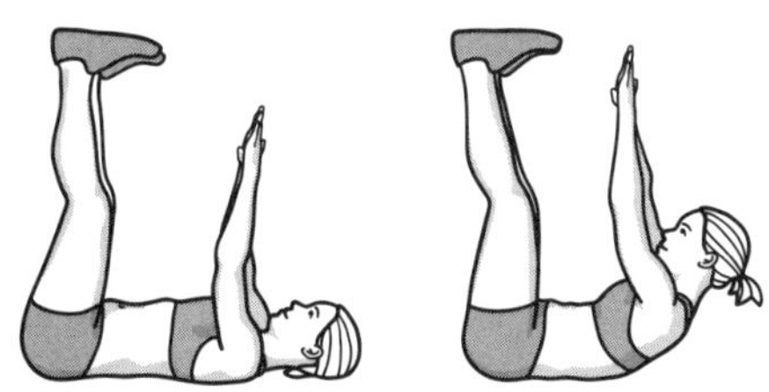

7 Gestreckter Crunch

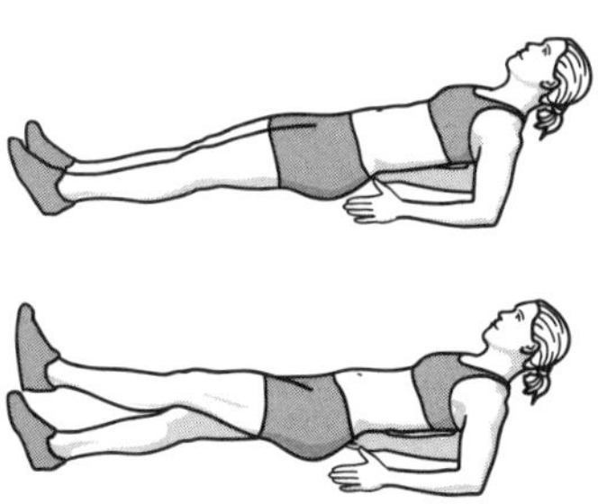

8 Brücke

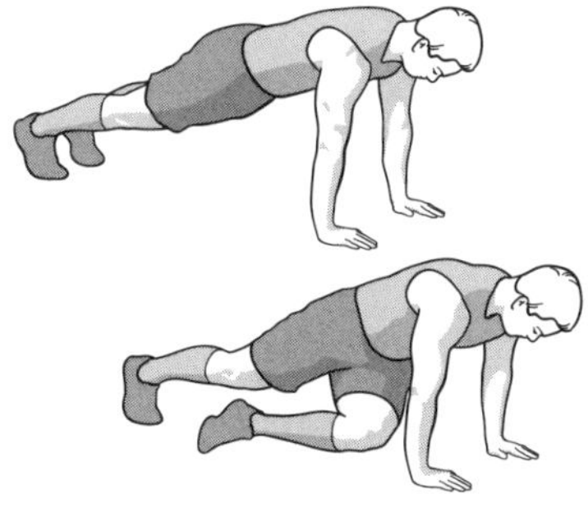

9 Bergsteiger diagonal

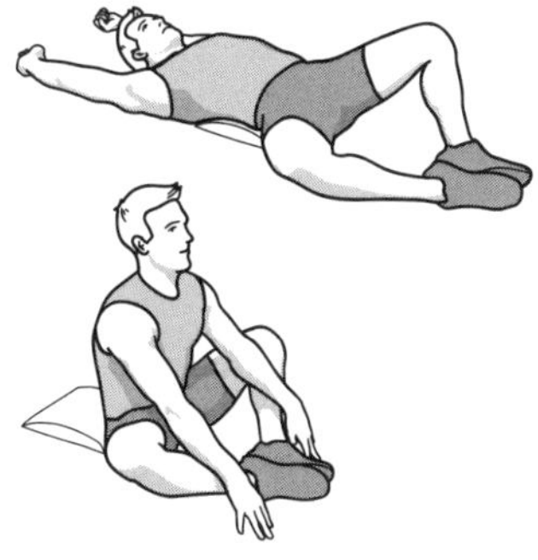

10 Butterfly-Sit-up

40 Feinschliff-Workout

Trainingsdauer: 12 Minuten
Bewegungstempo: zügig (4–3 Sekunden)

1 2 3

	Übungen	Wiederholungen (Wdh.)/Belastungszeit	Runden	Belastungspause nach jeder Runde in Minuten	Seite
1	Long and Short	12–15 Wdh.	2	1–2	126
2	Wandern im Stütz	12–15 Wdh. je Seite	2	1–2	137
3	V-up	12–15 Wdh.	2	1–2	127
4	Crunch mit gestreckten Armen	12–15 Wdh. je Seite	2	1–2	128
5	Brücke	10–12 Wdh. je Seite	2	1–2	143
6	Seitstütz mit abgelegten Knien	30 Sek. je Seite	2	1–2	131
7	Crunch-Seitbeuge-Kombi	12–15 Wdh. je Seite	2	1–2	129

Hinweise:

- Kurze, intensive Kardiointervalle sind für die Fettverbrennung wirksamer als langes, moderates Kardiotraining. So bringt dieses Workout dein Fett zum Schmelzen, während es gleichzeitig deine Muskeln aufbaut.
- Die Übungen nacheinander ohne Pause durchführen.
- Die Pause nach der ersten Runde beträgt 1–2 Minuten.
- Dieses knackige Workout solltest du mit 3–4 Sprinteinheiten in der Woche kombinieren, um deine Fettverbrennung zu steigern.

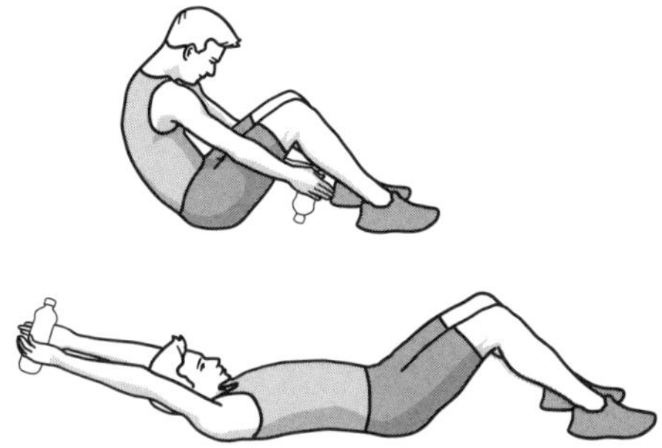

1 Long and Short

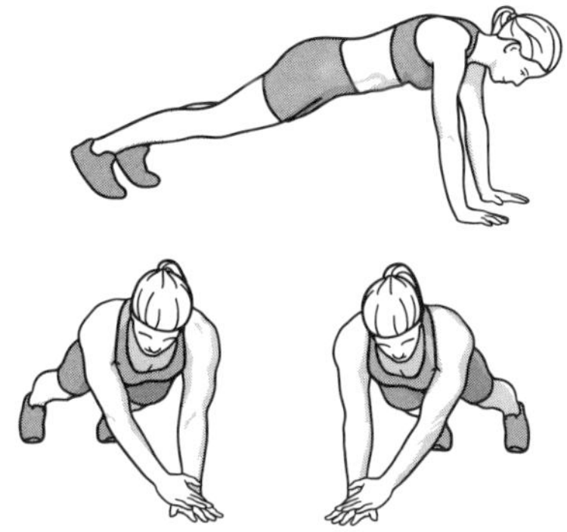

2 Wandern im Stütz

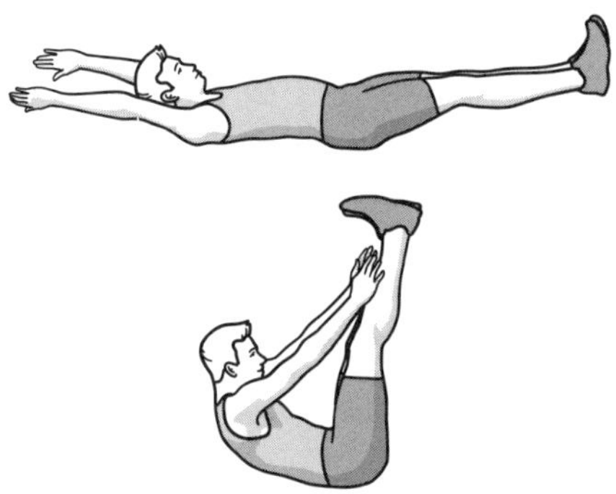

3 V-up

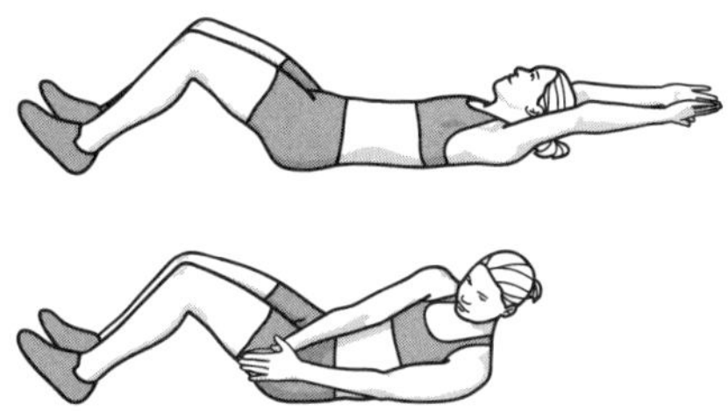

4 Crunch mit gestreckten Armen

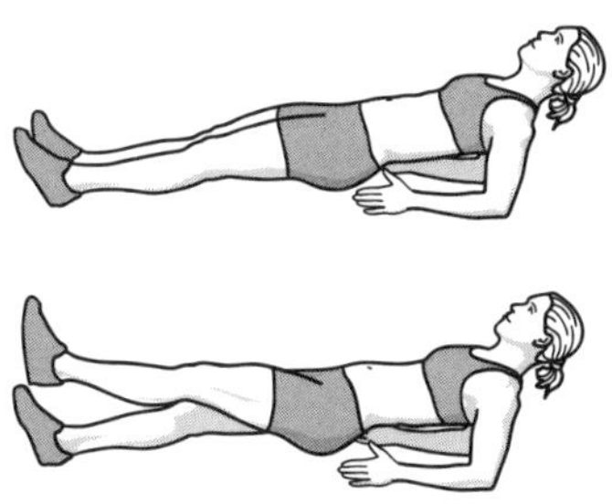

5 Brücke

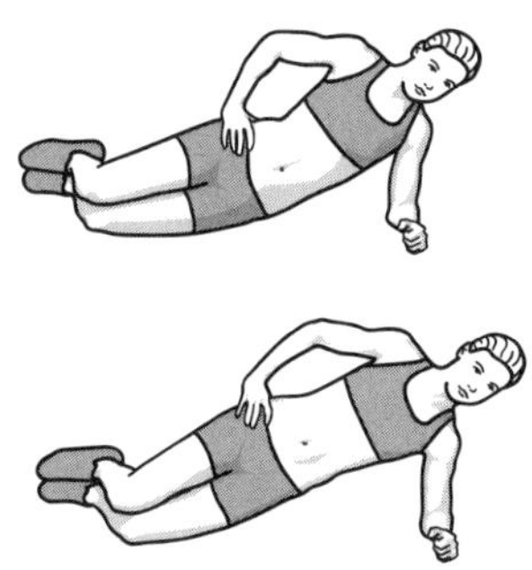

6 Seitstütz mit abgelegten Knien

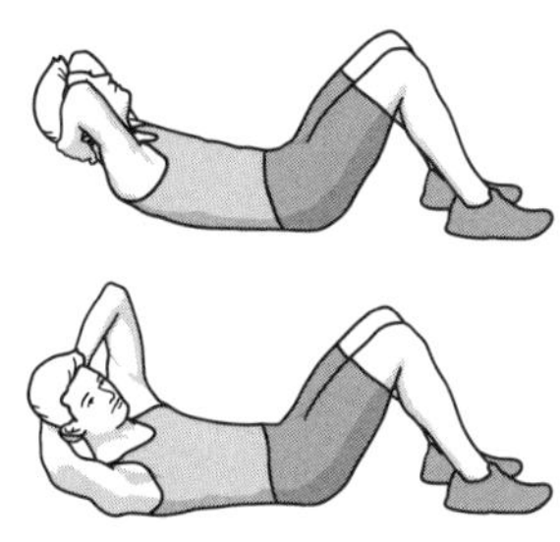

7 Crunch-Seitbeuge-Kombi

41 Für eine aufrechte Körperhaltung

Trainingsdauer: 20 Minuten
Bewegungstempo: langsam bis zügig (5–3 Sekunden)

1 2 3

	Übungen	Wiederholungen (Wdh.)/ Belastungszeit	Belastungspause nach jeder Übung in Sekunden	Sätze	Belastungspause nach jedem Satz in Sekunden	Seite
1	Good Morning	12–15 Wdh.	40–60	2	60	142
2	Brücke	10–12 Wdh. je Seite	40–60	2	60	143
3	Ausfallschritt mit Rotation	12–15 Wdh. je Seite	40–60	2	60	129
4	Unterarmstütz	20 Sek.	40–60	2	60	139
5	Paddeln in Bauchlage	20 Sek.	40–60	2	60	143
6	Käfer	15 Wdh. je Seite	40–60	2	60	137
7	Schwimmer	12–15 Wdh. je Seite	40–60	2	60	142

Hinweis: Das Bewegungstempo ist kontrolliert zügig etwa 3–5 Sekunden je Wiederholung – etwa 1 Sekunde in der konzentrischen Belastungsphase (der Widerstand wird überwunden) und etwa 1–3 Sekunden in der exzentrischen Bewegungsphase (dem Widerstand wird nachgegeben).

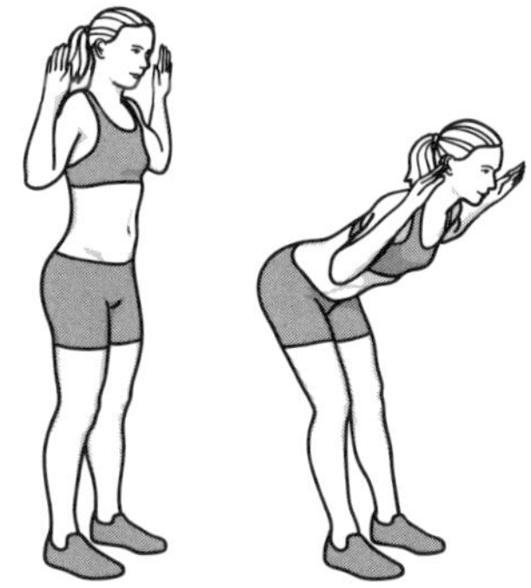

1 Good Morning

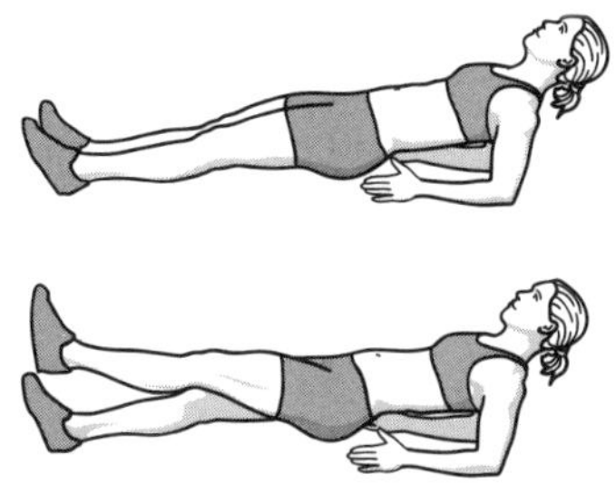

2 Brücke

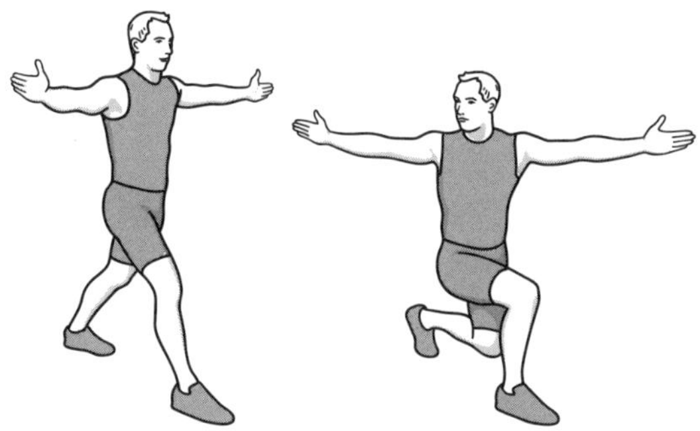

3 Ausfallschritt mit Rotation

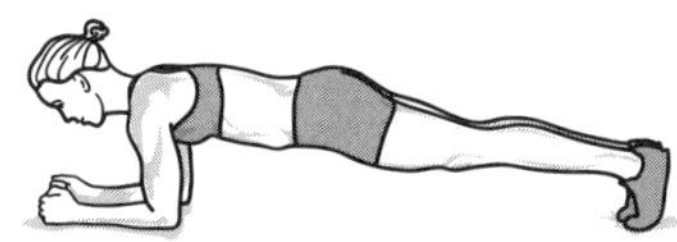

4 Unterarmstütz

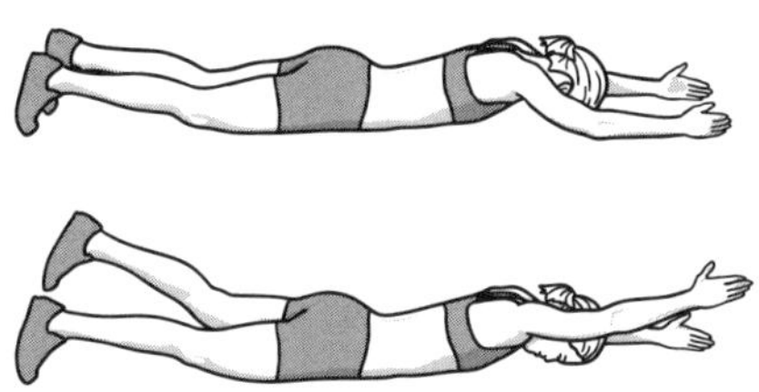

5 Paddeln in Bauchlage

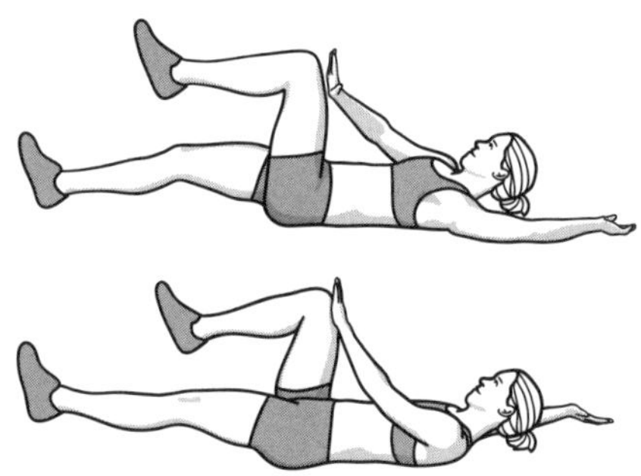

6 Käfer

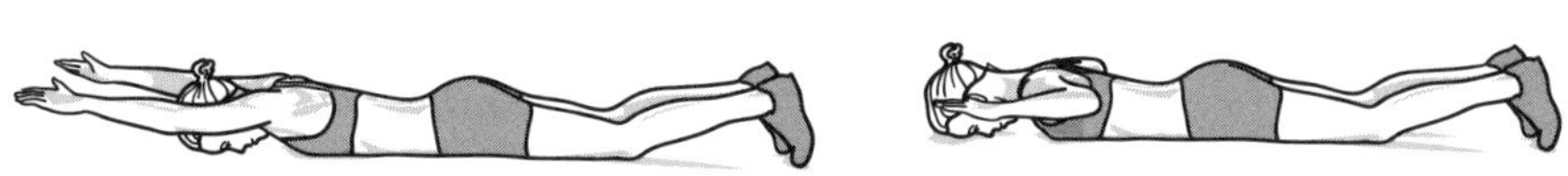

7 Schwimmer

42 Core-Workout

Trainingsdauer: 13 Minuten
Bewegungstempo: langsam bis zügig (5–3 Sekunden)

1 2 3

	Übungen	Wiederholungen (Wdh.)/ Belastungszeit	Belastungspause nach jeder Übung in Sekunden	Sätze	Belastungspause nach jedem Satz in Sekunden	Seite
1	Good Morning	12 Wdh.	10–20	2	60	142
2	Einbeiniges Beckenheben	12 Wdh. je Seite	10–20	2	60	144
3	Reverse Crunch	12 Wdh.	10–20	2	60	134
4	Unterarmstütz mit alternierendem Beinheben	12–15 Wdh. je Seite	10–20	3	60	139
5	Käfer	20 Sek.	10–20	2	60	137
6	Schwimmer	12–15 Wdh. je Seite	10–20	2	60	142
7	Center Crunch	12–15 Wdh.	10–20	2	60	125

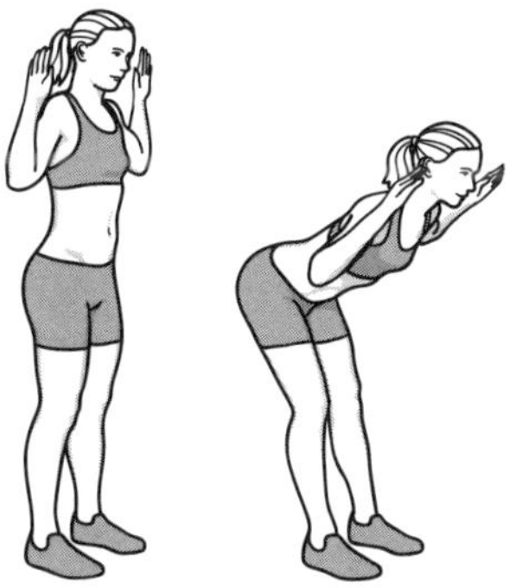

1 Good Morning

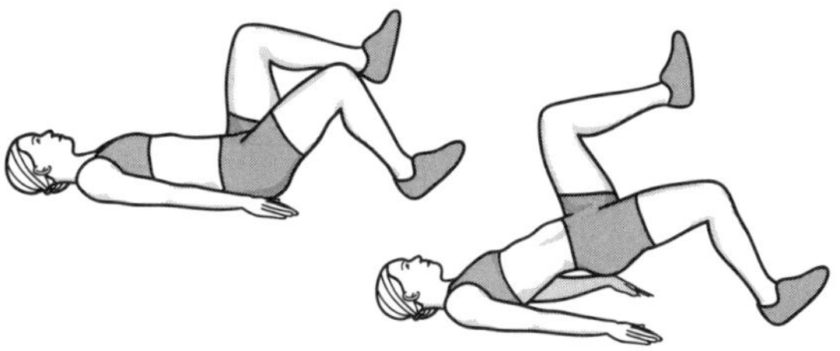

2 Einbeiniges Beckenheben

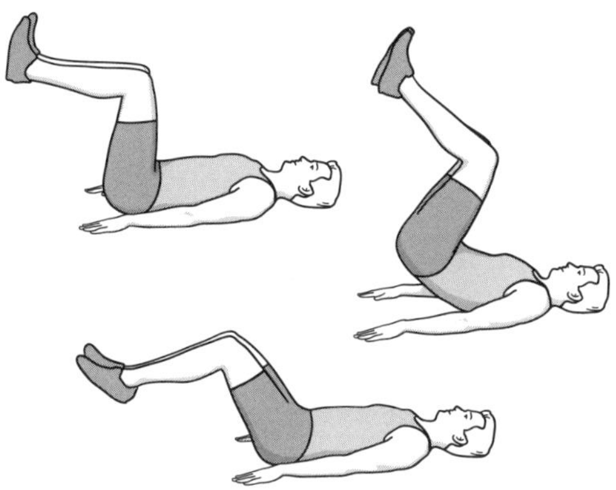

3 Reverse Crunch

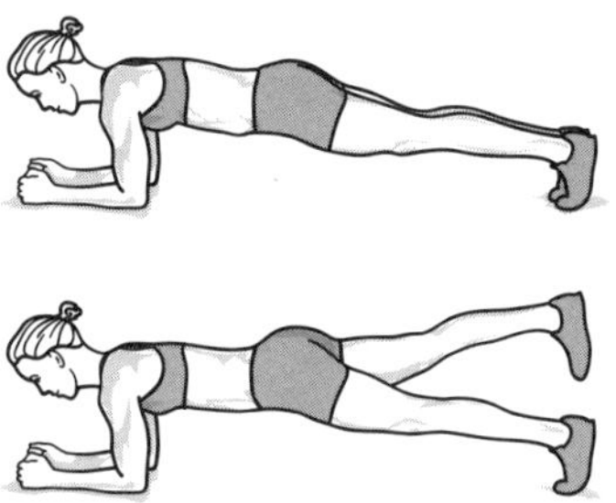

4 Unterarmstütz mit alternierendem Beinheben

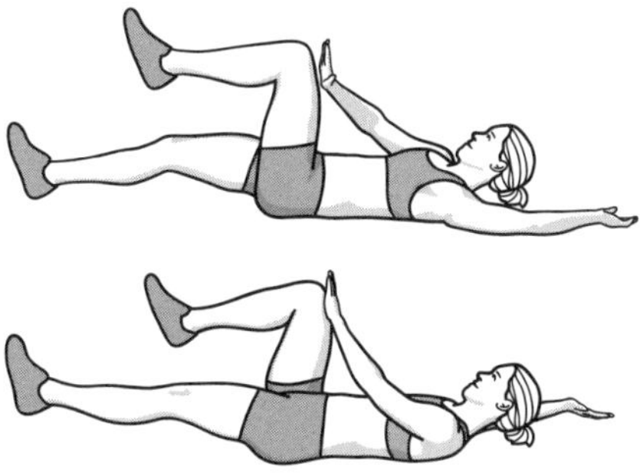

5 Käfer

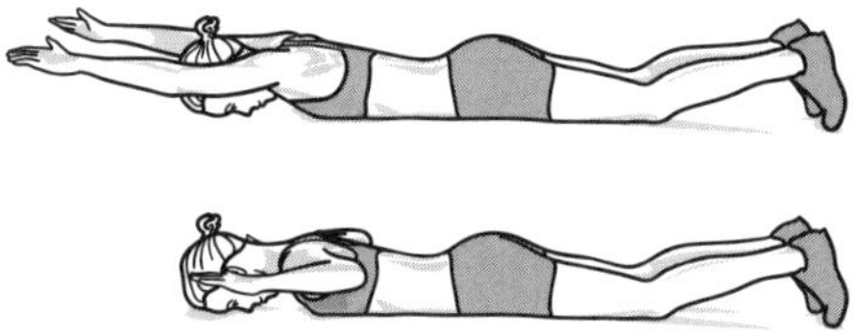

6 Schwimmer

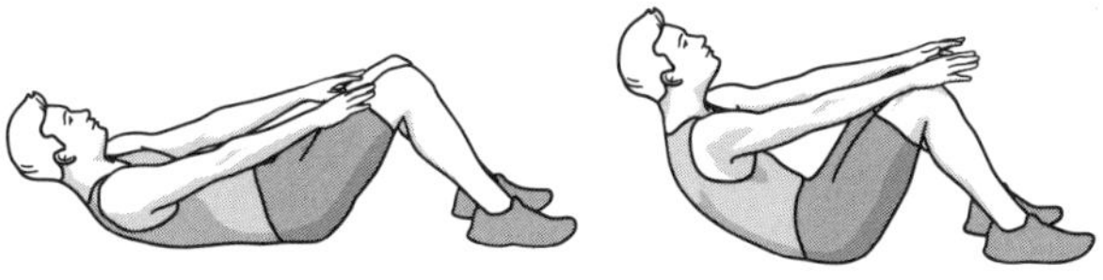

7 Center Crunch

43 Für einen flachen Bauch und eine bessere Koordination

1 2 3

Trainingsdauer: 17 Minuten
Bewegungstempo: schnell bis zügig (4–2 Sekunden)

	Übungen	Wiederholungen (Wdh.)/ Belastungszeit	Belastungspause nach jeder Übung in Sekunden	Sätze	Belastungspause nach jedem Satz in Sekunden	Seite
1	Bergsteiger-Kombi	so viele korrekt ausgeführte Wiederholungen wie möglich (30 Sek. je Seite)	50–60	2	60	139
2	Cross Touch	12 Wdh. je Seite	50–60	2	60	136
3	Long and Short	12 Wdh.	50–60	2	60	126
4	Bauchbrutzler	12 Wdh. je Seite	50–60	2	60	139
5	Einbeiniger Hip Thrust	12 Wdh. je Seite	50–60	2	60	144
6	Crunch-Seitbeuge-Kombi	12 Wdh. je Seite	50–60	2	60	129

Hinweis: Ein flacher Bauch hat flexible Muskeln. Dieses Workout kräftigt deine Körpermitte und sorgt gleichzeitig für eine verbesserte Koordination deines gesamten Bewegungsapparats.

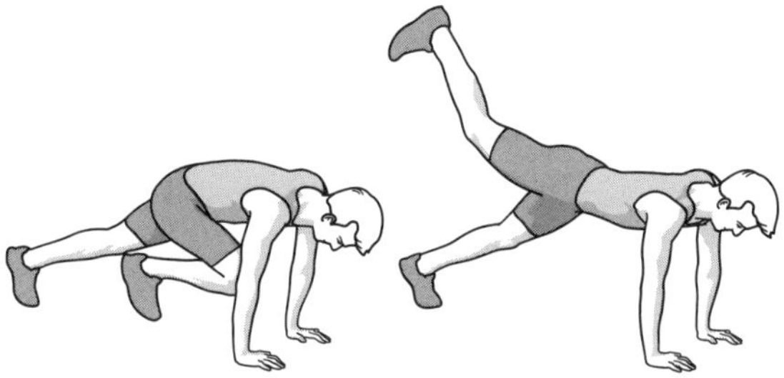

1 Bergsteiger-Kombi

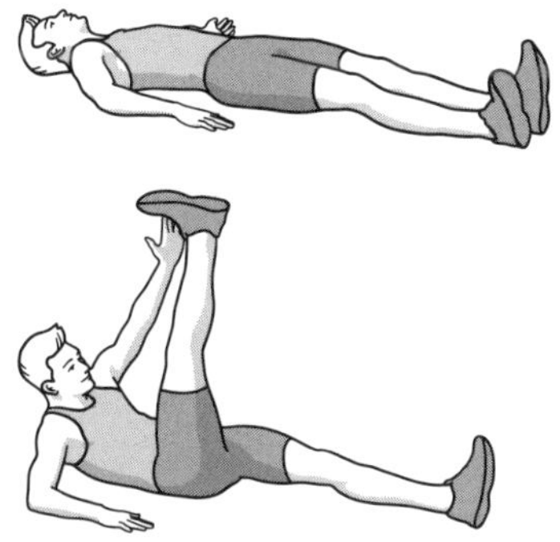

2 Cross Touch

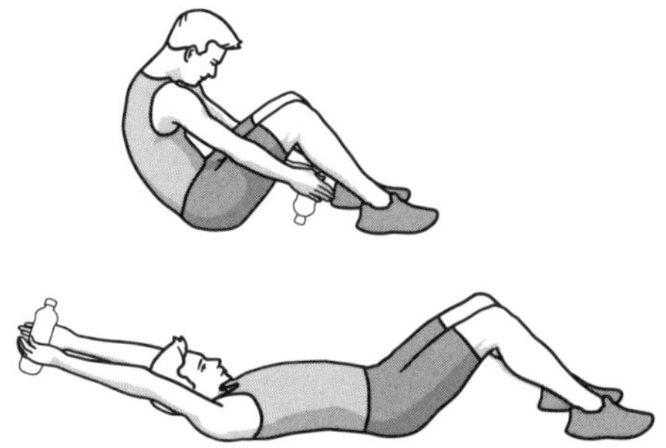

3 Long and Short

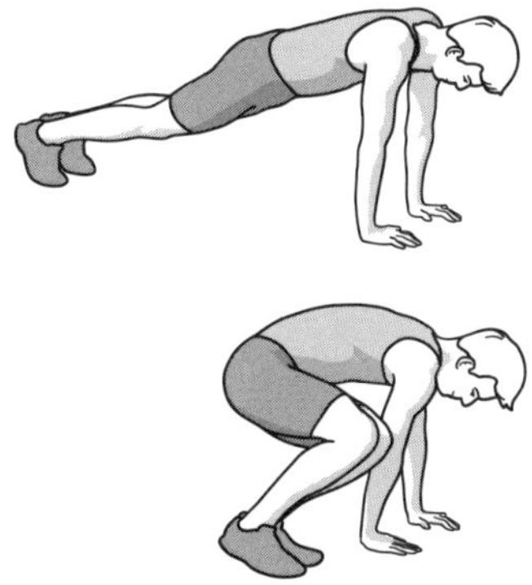

4 Bauchbrutzler

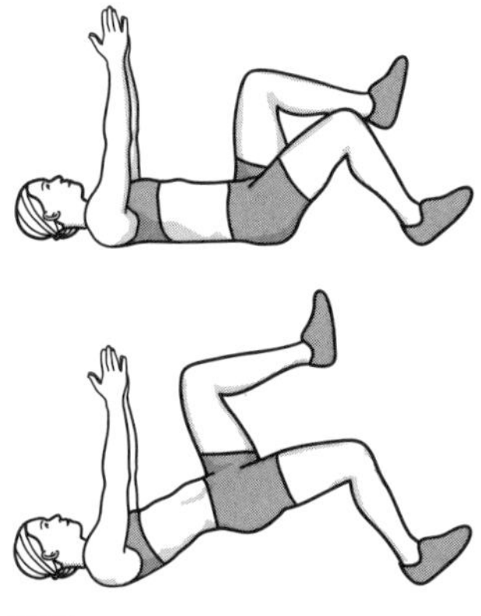

5 Einbeiniger Hip Thrust

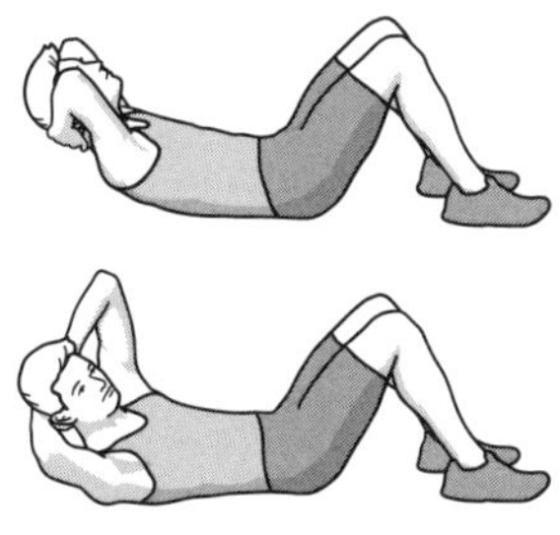

6 Crunch-Seitbeuge-Kombi

44 Hurricane-Workout

Trainingsdauer: 20 Minuten
Bewegungstempo: zügig bis schnell (4–2 Sekunden)

1 2 3

	Übungen	Wiederholungen (Wdh.)/ Belastungszeit	Belastungs-pause in Sekunden	Runden	Belastungs-pause nach jedem Block in Sekunden	Seite
1. Übungs-block	Bergsteiger diagonal	20 Sek.	/	3	90	138
	Cross Touch	12 Wdh. je Seite	/			136
	V-up	20 Wdh.	90			127
2. Übungs-block	Bergsteiger	20 Sek.	/	3	90	138
	Klappmesser-Crunch	15–20 Wdh.	/			127
	Schere	15 Wdh. je Seite	90			134
3. Übungs-block	Bergsteiger	20 Sek.	/	3	90	138
	Käfer	20 Wdh. je Seite	/			137
	Butterfly-Sit-up	15 Wdh.	90			126

Hinweise:

- Bei dieser Variante des HIIT werden immer zwei Fitnessübungen mit einer intensiven Sprintvariante kombiniert. Die drei Übungen des jeweiligen Übungsblocks ohne Pause (!) nacheinander ausführen, erst danach (eine Runde) darfst du für 90 Sekunden durchatmen.
- Die Pause zwischen den Blöcken beträgt ebenfalls 90 Sekunden.
- Bei diesem Workout geht vor allem darum, durchzuhalten und mit den wechselnden Belastungseinheiten deine Kraft und Ausdauer rasant zu fordern.

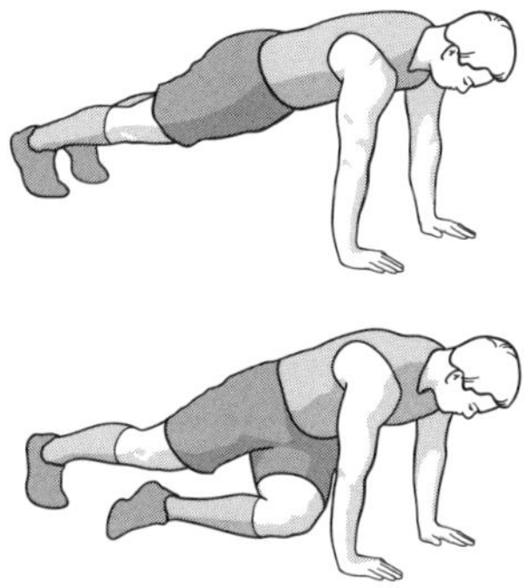

1 Bergsteiger diagonal

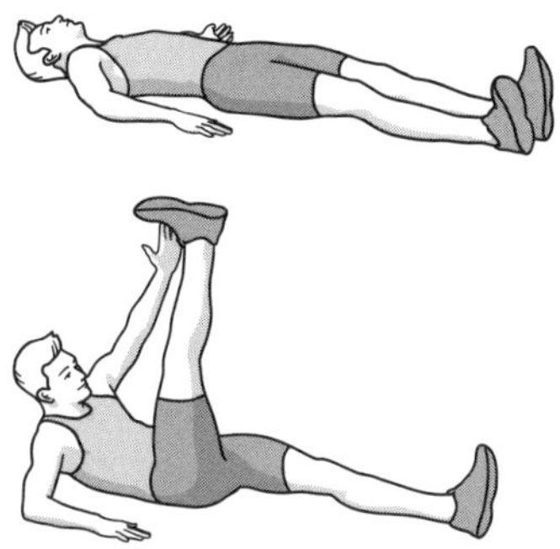

1 Cross Touch

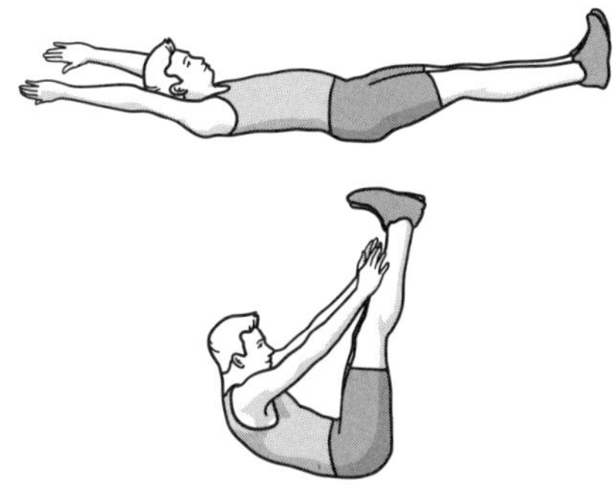

1 V-up

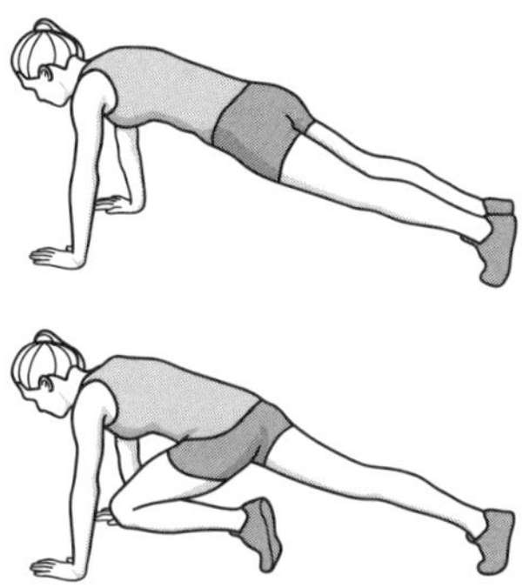

2 Bergsteiger

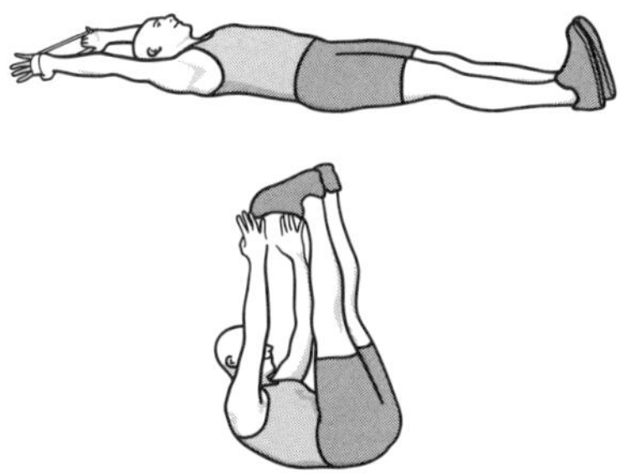

2 Klappmesser-Crunch

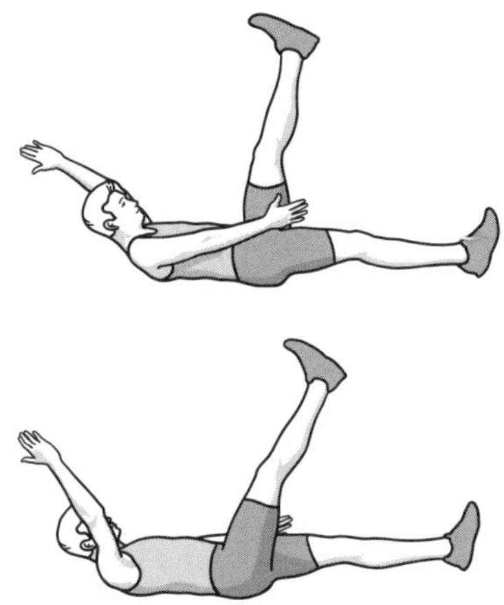

2 Schere

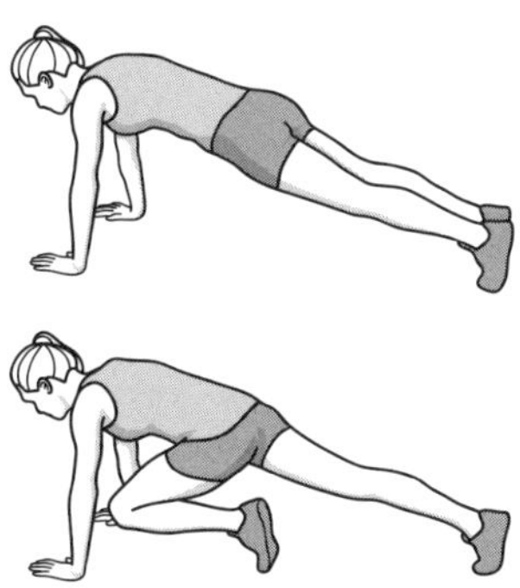

3 Bergsteiger

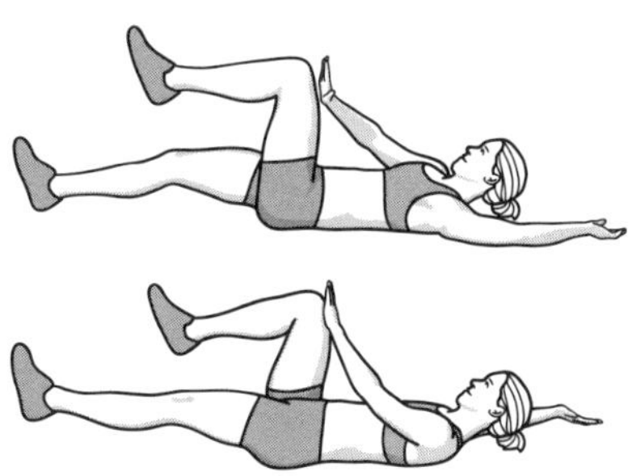

3 Käfer

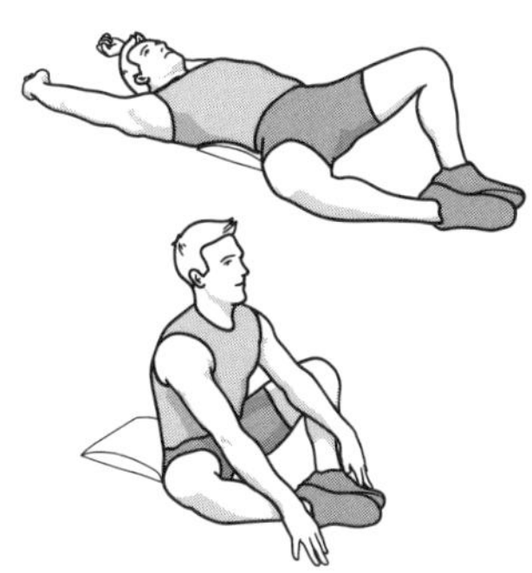

3 Butterfly-Sit-up

45 Schnelles Sixpack-Workout

Trainingsdauer: 17 Minuten
Bewegungstempo: schnell bis zügig (4–3 Sekunden)

1 **2** 3

	Übungen	Wiederholungen (Wdh.)/ Belastungszeit	Belastungspause nach jeder Übung in Sekunden	Runden	Belastungspause nach jeder Runde in Minuten	Seite
1	Burpee	30 Sek.	20–30	2	1–2	15
2	Profi-Seitstütz	30 Sek. je Seite	20–30	2	1–2	132
3	Vierfüßler-Crunch	30 Sek. je Seite	20–30	2	1–2	143
4	Wechselseitiges Beinstrecken	30 Sek.	20–30	2	1–2	133
5	Seitstütz mit Hüftheben	30 Sek. je Seite	20–30	2	1–2	131
6	Bergsteiger diagonal	30 Sek.	20–30	2	1–2	138
7	Crunch mit gestreckten Armen	20 Wdh. je Seite	20–30	2	1–2	128

Hinweise:

- Jede Übung 30 Sekunden lang ausführen (ggf. je Seite), dann 20–30 Sekunden Pause einlegen und die nächste Übung absolvieren.
- Trotz der hohen Intensität alle Übungen in einem zügigen, aber kontrollierten Tempo ausführen, anstatt durch die Bewegung zu hetzen. Dies für 2 Runden durchhalten.
- Nach der ersten Runde für 1–2 Minuten kurz durchatmen.
- Baue zusätzlich 3-mal pro Woche eine Kraft- oder Ausdauereinheit in dein Training ein, um auch deine Fettreserven schmelzen zu lassen.

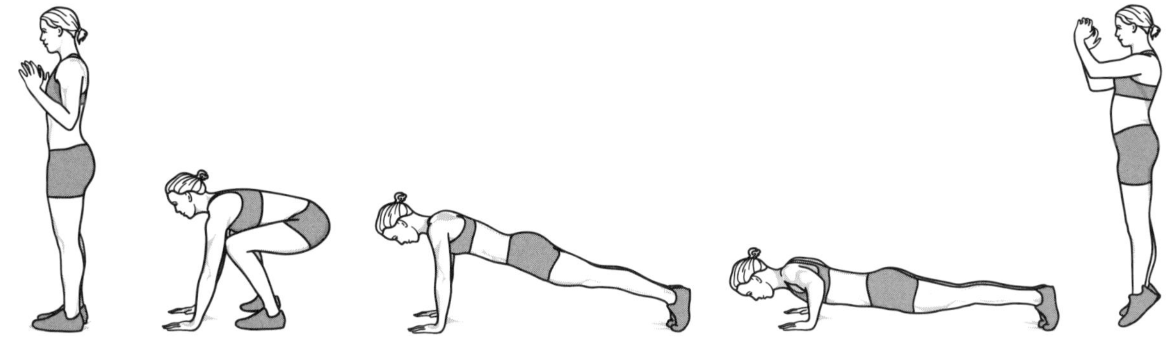

1 Burpee

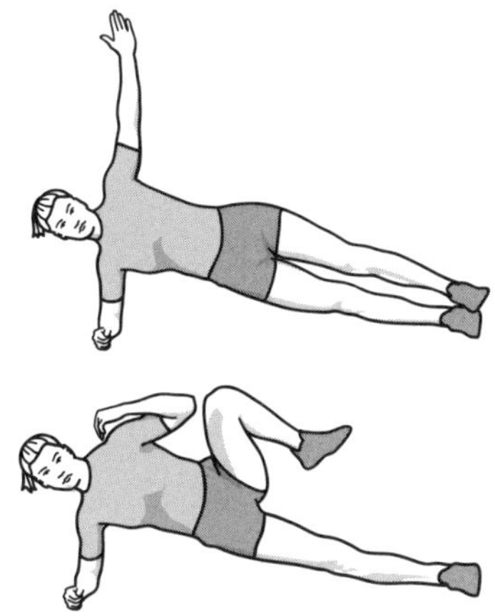

2 Profi-Seitstütz

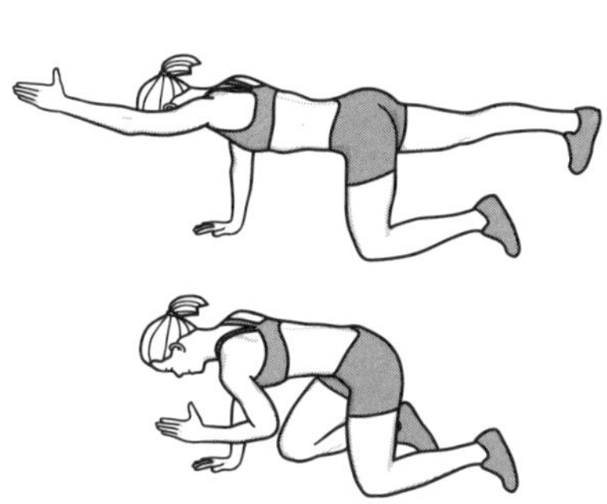

3 Vierfüßler-Crunch

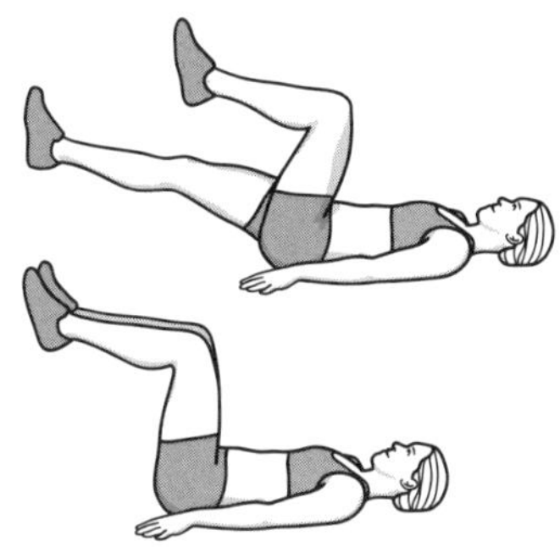

4 Wechselseitiges Beinstrecken

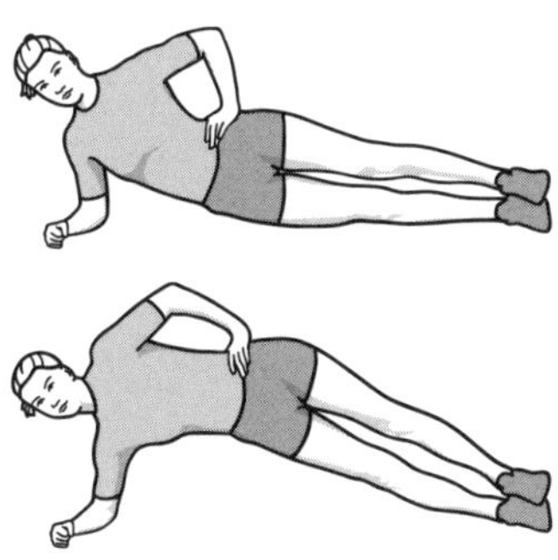

5 Seitstütz mit Hüftheben

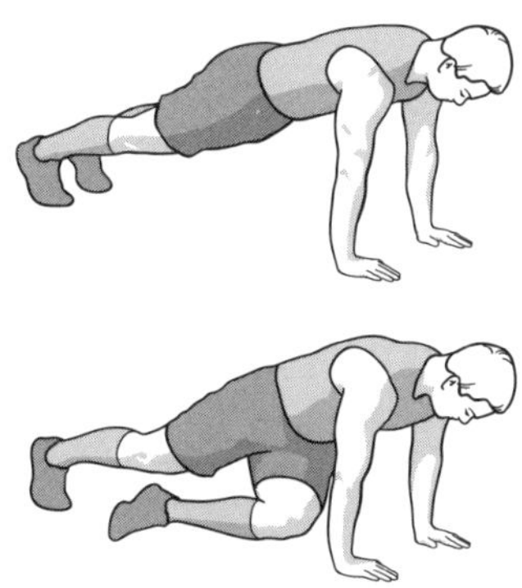

6 Bergsteiger diagonal

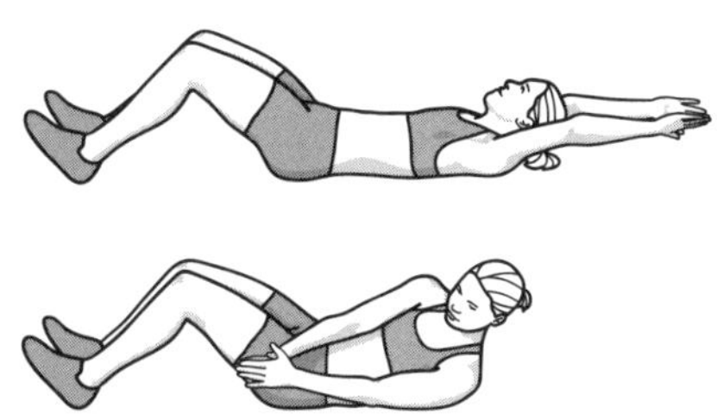

7 Crunch mit gestreckten Armen

46 Core-HIIT-Workout für Einsteiger

Trainingsdauer: 10 Minuten
Bewegungstempo: zügig (4–3 Sekunden)

1 2 3

	Übungen	Belastungszeit in Sekunden	Belastungspause nach jeder Übung in Sekunden	Runden	Belastungspause nach jeder Runde in Minuten	Seite
1	Seitstütz mit Hüftheben	20–30 je Seite	30	1–3	1–3	131
2	Wechselseitiges Beinstrecken	20–30	30	1–3	1–3	133
3	Schwimmer	20–30	30	1–3	1–3	142
4	Kletter-Crunch	20–30	30	1–3	1–3	126
5	Beckenheben	20–30	30	1–3	1–3	144
6	Basic Crunch	20–30	30	1–3	1–3	124

Hinweise:

- Jede Übung 20–30 Sekunden lang ausführen (ggf. je Seite), dann 30 Sekunden Pause einlegen und die nächste Übung anschließen.
- 1–3 Runden absolvieren.
- Nach jeder Runde 1–3 Minuten pausieren.

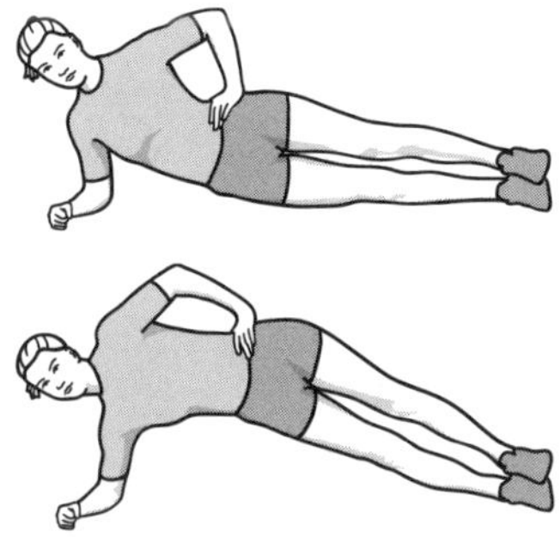

1 Seitstütz mit Hüftheben

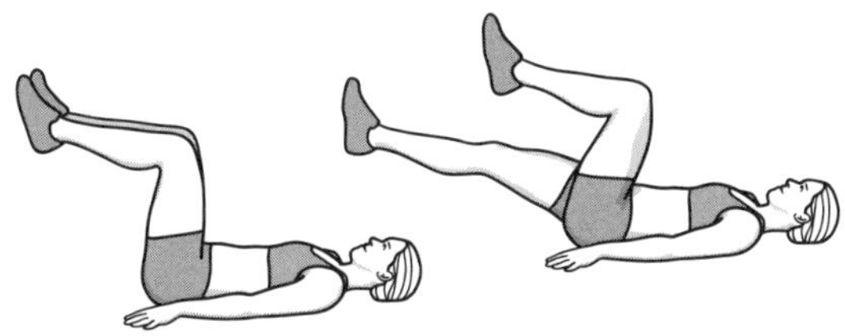

2 Wechselseitiges Beinstrecken

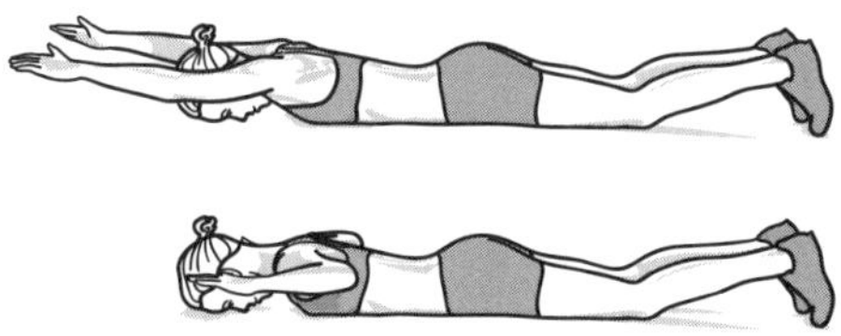

3 Schwimmer

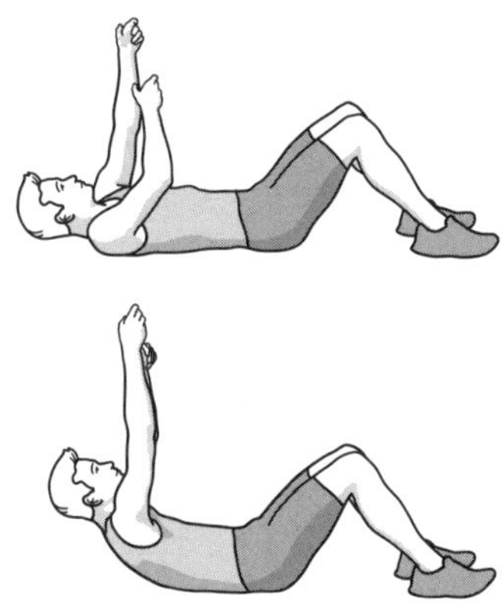

4 Kletter-Crunch

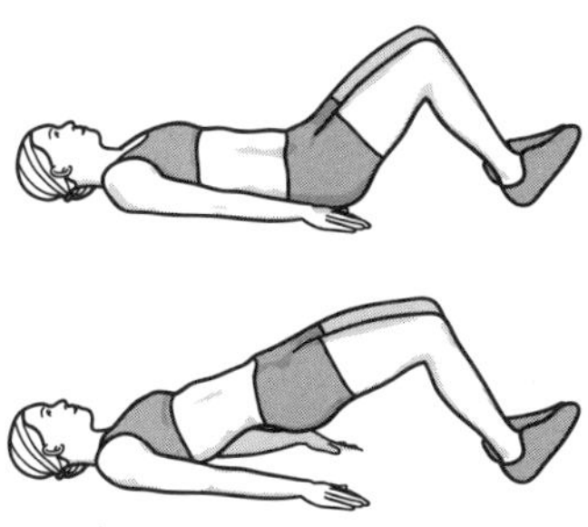

5 Beckenheben

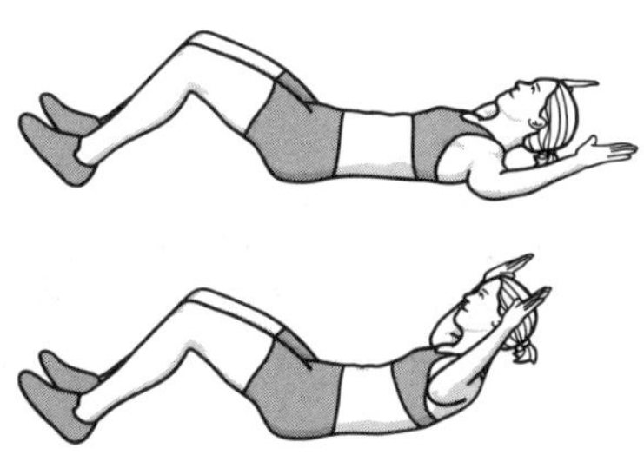

6 Basic Crunch

47 Core-HIIT-Workout für Fortgeschrittene

Trainingsdauer: 7 Minuten (pro Runde)
Bewegungstempo: zügig (4–3 Sekunden)

1 **2** 3

	Übungen	Belastungszeit in Sekunden	Belastungspause nach jeder Übung in Sekunden	Runden	Belastungspause nach jeder Runde in Sekunden	Seite
1	Butterfly-Sit-up	30–40	30	1–3	30–60	126
2	Spiderman-Liegestütz	30–40	30	1–3	30–60	141
3	Schere	30–40	30	1–3	30–60	134
4	Dynamischer Unterarmstütz	30–40	30	1–3	30–60	138
5	Rumpfrotation mit gestreckten Beinen	30–40	30	1–3	30–60	130
6	Paddeln in Bauchlage	30–40	30	1–3	30–60	143

Hinweise:

- Jede Übung 30–40 Sekunden lang ausführen, dann 30 Sekunden Pause einlegen und die nächste Übung anschließen.
- 1 bis maximal 3 Runden absolvieren.
- Nach jeder Runde 30–60 Sekunden pausieren.
- Bei hochintensivem Intervalltraining (HIIT) sind die Belastungsphasen länger als beim Tabata-Training.

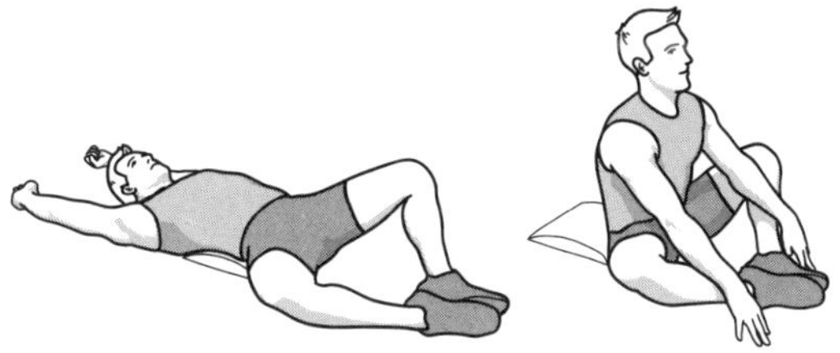

1 Butterfly-Sit-up

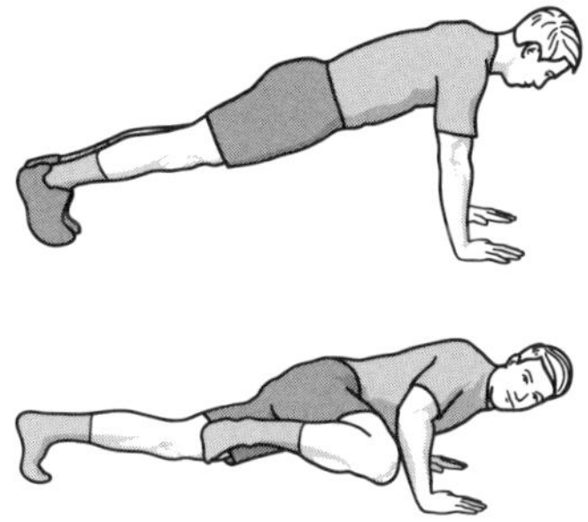

2 Spiderman-Liegestütz

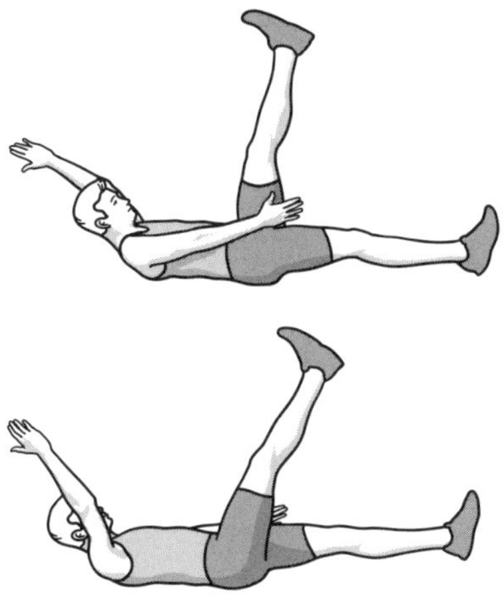

3 Schere

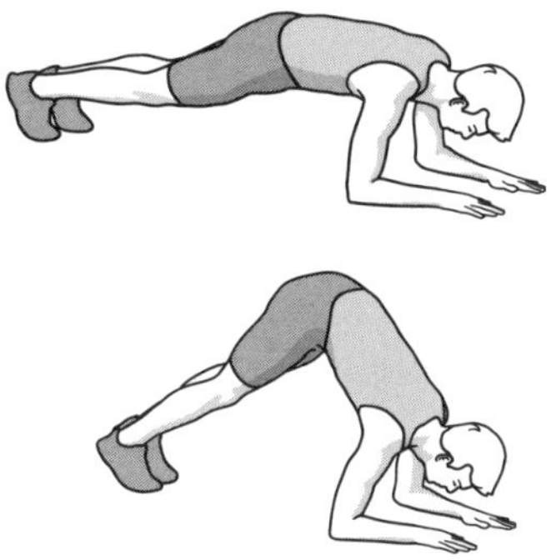

4 Dynamischer Unterarmstütz

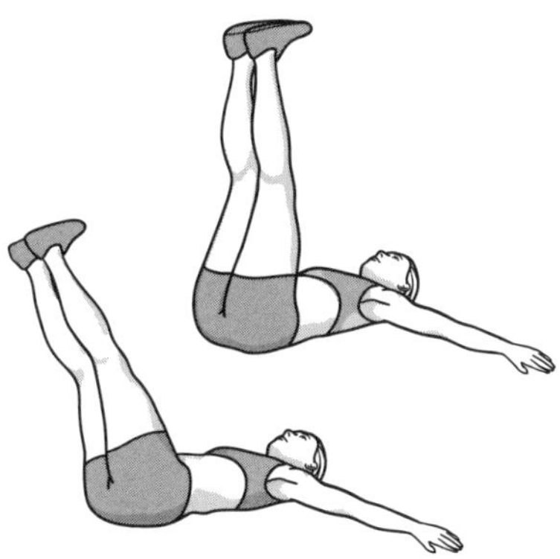

5 Rumpfrotation mit gestreckten Beinen

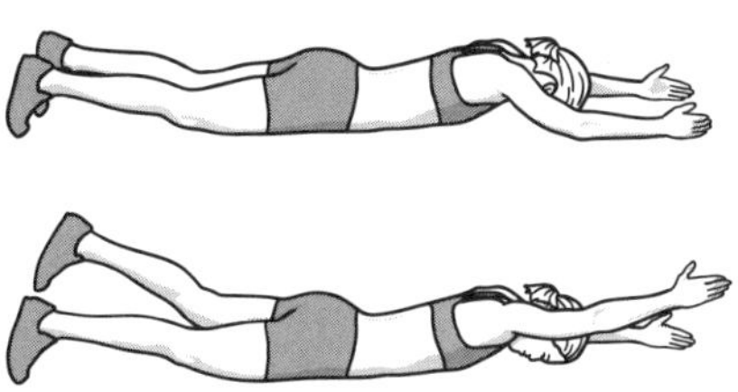

6 Paddeln in Bauchlage

48 Core-HIIT-Workout für Profis

Trainingsdauer: 8 Minuten (pro Runde)
Bewegungstempo: kontrolliert schnell (4–2 Sekunden)

1 2 **3**

	Übungen	Belastungszeit in Sekunden	Belastungspause nach jeder Übung in Sekunden	Runden	Belastungspause nach jeder Runde in Sekunden	Seite
1	Burpee	30–40	30	1–3	30–60	15
2	Bauchmuskel-Chop	30–40	30	1–3	30–60	129
3	Beinschere	30–40	30	1–3	30–60	134
4	Crunch-Seitbeuge-Kombi	30–40	30	1–3	30–60	129
5	Einbeiniger Hip Thrust	30–40 je Seite	30	1–3	30–60	144
6	Long and Short	30–40	30	1–3	30–60	126
7	Seiten-Crunch	30–40 je Seite	30	1–3	30–60	128
8	Single Leg Raise	30–40	30	1–3	30–60	133

Hinweise:

- Jede Übung 30–40 Sekunden lang ausführen (ggf. je Seite), dann 30 Sekunden Pause einlegen und die nächste Übung anschließen.
- 1–3 Runden absolvieren.
- Nach jeder Runde 30–60 Sekunden pausieren.

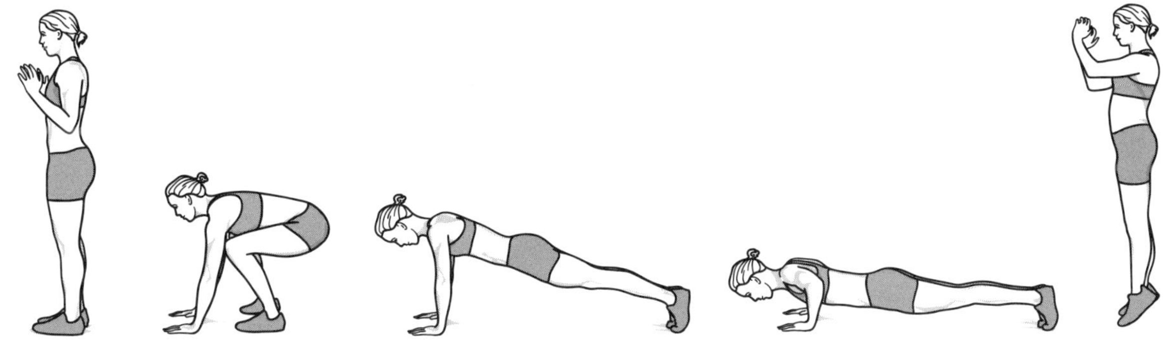

1 Burpee

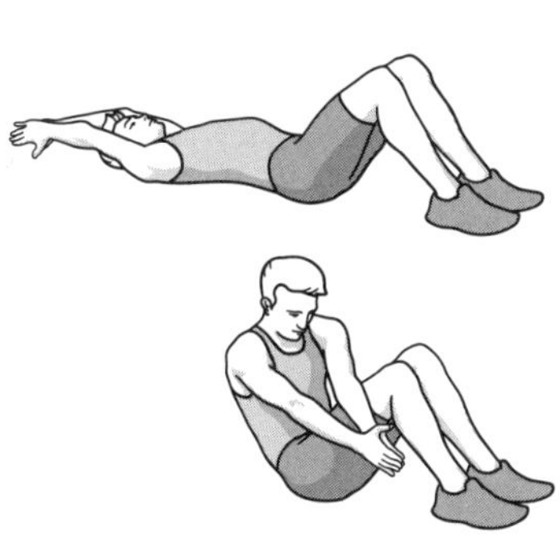

2 Bauchmuskel-Chop

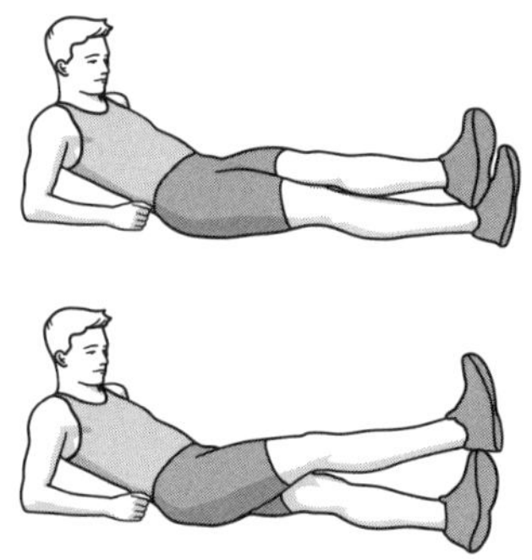

3 Beinschere

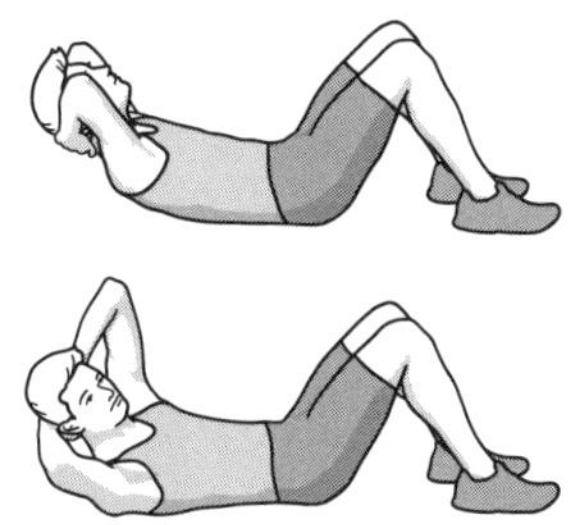

4 Crunch-Seitbeuge-Kombi

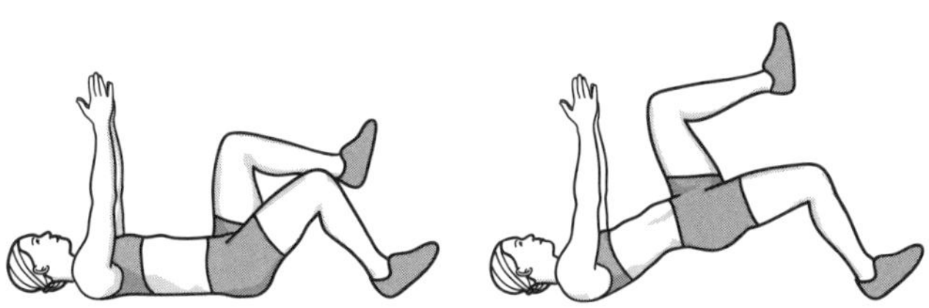

5 Einbeiniger Hip Thrust

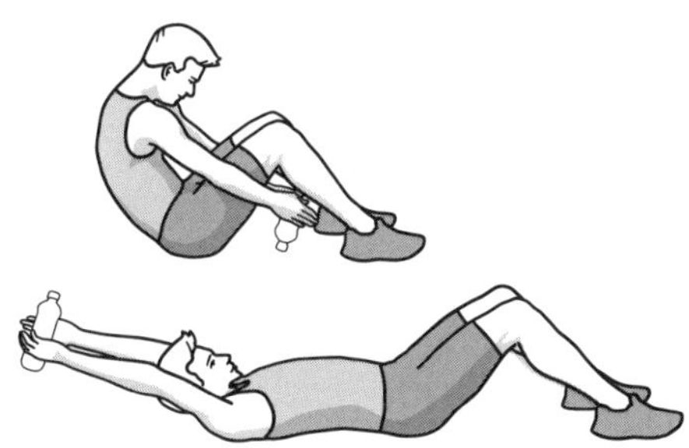

6 Long and Short

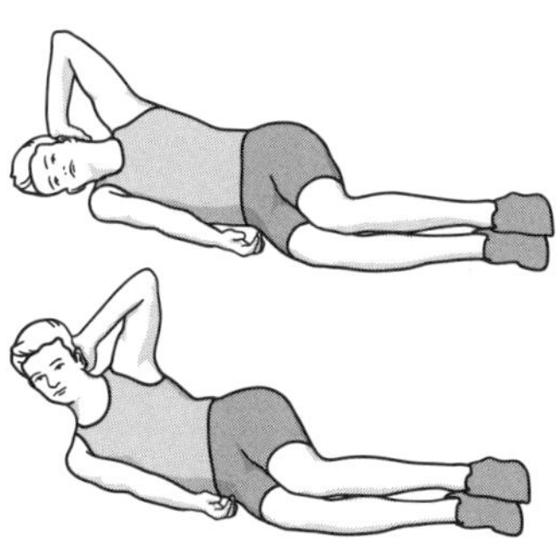

7 Seiten-Crunch

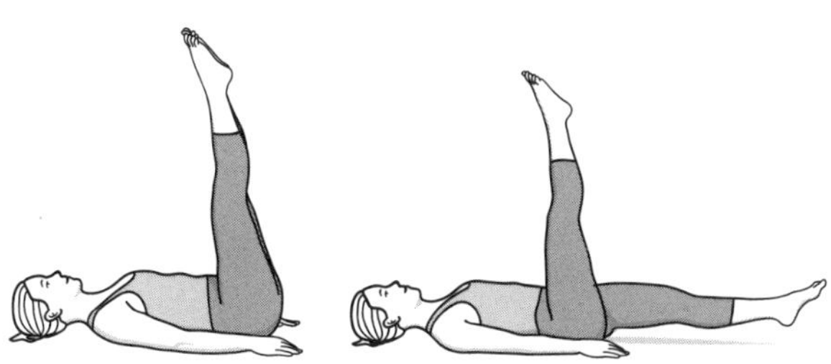

8 Single Leg Raise

49 Bäuchlein-weg-Workout

Trainingsdauer: 15 Minuten
Bewegungstempo: zügig (4–3 Sekunden)

1 2 3

	Übungen	Belastungszeit in Sekunden	Belastungspause nach jeder Übung in Sekunden	Sätze	Belastungspause nach jedem Satz in Sekunden	Seite
1	Kletter-Crunch	30	20	2	30–40	126
2	Profi-Seitstütz	20–30 je Seite	20	2	30–40	132
3	Rumpftwist	30	20	2	30–40	130
4	Ausfallschritt mit Wechselsprung	20–30	20	2	30–40	16
5	Long and Short	30	20	2	30–40	126
6	Zweipunkt-unterarmstütz	20–30	20	2	30–40	140
7	Bergsteiger	20–30; erst langsam, dann schneller ausführen	20	2	30–40	138

Hinweis: Neben diesem Bauchtraining solltest du 2–3 Ausdauer- oder Krafteinheiten pro Woche absolvieren, um deine Körpermitte richtig zur Geltung zu bringen.

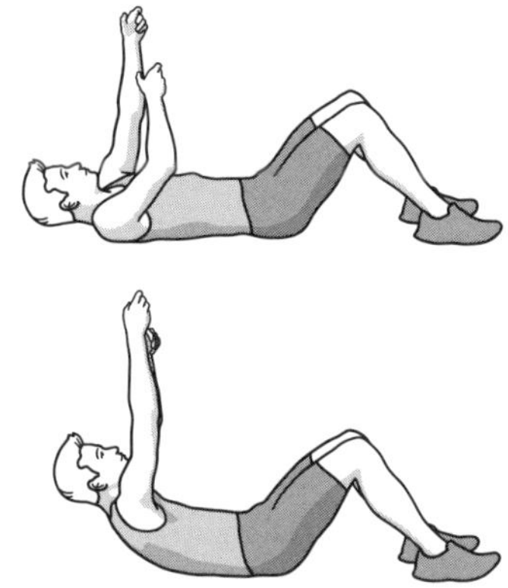

1 Kletter-Crunch

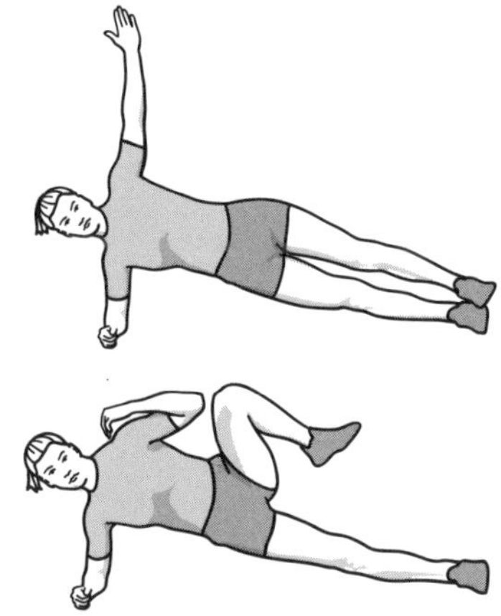

2 Profi-Seitstütz

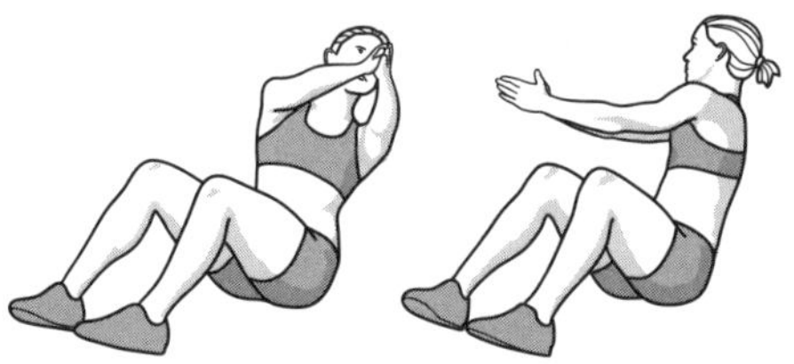

3 Rumpftwist

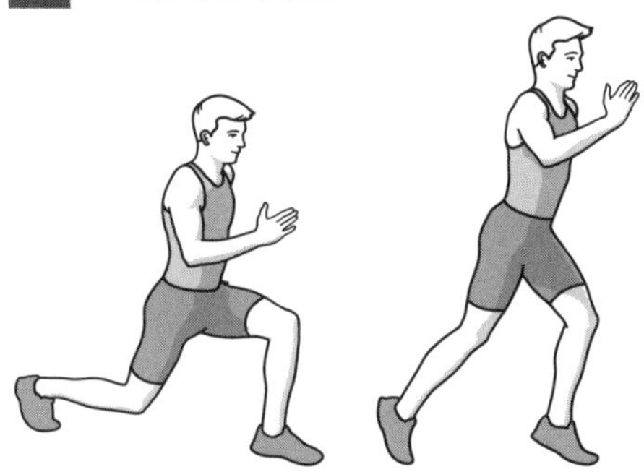

4 Ausfallschritt mit Wechselsprung

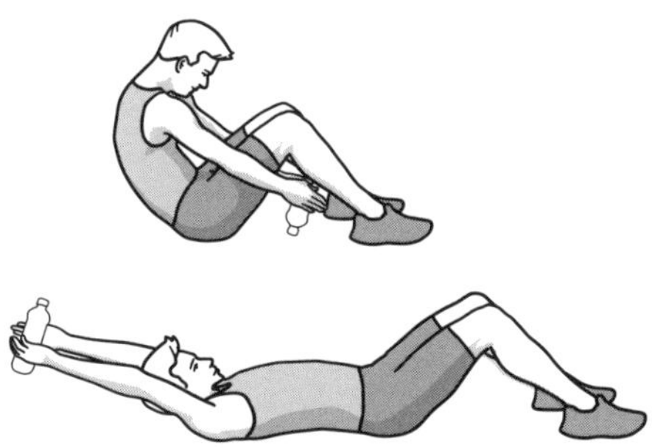

5 Long and Short

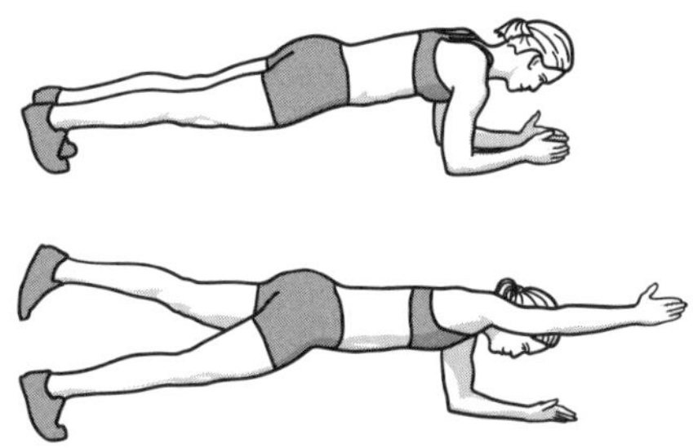

6 Zweipunktunterarmstütz

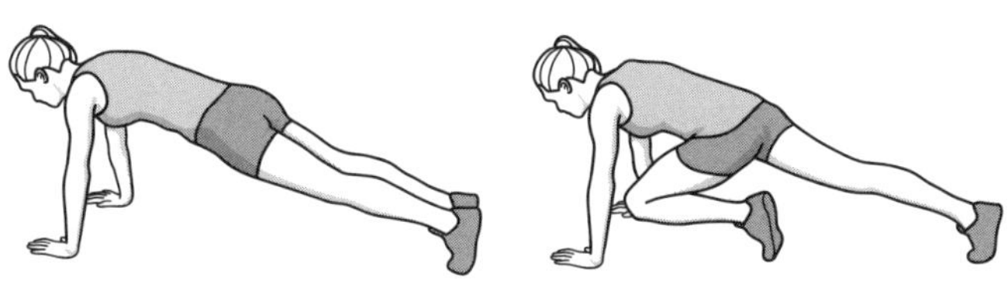

7 Bergsteiger

50 Allround-Workout für alle Bauchpartien

Trainingsdauer: 10 Minuten
Bewegungstempo: zügig (4–3 Sekunden)

1 2 3

	Übungen	Wiederholungen (Wdh.)/ Belastungszeit	Belastungspause nach jeder Übung in Sekunden	Runden	Belastungspause nach jeder Runde in Sekunden	Seite
1	Unterarmstütz	50 Sek.	10	1–2	60	139
2	Beidseitiges Strecken	50 Wdh.	10	1–2	60	127
3	Brett mit Drehung	50 Sek.	10	1–2	60	140
4	Bicycle Crunch	50 Sek.	10	1–2	60	137
5	Beckenlift mit Rotation	50 Sek.	10	1–2	60	135
6	Beinschere	50 Sek.	10	1–2	60	134
7	Gestreckter Crunch	50 Sek.	10	1–2	60	125
8	Bergsteiger	50 Sek.	10	1–2	60	138

Hinweise:

- Jede Übung 50 Sekunden beziehungsweise 50 Wiederholungen lang ausführen, dann 10 Sekunden Pause einlegen und die nächste Übung anschließen.
- 1–2 Runden absolvieren.
- Nach jeder Runde 60 Sekunden pausieren.

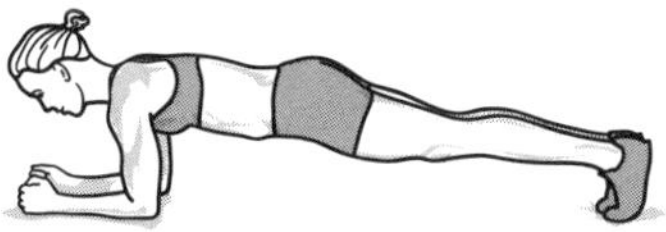

1 Unterarmstütz

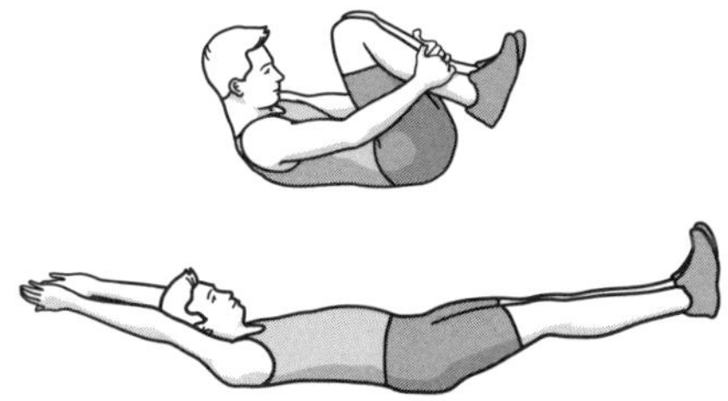

2 Beidseitiges Strecken

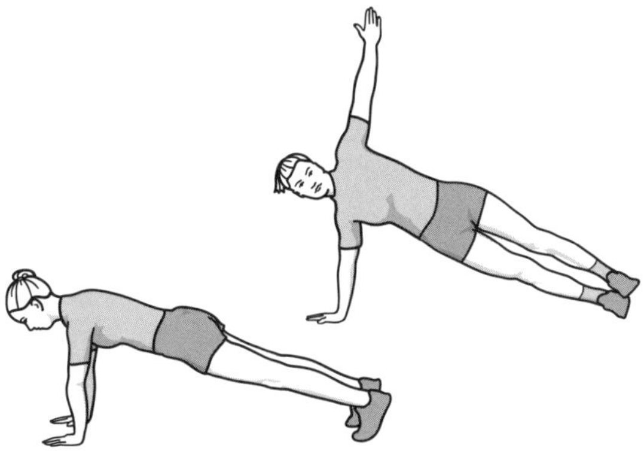

3 Brett mit Drehung

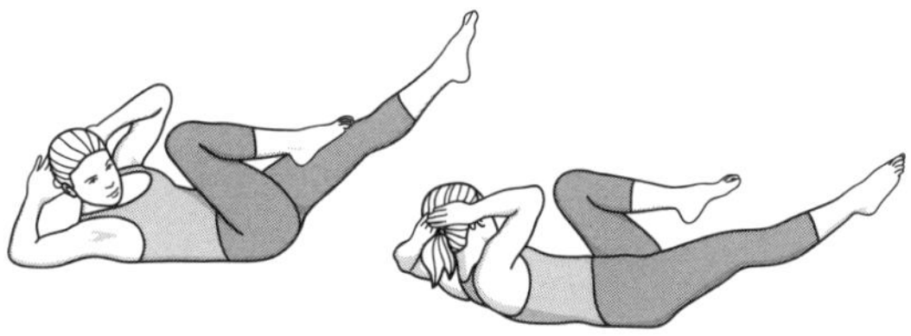

4 Bicycle Crunch

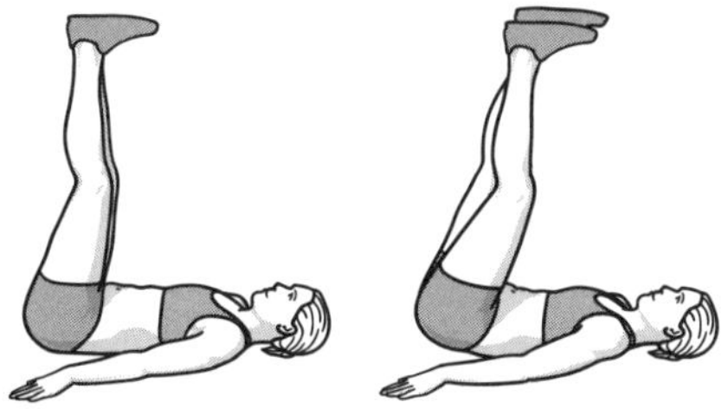

5 Beckenlift mit Rotation

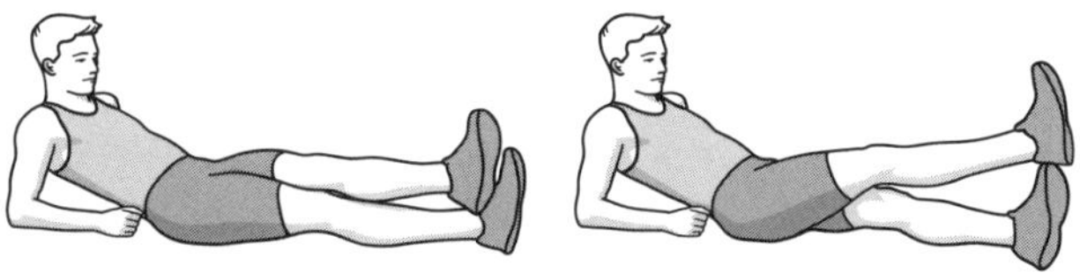

6 Beinschere

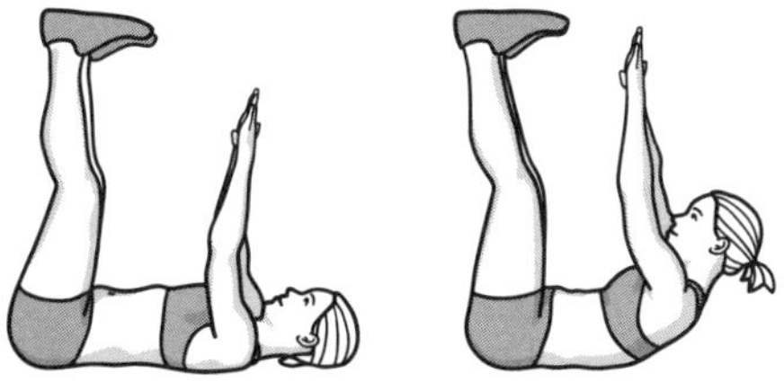

7 Gestreckter Crunch

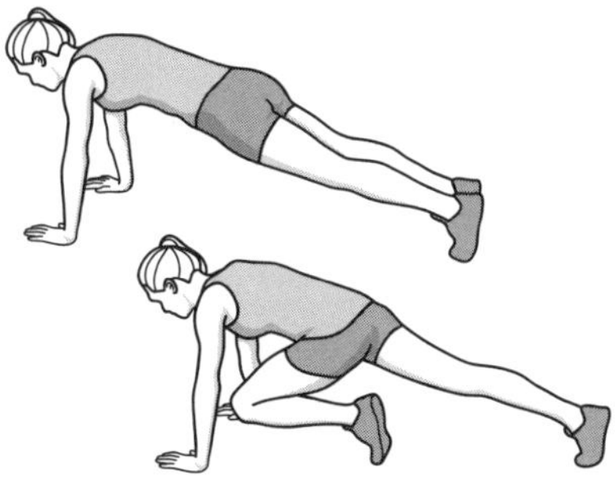

8 Bergsteiger

Die Übungen

3

Übungen für die gerade Bauchmuskulatur

Gezogener Crunch

1
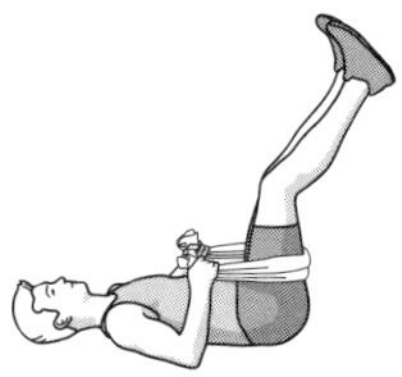

2
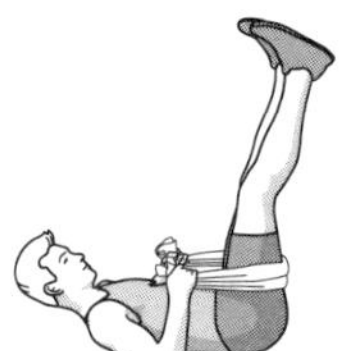

1. In der Rückenlage die gestreckten Beine anheben und dabei die Zehen in Richtung Schienbeine anziehen. Ein Handtuch um die Kniekehlen legen, die Enden mit den Händen fassen. Die Arme dabei angehoben halten. Das Handtuch unter Spannung setzen, dazu mit den Händen ziehen und mit den Oberschenkeln dagegenhalten.
2. Nun mit dem Ausatmen die Bauchmuskulatur anspannen. Dabei die unteren Rippen dem Beckenknochen annähern und den Oberkörper Wirbel für Wirbel nach oben aufrollen. Gleichzeitig die Arme ablegen und im Ellbogengelenk beugen, um sich mithilfe des Handtuchs noch weiter hochzuziehen. Kurz die Spannung halten, dann langsam wieder abrollen.

Tipp: Zur Steigerung das Handtuch nur um einen Oberschenkel legen und das andere Bein ausgestreckt über dem Boden halten.

Basic Crunch

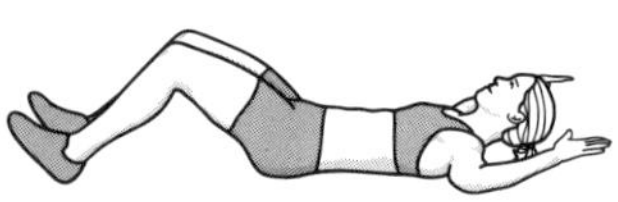
1

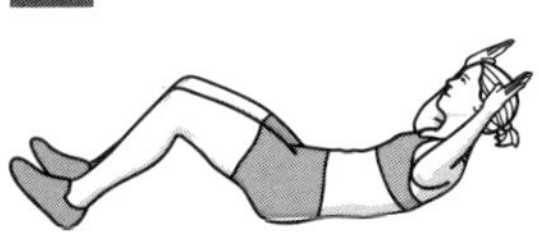
2

1. Auf den Rücken legen, die Beine anwinkeln und die Fersen in den Boden drücken. Die Oberarme auf Schulterhöhe anheben und die Ellbogen im 90-Grad-Winkel beugen, sodass die Arme ein U bilden.
2. Nun die Bauchmuskulatur anspannen, um die unteren Rippen dem Beckenknochen anzunähern. Den Oberkörper nach vorn und oben bewegen, die Schulterblätter lösen sich vom Boden. Das Kinn behält immer den gleichen Abstand zum Brustbein. Die oberste Position kurz halten, dann langsam wieder abrollen.

Basic Crunch mit angehobenen Beinen

1
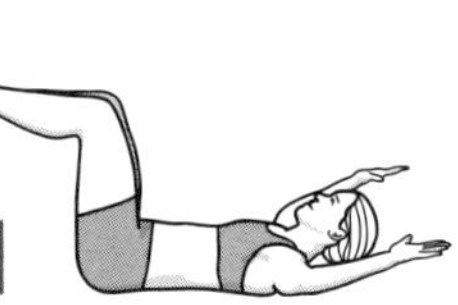

2
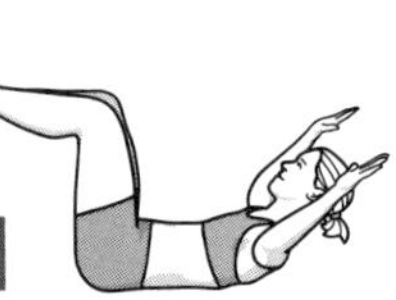

1. Auf den Rücken legen und die Beine so anheben, dass Hüften und Knie jeweils im rechten Winkel gebeugt sind. Die Arme in U-Form anwinkeln, Ober- und Unterarm bilden dabei einen rechten Winkel, und auf Schulterhöhe vom Boden abheben.
2. Die Bauchmuskulatur anspannen, um die Schulterblätter ganz von der Unterlage zu lösen. Dabei ausatmen und den Oberkörper langsam bis zum höchstmöglichen Punkt aufrichten. Dann den Oberkörper wieder absenken, bis das untere Ende der Schulterblätter die Matte berührt.

Center Crunch

1. Eine Rückenlage einnehmen. Die Beine anwinkeln und die Füße etwa schulterbreit aufstellen. Den Schultergürtel leicht vom Boden lösen und die Arme neben dem Körper ausstrecken. Die Handflächen zeigen Richtung Füße.
2. Nun die Bauchmuskulatur anspannen, um den Schultergürtel ganz vom Boden zu lösen und die Arme zwischen den Knien hindurchzuführen. Die Spannung kurz halten, dann den Oberkörper wieder absenken, bis das untere Ende der Schulterblätter die Matte berührt.

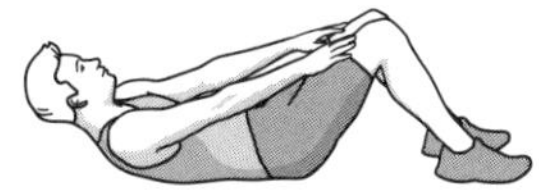
1

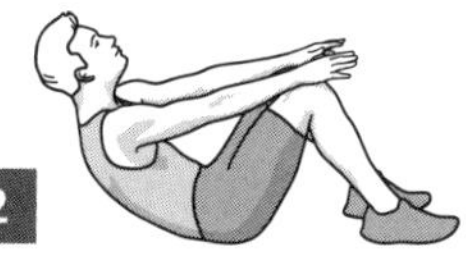
2

Gestreckter Crunch

1. Rücklings auf den Boden legen, Arme und Beine senkrecht zur Decke strecken und die Zehen Richtung Körper anziehen. Die Fußsohlen bewusst zur Decke nach oben schieben.
2. Den Oberkörper langsam anheben. Die Finger so weit wie möglich nach oben schieben und dabei versuchen, die Zehen zu berühren. Die Position kurz halten und dann wieder absenken in die Ausgangsposition.

Tipp: Die Bewegung nicht ruckartig, sondern in einem gleichmäßigen Tempo ausführen. Geschmeidige Bewegungen senken die Verletzungsgefahr und die Muskelfasern entwickeln die größte Kraftsteigerung.

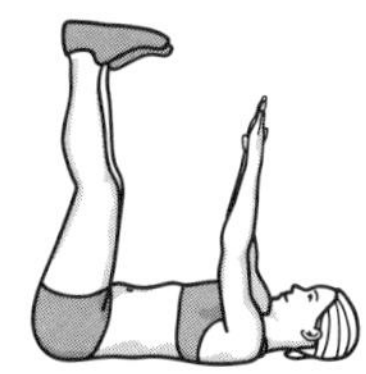
1

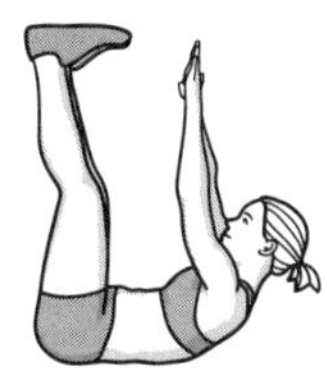
2

Stretch-Crunch

1. Eine Rückenlage einnehmen. Die Beine anwinkeln und die Fußsohlen zusammenführen. Die Füße bleiben dabei auf dem Boden. Die Knie zur Seite fallen lassen und aktiv in Richtung Boden drücken, um die Spannung in den Beinen zu halten. Die Arme ausstrecken, die Hände übereinanderlegen und oberhalb des Beckens halten.
2. Mit dem Blick die Hände fixieren und nun den Schultergürtel so weit wie möglich vom Boden lösen. Die Position halten und wieder zurück in die Ausgangsposition kommen, ohne die Schulterblätter ganz abzulegen.

Tipps: Je dichter die Füße am Becken liegen, desto schwieriger ist die Übungsausführung. Für noch mehr Intensität können die Knie leicht angehoben werden.

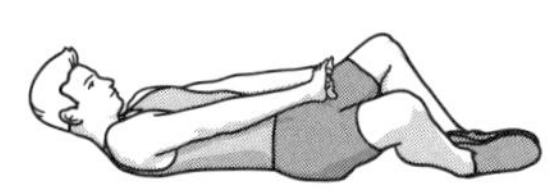
1

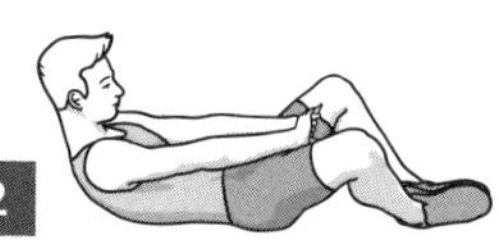
2

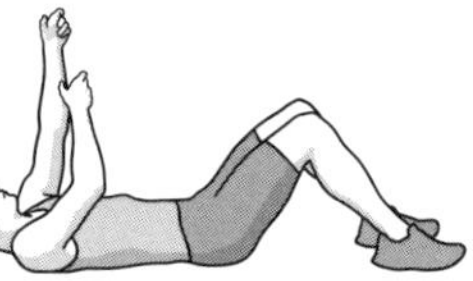

1

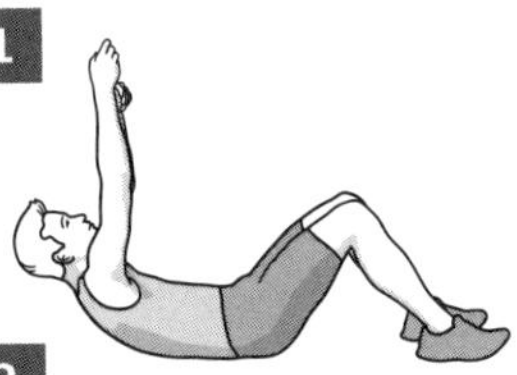

2

Kletter-Crunch

1. Auf den Rücken legen, die Beine anwinkeln und die Füße etwa schulterbreit aufstellen. Nun mit den Händen ein imaginäres von der Decke herabhängendes Seil fassen und daran hochklettern. Dafür langsam im Wechsel mit einer Hand über die andere greifen.
2. So weit wie möglich hochklettern, ohne jedoch den Rücken ganz aufzurichten.

Tipp: Lass dir für den Aufstieg bis zu 5 Sekunden Zeit und halte die oberste Position für 2 Sekunden.

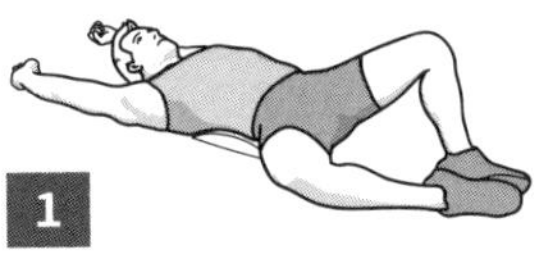

1

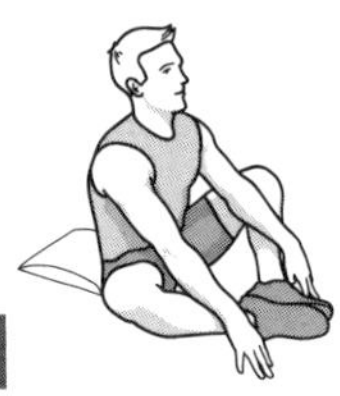

2

Butterfly-Sit-up

1. Auf den Rücken legen und die Arme über Kopf ausstrecken. Die Beine gebeugt aufstellen und die Knie locker zur Seite fallen lassen. Die Fußsohlen zusammenlegen und fest aneinanderpressen.
2. Den Oberkörper mit Kraft aus der Bauchmuskulatur aufrichten und mit den Fingern den Boden vor den Füßen berühren. Langsam wieder absenken, dabei den Oberkörper jedoch nicht ganz ablegen. Sofort zur nächsten Wiederholung ansetzen.

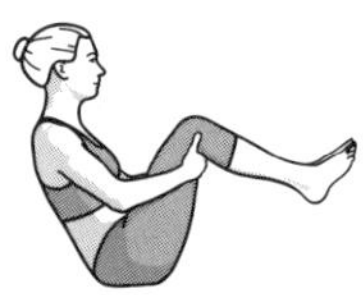

1

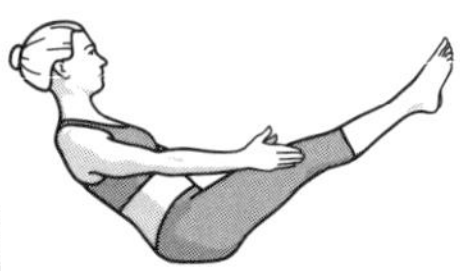

2

Boot

1. Auf den Boden setzen, die Beine anwinkeln, mit den Händen von außen die Kniekehlen fassen und die Füße vom Boden abheben. Dabei den Rücken aufrecht halten und die Bauchmuskulatur anspannen.
2. Hände und Beine nach vorn ausstrecken, sodass der Körper ein V bildet. Die starke Spannung kurz halten, den Rücken nicht runden und auch das Becken nicht kippen. Wieder aufrichten in die Ausgangsposition.

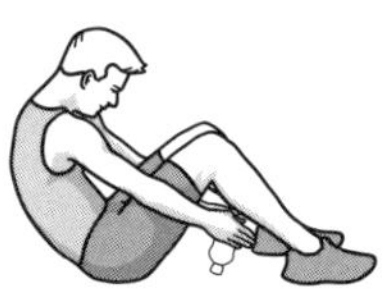

1

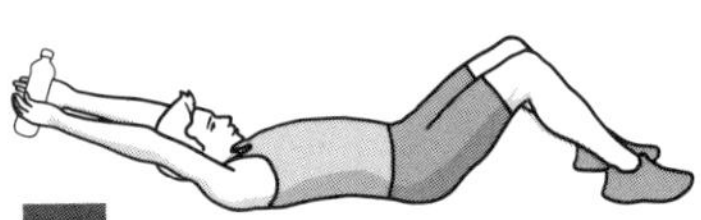

2

Long and Short

1. Auf den Boden setzen und die Beine leicht anziehen. Die Füße mit den Fersen aufsetzen und den Oberkörper etwas nach hinten lehnen. Nun eine Wasserflasche unter den Kniekehlen von der einen Hand in die andere übergeben. Den Bauch währenddessen gut anspannen!
2. Jetzt den Oberkörper weit zurücklehnen, die Schulterblätter sollten dabei jedoch nicht den Boden berühren. Die Arme über Kopf strecken und die Flasche wieder von Hand zu Hand übergeben.

V-up

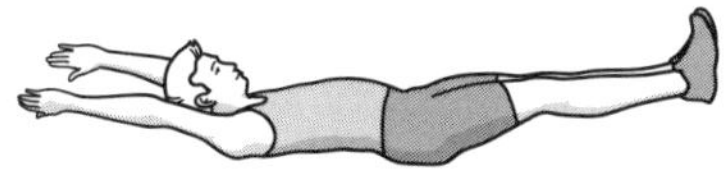

1

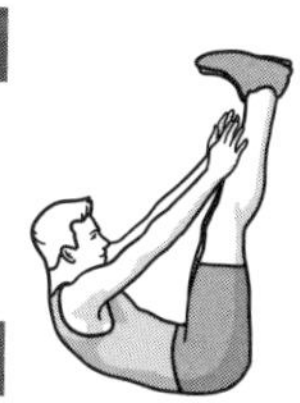

2

1. Auf den Boden legen. Die Beine schließen und die Füße aufstellen. Die Hände hinter dem Kopf ausstrecken. Die Beine anheben und leicht anwinkeln. Bauch anspannen und den Kopf leicht anheben.
2. Mit der Kraft der Bauchmuskeln Arme und Beine zusammenbringen. Zügig zwischen dieser End- und der Startposition hin und her wechseln ohne abzulegen.

Beidseitiges Strecken

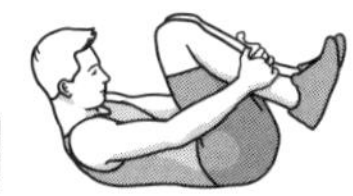

1

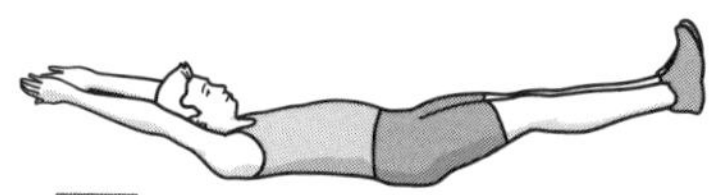

2

1. Auf den Rücken legen, die Beine zum Körper heranziehen und an den Schienbeinen festhalten. Den Kopf vom Boden abheben.
2. Die Hüften unten halten und den unteren Rücken in den Boden pressen. Nun die Beine und die Arme jeweils in einem 45-Grad-Winkel zum Boden ausstrecken. Die Arme über Kopf halten, mit dem Bizeps dicht an den Ohren. Der Köper bildet jetzt ein breites U. Die Position kurz halten und den unteren Rücken weiterhin in den Boden drücken. Mithilfe der Bauchmuskulatur Arme und Beine wieder zurück in die Ausgangsposition kommen.

Klappmesser-Crunch

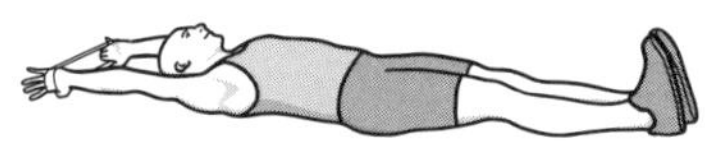

1

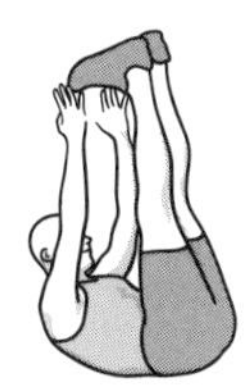

2

1. Auf den Rücken legen und die Arme über Kopf ausstrecken, sodass sie die Körperlinie verlängern. Die Beine strecken und die Zehen Richtung Körper anziehen.
2. Die ausgestreckten Beine anheben, bis sie senkrecht nach oben zur Decke zeigen. Gleichzeitig die Schultern und den Kopf vom Boden lösen und die Zehen mit den Fingerspitzen berühren. Die Beine dabei unbedingt gestreckt halten. Die Bauchspannung halten. Dann die Arme und Beine gleichzeitig wieder absenken und erst kurz vor dem Boden stoppen.

Tipp: Für noch mehr Intensität kann der Oberkörper so weit aufgerichtet werden, dass er mit den Beinen ein V bildet.

Übungen für die schräge Bauchmuskulatur

Schräger Crunch

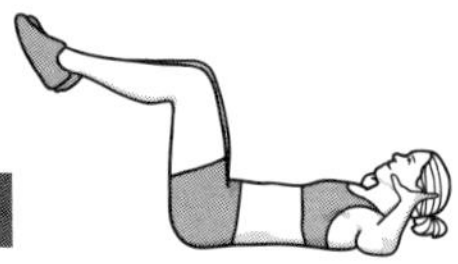

1

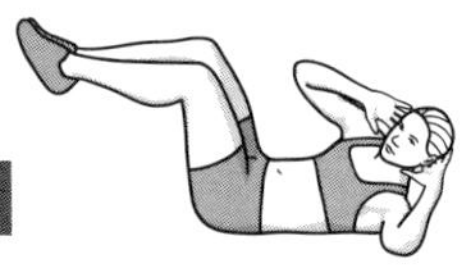

2

1. Auf den Rücken legen und die Beine so anheben, dass Hüften und Knie jeweils im rechten Winkel gebeugt sind. Die Ellbogen auf Schulterhöhe zur Seite strecken und die Hände an den Schläfen anlegen.
2. Den Oberkörper langsam aufrichten und zur Seite drehen, indem die rechte Schulter in Richtung des linken Knies bewegt wird. Den Oberkörper absenken und zurück in die Ausgangsposition kommen. Die Übung zur anderen Seite wiederholen und wechselseitig fortfahren.

Hinweise: Zuerst die Schultern anheben und erst anschließend den Oberkörper zur Seite rotieren. Die Ellbogen auch beim Hochgehen auf Schulterhöhe halten und nicht nach innen zur Brustmitte bewegen.

Crunch mit gestreckten Armen

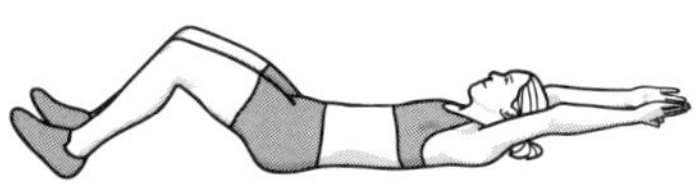

1

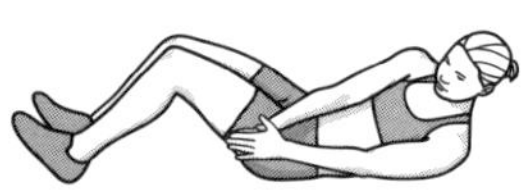

2

1. Auf den Rücken legen. Die Beine etwa im 90-Grad-Winkel beugen und die angezogenen Füße am Boden aufstellen. Die Arme über Kopf und parallel zum Boden ausstrecken, die Handflächen zeigen zueinander. Bewusst durch das Aktivieren der Bauch-, Rücken- und Gesäßmuskulatur Körperspannung aufbauen.
2. Den Oberköper nun mit Kraft der Bauchmuskulatur kontrolliert anheben, dabei im Rumpf leicht rotieren und die Arme nach vorn und seitlich neben die Hüfte führen. Den Oberkörper wieder kontrolliert absenken und in die Ausgangsposition mit über Kopf gestreckten Armen zurückkommen. Die Übung zur anderen Seite ausführen und wechselseitig fortfahren.

Seiten-Crunch

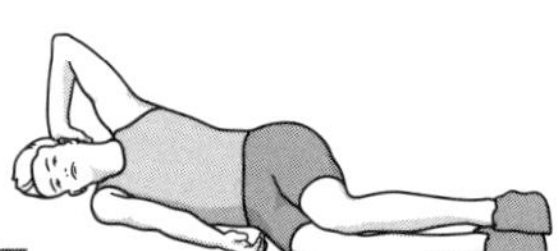

1

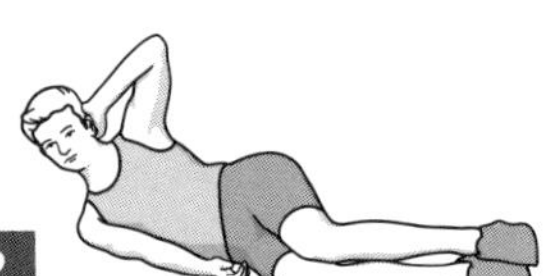

2

1. Auf die Seite legen, den unteren Arm nach vorn ausstrecken. Die Knie zur Stabilisierung anziehen, sodass die Hüfte etwa im rechten Winkel gebeugt ist. Die Finger der oberen Hand an die nach oben zeigende Schläfe legen.
2. Nun die seitliche Bauchmuskulatur anspannen und den oberen Rücken anheben. Diese Position kurz halten, dann langsam zurück in die Ausgangsstellung absenken. Die Muskelspannung halten und den Kopf nicht ablegen. Im nächsten Satz die Seite wechseln.

Schräger Crunch mit überkreuzten Beinen

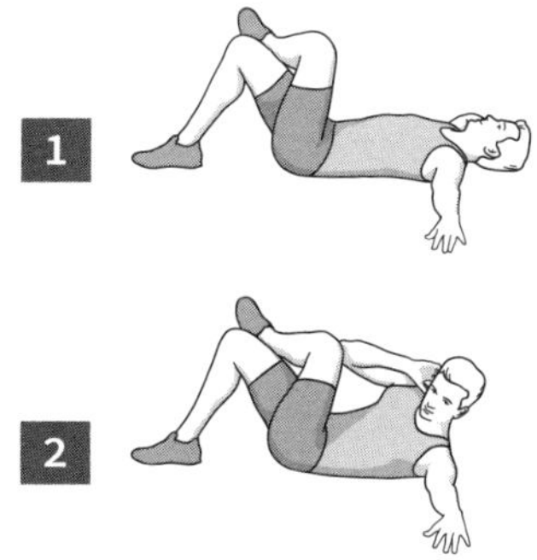

1. Auf den Rücken legen und den rechten Fuß aufstellen. Das linke Fußgelenk oberhalb des rechten Knies ablegen. Die rechte Hand an die Schläfe führen und den linken Arm zur Seite gestreckt ablegen.
2. Den Oberkörper anheben und nach links drehen, bis der rechte Ellbogen fast das Knie berührt. Im nächsten Satz die Seiten wechseln.

Ausfallschritt mit Rotation

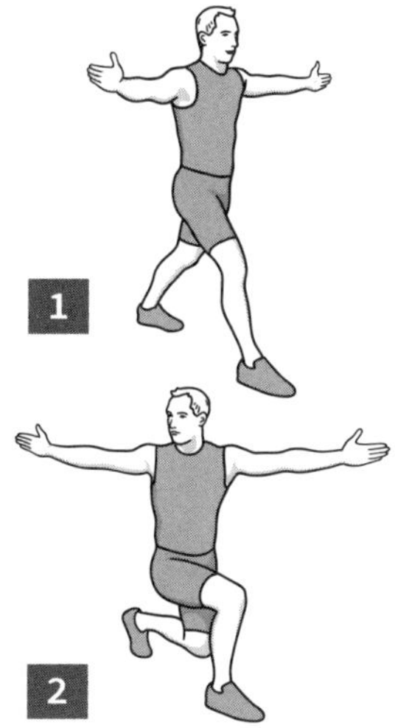

1. Einen aufrechten Stand mit hüftbreit geöffneten Füßen einnehmen. Die Arme seitlich auf Schulterhöhe ausstrecken, die Handflächen zeigen nach vorn. Mit dem rechten Fuß einen weiten Schritt nach vorn ausführen. Den Brustkorb nach oben aufrichten, den Kopf in Verlängerung der Wirbelsäule und das Kinn parallel zum Boden halten.
2. Den Körper im Ausfallschritt absenken, bis der rechte Oberschenkel parallel zum Boden steht. Gleichzeitig den Oberkörper aus der Hüfte mit dem Ausatmen so weit wie möglich nach rechts drehen. Den gestreckten rechten Arm dabei seitlich nach hinten führen, bis eine leichte Spannung im Brustkorb zu spüren ist. Die Position kurz halten, dann wieder in die Ausgangsposition aufrichten. Im nächsten Satz die Seiten wechseln.

Crunch-Seitbeuge-Kombi

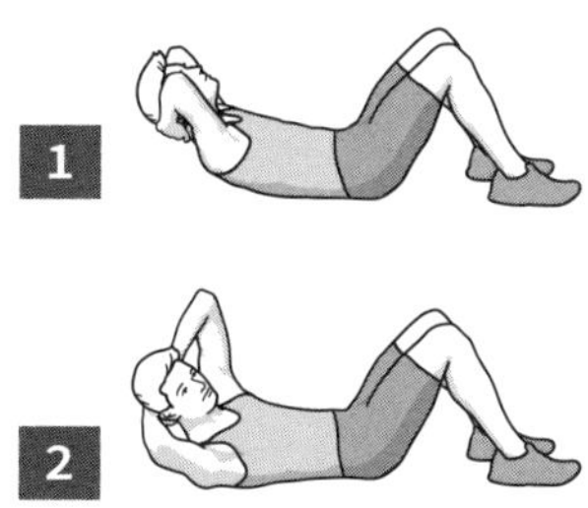

1. Auf den Rücken legen und die Knie beugen. Die Füße aufstellen und die Hände hinter den Ohren am Kopf anlegen. Den Oberkörper so einrollen, dass sich die Schulterblätter vom Boden abheben.
2. Jetzt in der Taille nach links beugen. Mit der linken Achsel auf die linke Hüfte zielen. Den Oberkörper wieder strecken, dann nach rechts beugen und wieder strecken.

Bauchmuskel-Chop

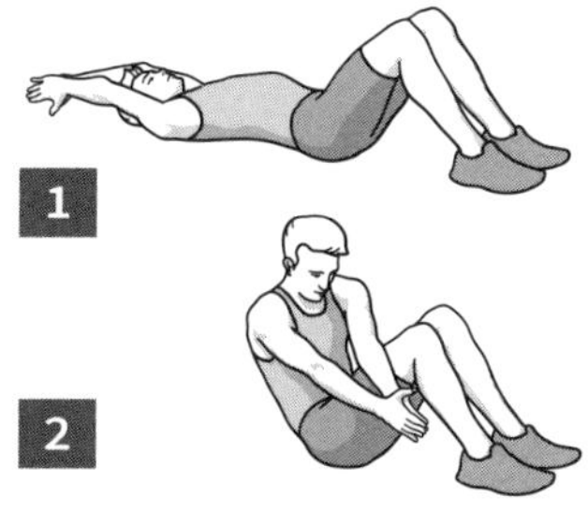

1. Auf den Rücken legen, die Arme über Kopf strecken und die Handflächen aufeinanderlegen.
2. Die Bauchmuskulatur anspannen, den Oberkörper aufrichten und einen Crunch ausführen. Dabei die Hände zur Außenseite des rechten Oberschenkels führen. Kontrolliert wieder in die Ausgangsposition absenken und die Übung zur linken Seite ausführen.

Rumpftwist

1
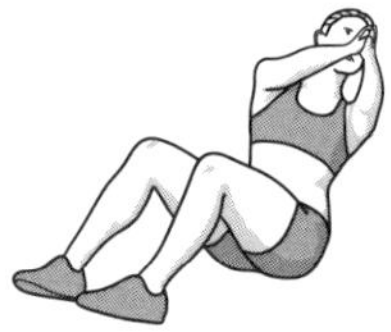

2
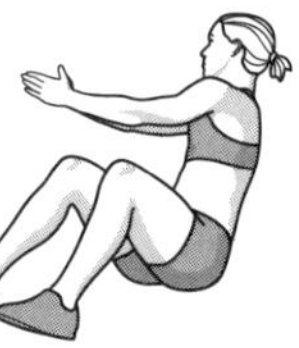

1. Mit angewinkelten Beinen auf den Boden setzen, den aufgerichteten Oberkörper nach hinten lehnen, bis er ungefähr einen 60- bis 75-Grad-Winkel mit dem Boden bildet. Die Arme auf Schulterhöhe gerade nach vorn strecken und die Handflächen aneinanderlegen. Nun den Oberkörper so weit wie möglich nach links drehen. Die Arme mitführen, der Blick folgt den Händen.
2. Diese Position 2 Sekunden halten, dann den Oberkörper zur rechten Seite drehen.

Tipp: Um den Schwierigkeitsgrad zu steigern, bei der Übungsausführung mit den gestreckten Armen eine Hantel halten.

Rumpfrotation mit gebeugten Beinen

1
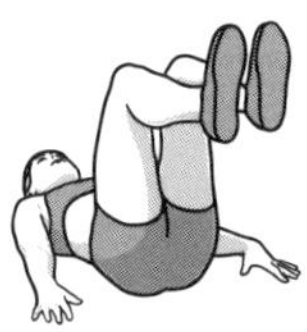

2
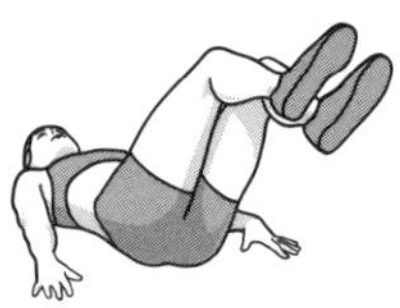

1. Auf den Rücken legen und die Arme neben dem Körper gestreckt ablegen, die Handflächen zeigen nach unten. Die Beine so anheben, dass Hüften und Knie jeweils im rechten Winkel gebeugt sind.
2. Die Handflächen in den Boden drücken und die geschlossenen Beine so weit wie möglich nach links führen, ohne dass sich die rechte Schulter vom Boden löst. Die Beine zurück zur Mitte bringen und im Anschluss zur rechten Seite absenken.

Tipp: Noch schwieriger wird's mit den Händen an den Schläfen oder mit über Kopf gestreckten Armen.

Rumpfrotation mit gestreckten Beinen

1
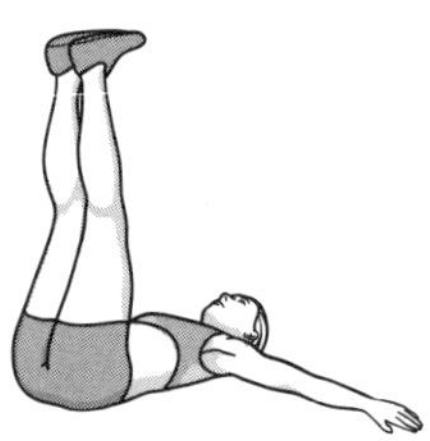

2
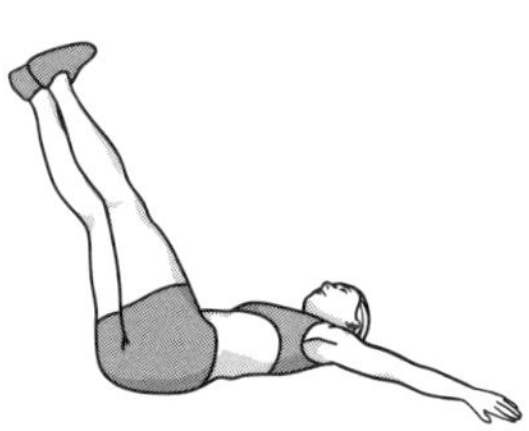

1. Auf den Rücken legen. Die Arme auf Schulterhöhe seitlich ausstrecken, die Handflächen liegen auf dem Boden. Die gestreckten Beine schließen und in einem rechten Winkel zum Oberkörper anheben. Die Knie sind über den Hüften.
2. Den Bauch anspannen, die Arme fest in den Boden drücken und beide Beine zu einer Seite absenken. Die Schultern bleiben auf dem Boden. Die Füße einige Zentimeter über den Boden halten, dann wieder aufrichten. Die Beine dabei geschlossen halten. Die Übung zur anderen Seite wiederholen.

Rumpfrotation mit angehobenen Beinen

1. Auf den Boden setzen. Die Füße bequem aufstellen. Die Hände an die Schläfen legen, die Ellbogen zeigen nach außen. Die Unterschenkel anheben und etwa parallel zum Boden halten. Den Oberkörper zurücklehnen und so weit wie möglich nach rechts rotieren. Dabei den Bauch fest angespannt und den Rücken gerade halten.
2. Den Oberkörper wieder zur Mitte und direkt über die Mitte zur linken Seite rotieren. Wechselseitig fortfahren.

Tipp: Leichter wird die Übung, wenn nur das Bein angehoben ist, zu dessen Seite der Rumpf gedreht wird.

1
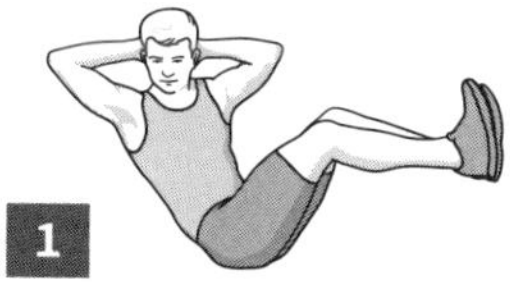

2
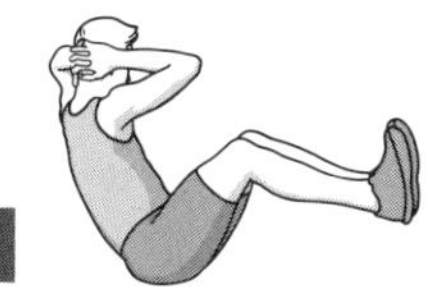

Seitstütz mit abgelegten Knien

1. Den Oberkörper in der Seitlage auf den linken Unterarm stützen, die Fingerspitzen zeigen nach vorn, der Ellbogen befindet sich unterhalb des Schultergelenks. Den rechten Arm locker in der Hüfte aufstützen. Die Beine um 90 Grad anwinkeln, sodass die Unterschenkel in der Ausgangsposition stabilisiert sind.
2. Nun das Becken anheben, bis der ganze Körper eine Linie bildet. Der Bauch ist währenddessen eingezogen und die Gesäßmuskulatur angespannt. Die Position halten und im Anschluss die Seite wechseln.

Tipp: Während der Übungsausführung die Schultern bewusst von den Ohren weg zu den Hüften ziehen.

1
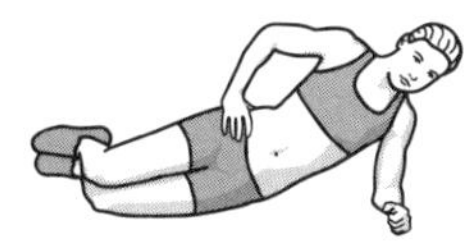

2
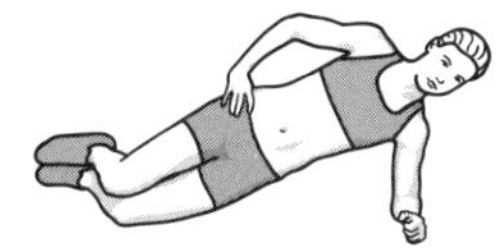

Seitstütz mit Hüftheben

1. Den Oberkörper in der Seitlage auf den rechten Unterarm stützen. Die Beine sind gestreckt. Die linke Hand auf der Hüfte auflegen. Nun das Becken anheben, bis der ganze Körper eine Linie bildet. Die Bauchmuskulatur anspannen und den Bauchnabel bei jeder Einatmung aktiv in Richtung Wirbelsäule ziehen. Für eine gerade Haltung die Hüfte hoch und nach vorn führen.
2. Aus dieser Ausgangsstellung nun das Becken so weit wie möglich in Richtung Decke drücken. Der Bauch bleibt währenddessen eingezogen und die Gesäßmuskulatur angespannt. Langsam wieder zurück in die Ausgangsposition kommen. Mit der Hüfte weder nach vorn noch nach hinten ausweichen. Im nächsten Satz die Seite wechseln.

1
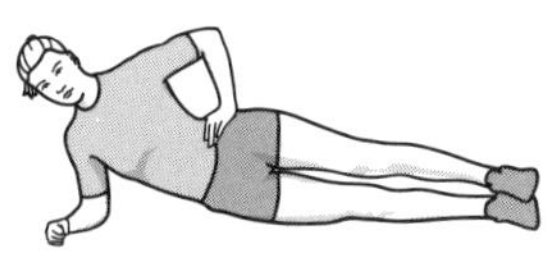

2
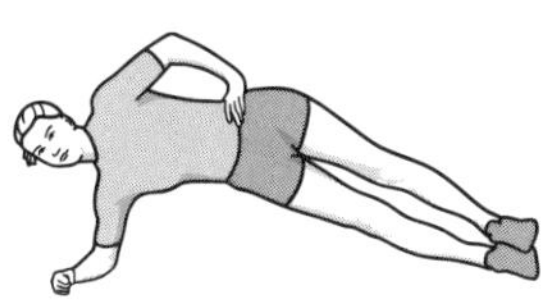

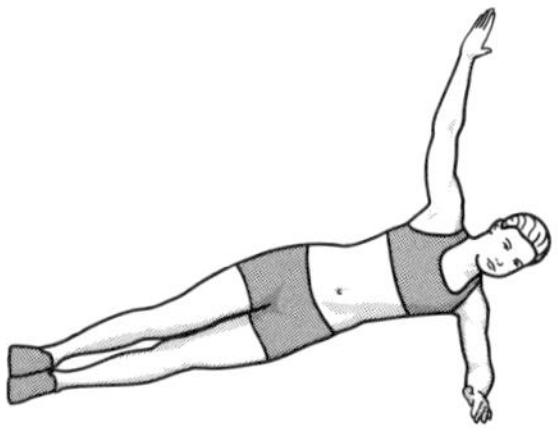
1

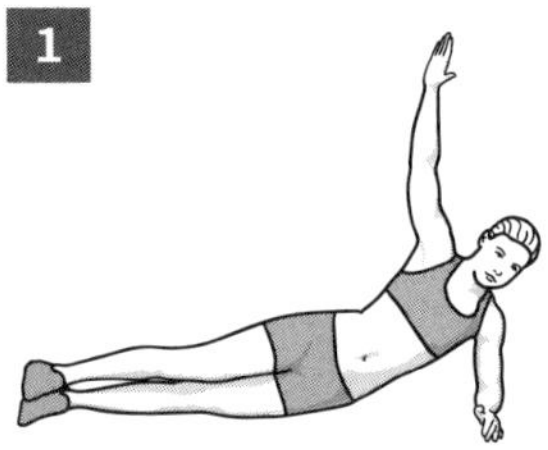
2

Dynamischer Seitstütz

1. Auf die linke Seite legen und die Beine strecken, ein Fuß ruht auf dem anderen, die Fußspitzen zeigen nach vorn. Auf den linken Unterarm stützen und den Körper so nach oben drücken, dass er eine Linie bildet. Der linke Ellbogen befindet sich genau unter dem Schultergelenk. Den Kopf gerade halten und die Bauchmuskulatur anspannen. Den freien Arm senkrecht nach oben strecken.
2. Das Becken in einer fließenden Bewegung bis kurz vor Bodenkontakt langsam absenken. Nicht ablegen! Mit dem Ausatmen das Becken so weit wie möglich wieder in Richtung Decke anheben. Im nächsten Satz die Seite wechseln.

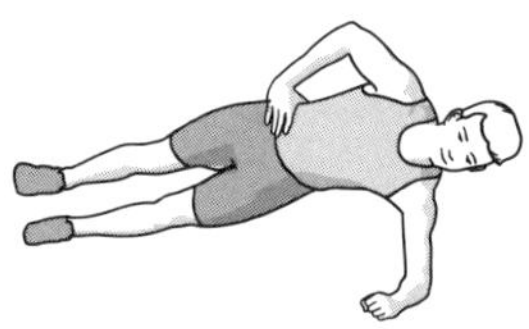
1

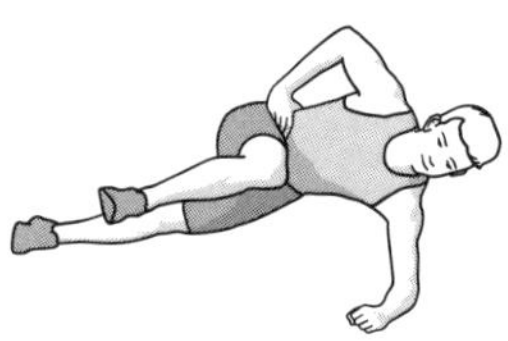
2

Seitstütz und Knielift

1. Auf die linke Seite legen und die Beine strecken, ein Fuß ruht auf dem anderen, die Fußspitzen zeigen nach vorn. Auf den linken Unterarm stützen und den Körper so nach oben drücken, dass er eine Linie bildet. Der linke Ellbogen befindet sich genau unter dem Schultergelenk. Den Kopf gerade halten und die Bauchmuskulatur anspannen. Den rechten Arm in der Hüfte abstützen. Nun das rechte Bein abheben und parallel zum Boden halten.
2. Das rechte Knie Richtung Oberkörper ziehen. Die Position kurz halten, dann das Bein wieder strecken. Im nächsten Satz die Seite wechseln.

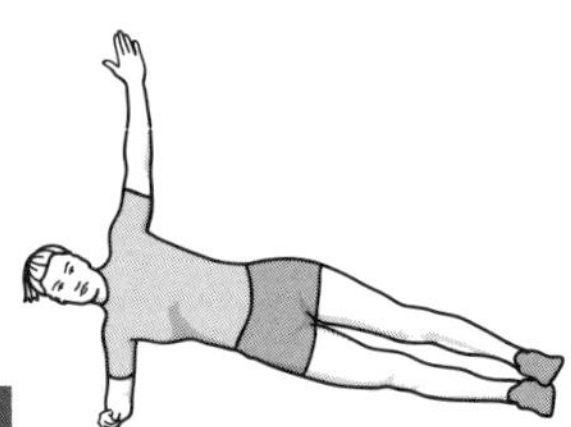
1

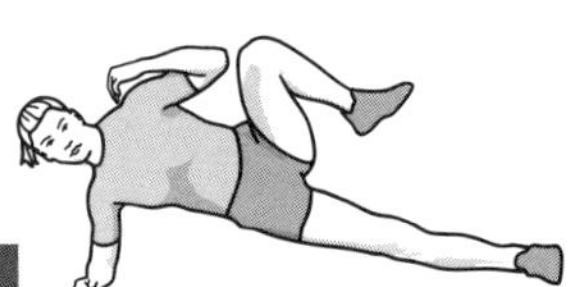
2

Profi-Seitstütz

1. Auf die rechte Seite legen und auf den rechten Unterarm stützen. Das Becken vom Boden lösen, bis Beine und Rumpf eine Linie bilden. Nun das obere Bein und den oberen Arm anheben und ausstrecken.
2. Aus dieser Position den linken Ellbogen und das linke Knie mit Muskelspannung zusammenführen und wieder strecken. Im nächsten Satz die Seite wechseln.

Tipps: Stell dir vor, wie Arm und Bein gegen einen unsichtbaren Widerstand angehen, als hingen sie an starken Therabändern. Um die Intensität etwas zu senken, das untere Bein zum Aufstützen anwinkeln.

Drehseitstütz

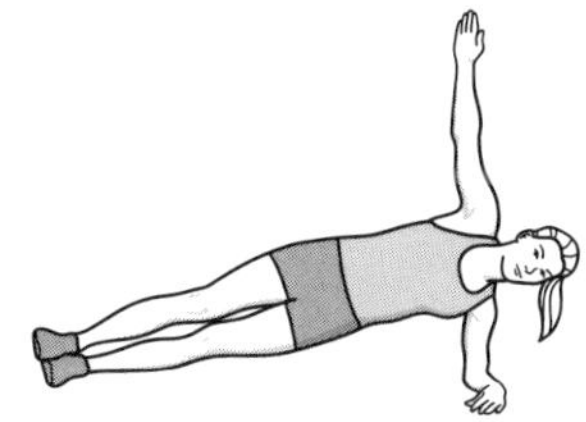

1

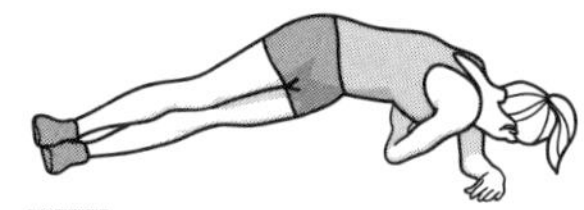

2

1. Auf die linke Seite legen und die Beine strecken, ein Fuß ruht auf dem anderen, die Fußspitzen zeigen nach vorn. Auf den linken Unterarm stützen und den Körper so nach oben drücken, dass er eine Linie bildet. Der linke Ellbogen befindet sich genau unter dem Schultergelenk. Den Kopf gerade halten und die Bauchmuskulatur anspannen. Den rechten Arm Richtung Decke strecken.
2. Den Körper eindrehen und die rechte Hand unter der Brust hindurch nach hinten führen. Nur den Oberkörper, nicht die Hüfte drehen, der Blick folgt der Bewegung. Anschließend den Körper wieder aufdrehen. Im nächsten Satz die Seite wechseln.

Übungen für die untere Bauchmuskulatur

Single Leg Raise

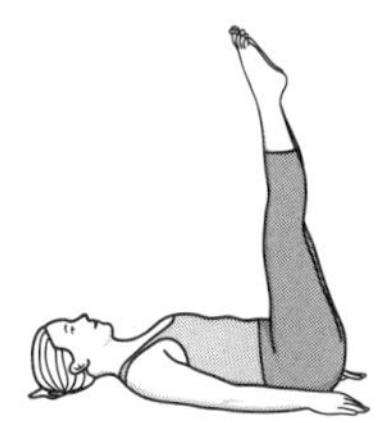

1

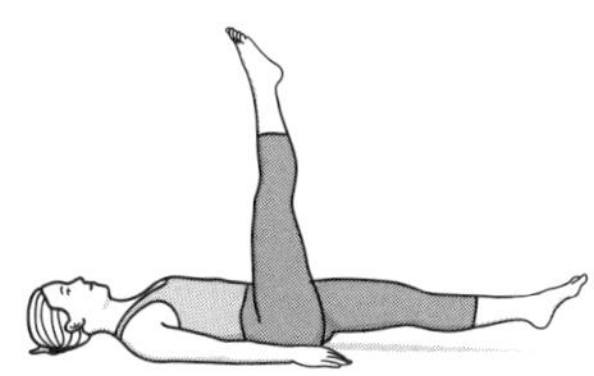

2

1. Auf den Rücken legen, die Arme neben den Körper ablegen. Die geschlossenen Beine anheben und senkrecht zur Decke strecken.
2. Im Wechsel jeweils ein Bein absenken – aber nur so weit, dass der untere Rücken durch die Spannung der Bauchmuskulatur auf dem Boden gehalten werden kann. Die Beine ohne Schwung bewegen, um den Bauchmuskeln die ganze Arbeit zu überlassen. Den unteren Rücken fest in den Boden drücken.

Tipp: Zur Steigerung der Intensität kann die Schulterpartie etwas angehoben werden.

Wechselseitiges Beinstrecken

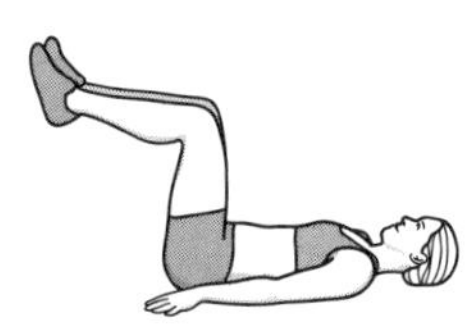

1

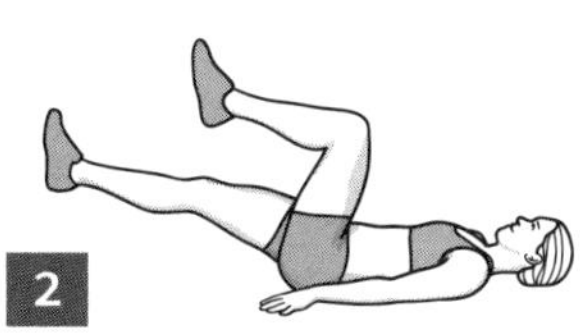

2

1. Auf den Rücken legen und die Hände neben dem Gesäß flach auf dem Boden ablegen. Die Handflächen zeigen dabei nach unten. Beide Beine in der Luft anwinkeln, sodass sich die Unterschenkel in der Waagerechten befinden, die Knie etwa über den Hüften.
2. Im dynamischen Wechsel ein Bein nach vorn strecken, während das andere angewinkelt bleibt. Die Bauchmuskeln bleiben so angespannt, dass der untere Rücken den Kontakt zum Boden behält.

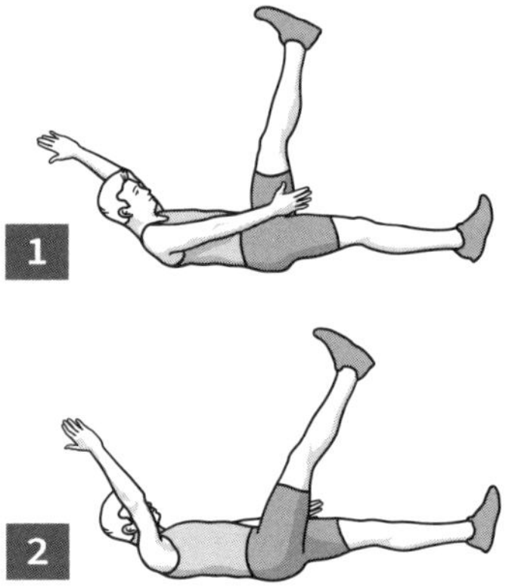

Schere

1. Auf den Rücken legen und den Oberkörper leicht anheben. Beine und Arme nach oben strecken. Die Schulterblätter lösen sich komplett vom Boden. Gleichzeitig den rechten Arm und das rechte Bein absenken, Boden nicht berühren.
2. Wieder nach oben strecken. Dann die Seiten wechseln und den linken Arm und das linke Bein absenken, wechselseitig fortfahren.

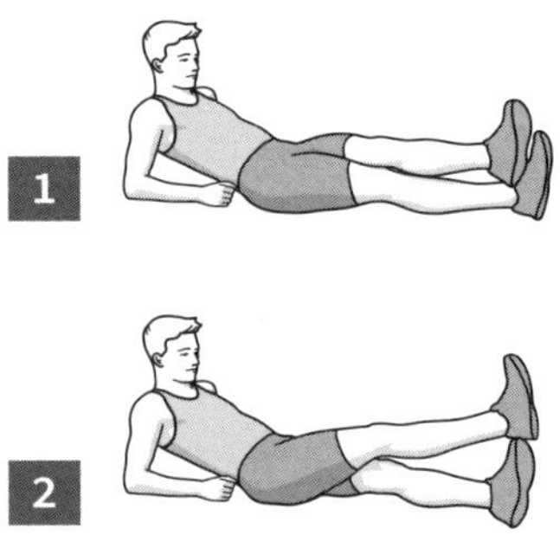

Beinschere

1. Auf eine Matte setzen, zurücklehnen und auf den Unterarmen abstützen. Die Beine ausstrecken, dann die Bauchmuskulatur anspannen. Jetzt die gestreckten Beine vom Boden lösen und das linke Bein scherenartig über das rechte führen. Die Beine währenddessen auf einer Höhe halten.
2. Die Beine sofort wieder auseinanderziehen und das rechte Bein über dem linken kreuzen. Diese Scherenbewegung mit den Beinen wechselweise ohne Pause fortführen. Die Beine bleiben gestreckt, der Rest des Körpers unbewegt.

Tipps: Spiele mit dem Winkel zwischen Beinen und Boden. Für noch mehr Intensität den Oberkörper frei in der Luft zurückneigen. Den Rücken dabei unbedingt gerade halten, die Hände auf die Brust legen. Spreize die Beine zwischen jedem Seitenwechsel so weit wie möglich.

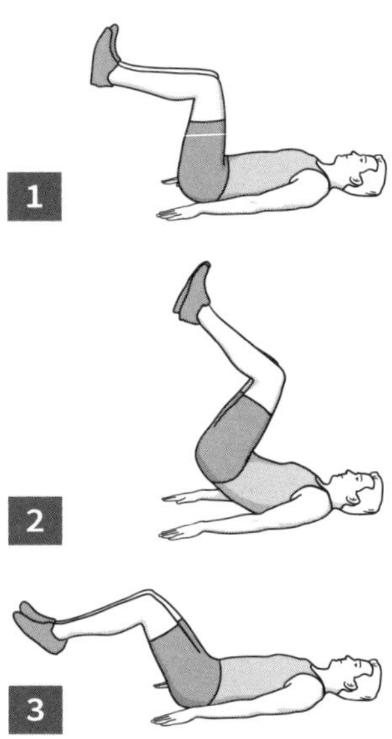

Reverse Crunch

1. Auf den Rücken legen. Die Arme neben dem Körper gestreckt ablegen, die Handflächen zeigen zum Boden. Die Beine anheben, sodass die Knie und die Hüften jeweils im 90-Grad-Winkel gebeugt sind.
2. Mit Kraft der Bauchmuskulatur den Unterkörper vom Boden abheben.
3. Die Haltung Wirbel für Wirbel wieder auflösen, bis der untere Rücken den Boden berührt. Die Beine dann weiter Richtung Boden führen, bis die Fersen fast den Boden antippen. Den rechten Winkel in den Knien jedoch beibehalten. Im Anschluss an diese Endposition wieder einrollen in die Ausgangsposition.

Tipp: Der Schwierigkeitsgrad der Übung steigt, wenn die Arme hinter dem Kopf gestreckt werden, wahlweise Zusatzgewichte in den Händen halten.

Beckenlift mit Rotation

1. Auf den Rücken legen und die Beine senkrecht nach oben strecken, aber nicht komplett durchdrücken. Die Arme zur Stabilisation neben dem Oberkörper ablegen, die Handflächen zeigen zum Boden.
2. Mit der Spannung der Bauchmuskultur das Becken leicht vom Boden abheben und dabei die Hüfte etwa 20 Grad nach rechts drehen. Die Hüfte wieder ablegen und die Übung zur anderen Seite wiederholen.

Tipp: Für noch mehr Intensität die Beine in der gedrehten Position kontrolliert zur Seite absenken.

1

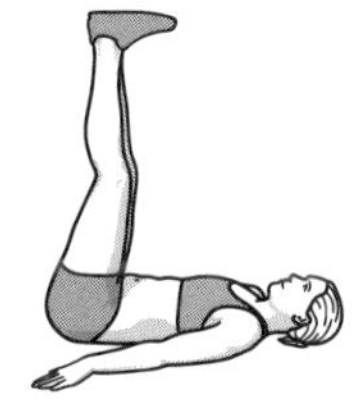

2

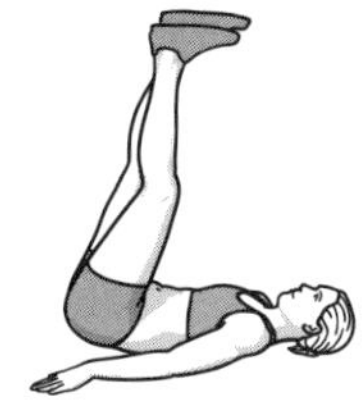

Reverse Profi-Crunch

1. Auf den Rücken legen und die Hände im Nacken falten, ohne am Kopf zu zerren. Den linken Oberschenkel fast senkrecht anziehen, das rechte Fußgelenk oberhalb des linken Knies ablegen.
2. Kopf und Schulterbereich anheben, gleichzeitig die Knie in Richtung Kopf führen. Das Becken löst sich dabei vom Boden. Die Position kurz halten, dann wieder lösen. Im nächsten Satz die Seiten wechseln.

1

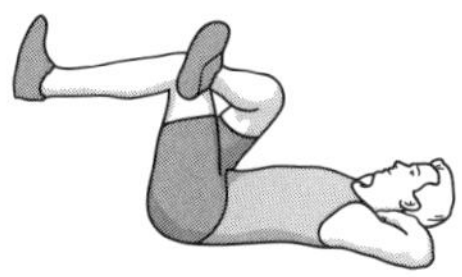

2

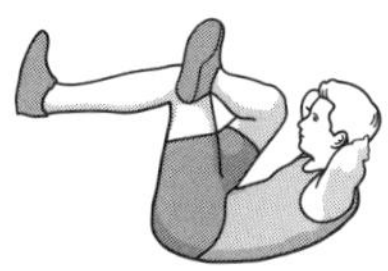

Beinscheren-Crunch

1. Mit gestreckten Beinen auf den Rücken legen und die Zehen Richtung Körper anziehen. Den linken Arm seitlich etwa auf Schulterhöhe gestreckt ablegen und die rechte Hand in Höhe der rechten Schläfe am Kopf anlegen. Die Bauchmuskulatur anspannen und beide Beine sowie den Kopf einige Zentimeter vom Boden abheben. Den unteren Rücken in den Boden drücken.
2. Das linke Bein gestreckt nach oben anheben. Zeitgleich den Oberkörper langsam aufrichten und so eindrehen, dass die rechte Schulter zum linken Knie geführt wird. Langsam in die Ausgangsposition zurückkommen, ohne die gestreckten Beine abzulegen. Im fließenden Seitenwechsel fortfahren.

Tipp: Für ein besseres Timing der Bewegung das gestreckte Bein einige Sekunden vor dem Oberkörper anheben.

1

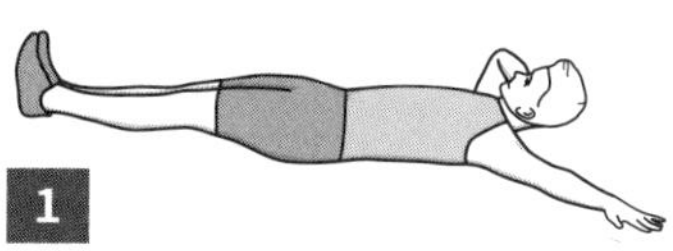

2

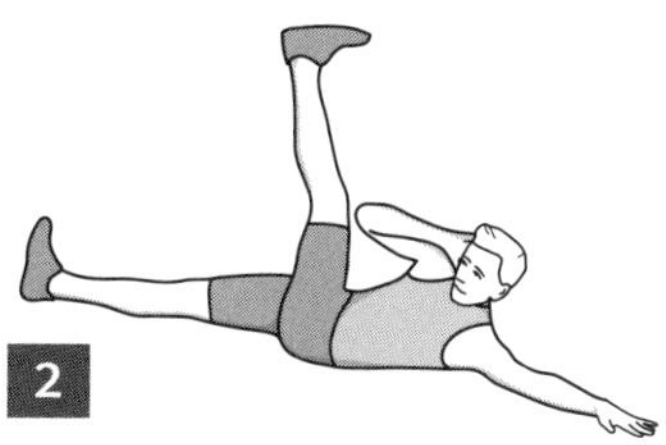

Komplexe Core-Übungen

Vierfüßlerstand mit angehobenen Knien

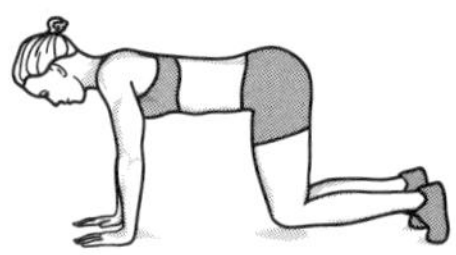

In den Vierfüßlerstand gehen. Die Hände sind unter den Schultern, die Knie unter den Hüften. Der Blick geht zum Boden. Auf diese Weise bleibt der Kopf unten und der Nacken entspannt. Die Fußspitzen aufstellen, den Rumpf anspannen und die Knie wenige Zentimeter vom Boden anheben. Die Position halten und dabei ruhig einatmen. Der Rücken bleibt gerade, der Kopf in der Verlängerung der Wirbelsäule.

Leg Raise Crunch

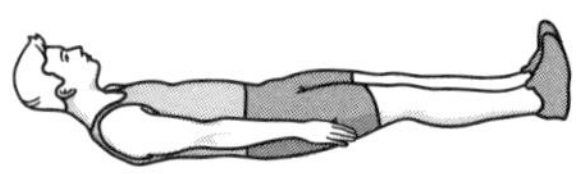

1

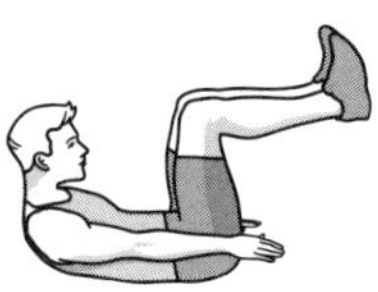

2

1. Auf den Rücken legen, die gestreckten Beine anheben und die Zehen anziehen. Den Kopf anheben und die Schulterblätter von der Matte lösen. Die Arme strecken und neben dem Körper in der Luft halten. Die Handflächen zeigen zum Boden.
2. Den Rumpf beugen, die Schultern anheben und die Arme weiter in Richtung der Füße schieben. Gleichzeitig die Knie beugen und an den Körper heranziehen. Der untere Rücken bleibt dabei fest auf dem Boden.

Cross Touch

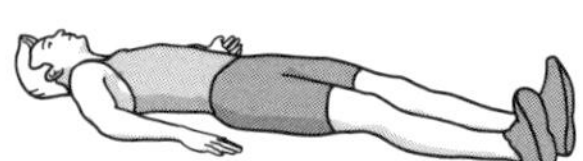

1

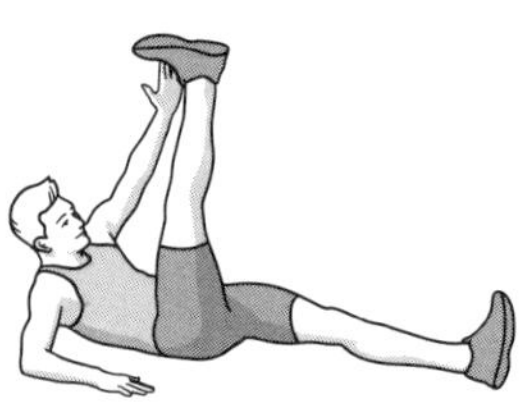

2

1. Auf den Rücken legen und beide Beine lang ausstrecken. Den linken Arm über Kopf heben, den rechten Arm neben dem Körper ablegen. Den Core anspannen, den Kopf anheben und das rechte Bein ein paar Zentimeter vom Boden lösen.
2. Jetzt kraftvoll aus der Mitte nach oben kommen und den linken Arm und das rechte Bein zusammenbringen. Den Kopf in Verlängerung der Wirbelsäule halten. Die Position oben kurz halten, dann wieder absenken. Oberkörper und Bein nicht ganz ablegen, sondern direkt wieder nach oben kommen. Im nächsten Satz die Seiten wechseln.

Wandern im Stütz

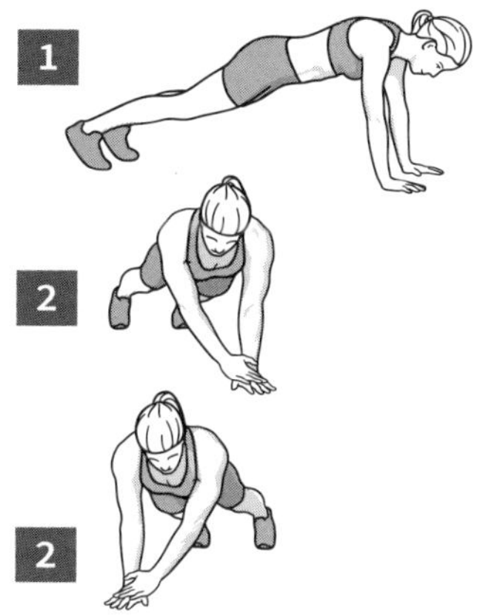

1. Eine Liegestützposition einnehmen. Die Hände sind direkt unter den Schultern, der Rücken ist gerade und der Bauch ist angespannt.
2. Die rechte Hand lösen, kurz auf die linke Hand legen und wieder zurückstellen. Die Spannung im Rumpf stets beibehalten.
3. Dies mit der linken Hand wiederholen und so im Wechsel von einer Hand zur anderen wandern. Dabei den gesamten Körper stabil über dem Boden halten. Den Bauchnabel ganz bewusst einziehen.

Käfer

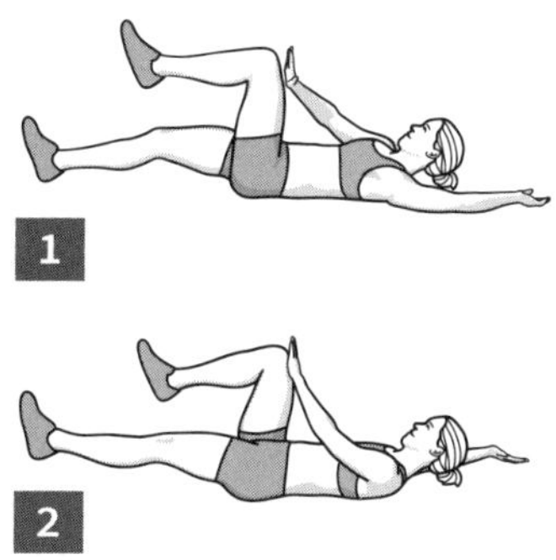

1. Eine Rückenlage einnehmen. Das rechte Bein strecken, das linke angewinkelt anheben. Den rechten Arm nach vorn strecken und das gegenüberliegende Knie berühren, den linken Arm nach hinten über den Kopf strecken. Arme, Beine und Kopf vom Boden anheben und das Kinn in Richtung Brustbein ziehen.
2. In einer fließenden Bewegung gleichzeitig die Arm- und die Beinstellung wechseln. Den unteren Rücken in die Matte drücken und die Bauchmuskulatur fest angespannt lassen.

Bicycle Crunch

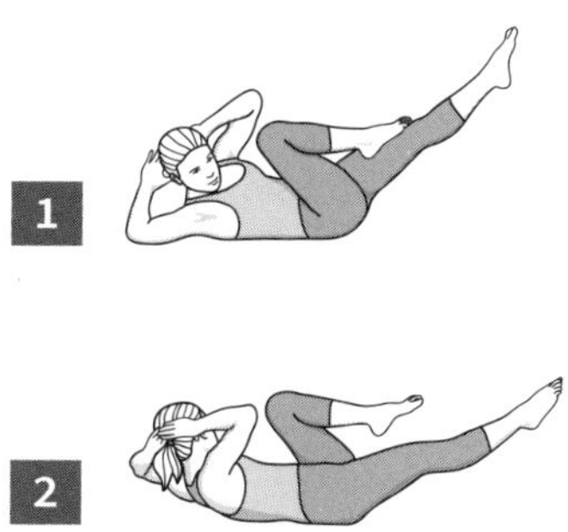

1. Auf den Rücken legen und die Hände seitlich am Kopf anlegen. Die Bauchmuskulatur anspannen und den Schultergürtel leicht vom Boden abheben. Die Beine angehoben ausstrecken. Nun die Schulterblätter vom Boden lösen, das rechte Bein gebeugt an den Bauch ziehen und gleichzeitig den linken Ellbogen diagonal vor dem Körper zum rechten Knie führen.
2. Ohne Pause in einer fließenden Bewegung zur anderen Körperseite wechseln. Dafür das rechte Bein strecken, das linke Knie heranziehen und den Oberkörper zur anderen Seite eindrehen. Wichtig ist, dass Knie und Ellbogen nicht mit Schwung, sondern nur mithilfe der Bauchmuskulatur zusammengeführt werden.

Tipps: Darauf achten, das Bein immer wieder ganz zu strecken, bevor es erneut angezogen wird. Den Bereich der Lendenwirbelsäule so wenig wie möglich bewegen. Sollte die Seitdrehung noch etwas zu intensiv sein, die Übung mit Richtung Füße gestreckten Armen ausführen. Dabei berührt die Hand den Fuß des angezogenen Beins.

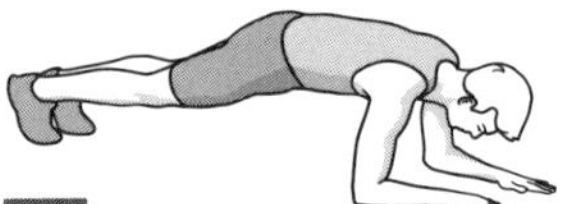

1

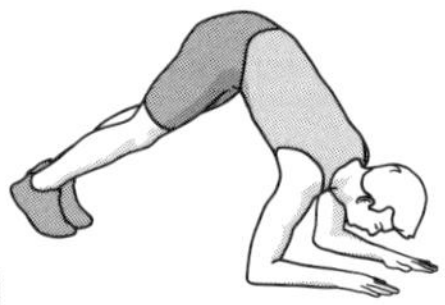

2

Dynamischer Unterarmstütz

1. In den Unterarmstütz gehen. Die Füße stehen dicht zusammen. Schultern, Po und Fersen bilden eine Linie. Die Ellbogen sind unterhalb der Schultern.
2. Das Gesäß langsam so weit wie möglich Richtung Decke schieben, bis die Hüften etwa einen rechten Winkel bilden. Die Unterarme bleiben auf dem Boden. Der Rücken ist gerade und hängt weder durch noch wird er rund. Die Position kurz halten und dann wieder absenken.

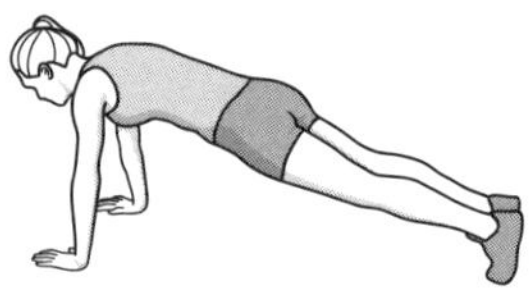

1

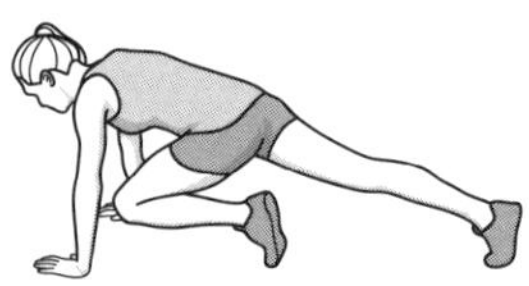

2

Bergsteiger

1. Eine Liegestützposition einnehmen. Das Körpergewicht ruht dabei auf den Händen. Zehen, Rücken und Beine sind gestreckt und die Hände schulterbreit voneinander entfernt positioniert. Den Kopf in Verlängerung der Wirbelsäule halten, den Blick zum Boden richten und die Rumpf- und Pomuskulatur fest anspannen.
2. Nun das linke Knie schnell und kontrolliert Richtung Brust ziehen und wieder zurückführen. Am Ende der Bewegung nur die Fußballen aufsetzen. Während der Ausführung nicht die Hüfte anheben. Im Anschluss das rechte Bein zur Brust ziehen und im ständigen Seitenwechsel zügig fortfahren.

Tipp: Das Körpergewicht ruht während der Bewegung auf den Fußballen, die Hände befinden sich direkt unter den Schultern.

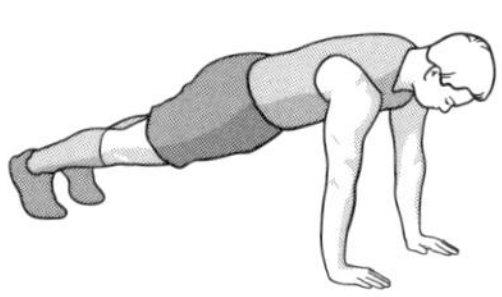

1

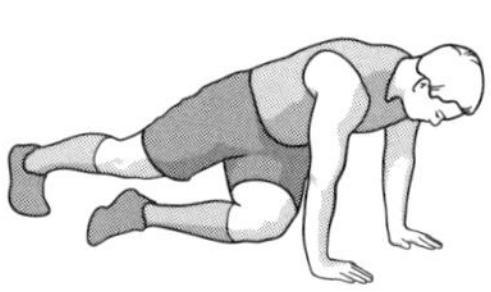

2

Bergsteiger diagonal

1. Eine Liegestützposition einnehmen. Dafür die Hände schulterbreit, die Füße hüftbreit aufstellen. Hohe Körperspannung aufbauen und von Kopf bis Ferse eine stabile Gerade halten.
2. Jetzt den linken Fuß vom Boden lösen, das Knie anwinkeln und nach vorn und seitlich zum rechten Ellbogen ziehen. In der Körpermitte kraftvoll bleiben. Den Fuß wieder absetzen und die Bewegung mit dem rechten Bein wiederholen. Im Wechsel weitermachen.

Tipp: Die Körperlinie während der Übungsausführung stark halten. Das Becken nicht durchhängen lassen oder nach oben schieben.

Bergsteiger-Kombi

1. In eine Liegestützposition gehen. Dafür die Hände schulterbreit und die Füße hüftbreit aufstellen. Eine hohe Körperspannung aufbauen und das linke Knie nach vorn zwischen die Arme ziehen. In der Körpermitte stark bleiben und die Körpergerade halten.
2. Jetzt in einer fließenden Bewegung das linke Bein nach hinten strecken und so weit wie möglich nach oben heben. Die obere Position kurz halten, dann das Bein, ohne es abzusetzen, wieder nach vorn ziehen. Im nächsten Satz die Seite wechseln.

1
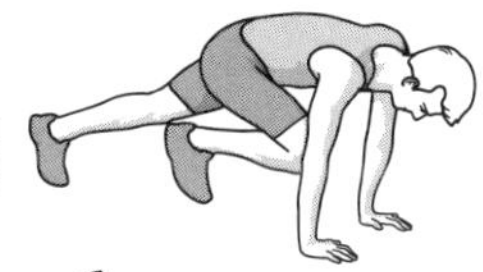

2
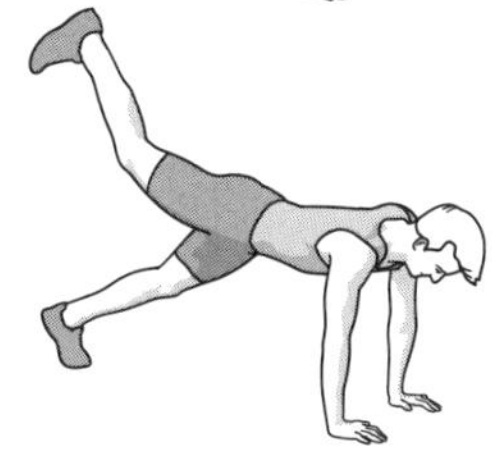

Bauchbrutzler

1. Eine Liegestützposition einnehmen. Der gesamte Körper bildet eine stabile Gerade. Starke Körperspannung aufbauen.
2. Nun mit beiden Füßen gleichzeitig seitlich nach rechts vorn springen. Die Knie berühren den rechten Ellbogen, das Becken bleibt tief. Zurück zum Stütz, dann zur linken Seite springen. Im schnellen Wechsel weiterspringen.

1
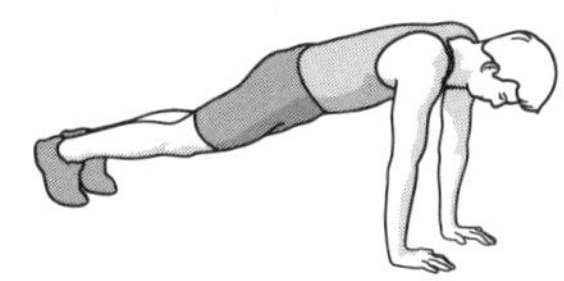

2
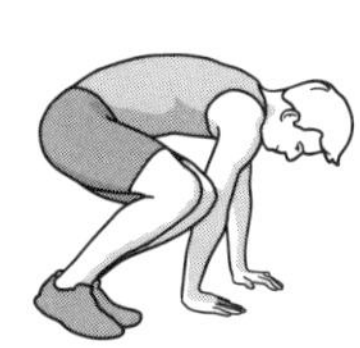

Unterarmstütz

Bäuchlings auf den Boden legen. Die Unterarme liegen eng am Körper auf Brusthöhe auf dem Boden, die Beine sind hüftbreit geöffnet, die Fußspitzen aufgestellt und die Knie liegen am Boden. Jetzt in einen Unterarmstütz hochdrücken. Kopf, Rumpf, Gesäß und Fersen sind auf einer geraden Linie. Den Rumpf anspannen und die Position halten. Den Bauchnabel dabei ganz bewusst zur Wirbelsäule einziehen. So wird die Rumpfmuskulatur noch intensiver angespannt und der Körper bleibt gerade. Ruhig weiteratmen.

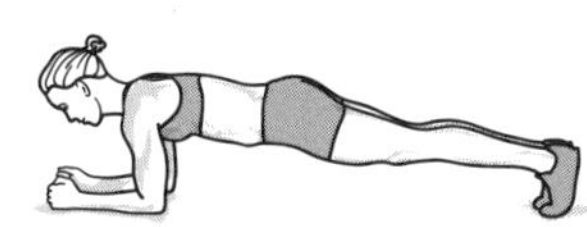

Unterarmstütz mit alternierendem Beinheben

1. In den Unterarmstütz gehen. Knie und Unterarme sind hüftbreit voneinander positioniert. Die Schultern senkrecht über den Ellbogengelenken halten. Po- und Bauchmuskulatur anspannen. Hinterkopf, Nacken und Wirbelsäule bilden eine Linie. Die Füße stehen auf den Zehenspitzen.
2. Nun die Füße mit weiterhin gestreckten Knien im Wechsel vom Boden anheben. Die Hüfte dabei stabil und parallel zum Boden halten und die Schulterblätter auseinanderschieben.

1
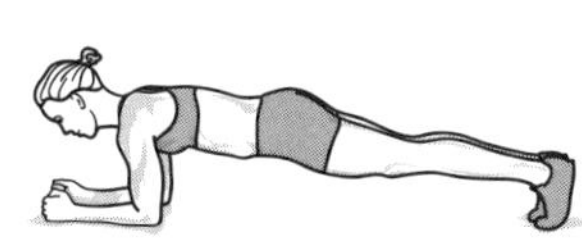

2
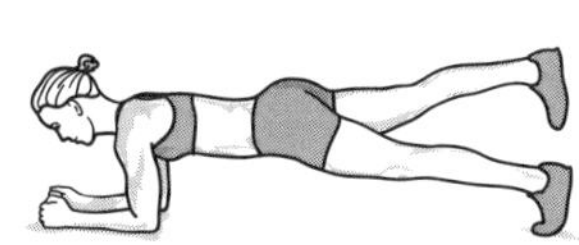

ÜBUNGEN FÜR DIE GERADE BAUCHMUSKULATUR
ÜBUNGEN FÜR DIE SCHRÄGE BAUCHMUSKULATUR
ÜBUNGEN FÜR DIE UNTERE BAUCHMUSKULATUR
KOMPLEXE CORE-ÜBUNGEN
ÜBUNGEN FÜR DEN RÜCKEN

Zweipunktunterarmstütz

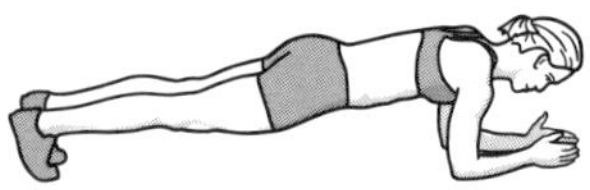

1

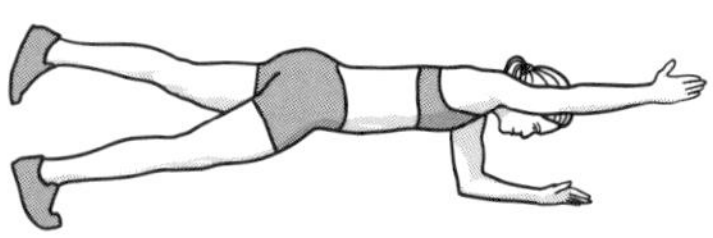

2

1. Einen Unterarmstütz einnehmen, dabei befinden sich die Ellbogen unter den Schultergelenken. Den ganzen Körper so anspannen und auf einer Linie halten, dass weder das Becken noch der Oberkörper absinken. Den Blick nach unten richten.
2. Jetzt das linke Bein und den rechten Arm gleichzeitig vom Boden abheben und strecken. Diese Position für 10 bis 15 Sekunden halten. Bein und Arm wieder absetzen und drei bis vier Atemzüge lang entspannen. Dann das rechte Bein und den linken Arm anheben.

Tipps: Um während der Übungsausführung nicht seitlich abzukippen, bewusst darauf konzentrieren, den Schultergürtel waagerecht zu halten. Ist die Übung zu schwierig, alternativ nur die Beine im Wechsel anheben.

Zweipunktstütz

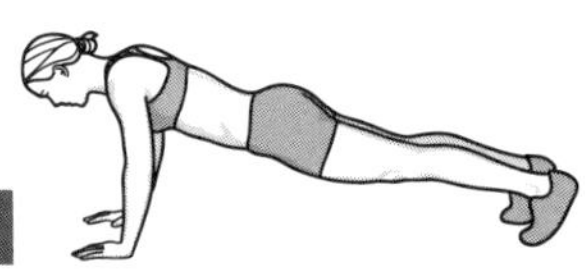

1

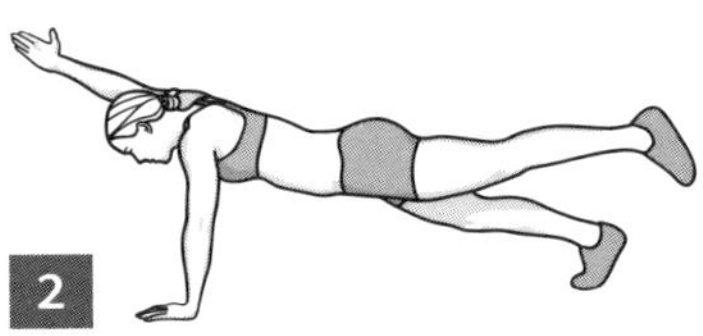

2

1. In die Liegestützposition gehen. Die Hände auf dem Boden aufsetzen, die Ellbogen sind unter den Schultern, der Rücken ist gerade und der Bauch unter Spannung.
2. Den rechten Arm nach vorn ausstrecken und gleichzeitig das linke Bein anheben und gestreckt halten. Den Bauchnabel in Richtung Wirbelsäule ziehen. Die Spannung zwei Atemzüge lang halten, dann die Seiten wechseln.

Tipps: Dadurch, dass du dich nur mit einem Arm und einem Bein abstützt, besteht die Tendenz, seitlich abzukippen. Konzentriere dich darauf, den Schultergürtel waagerecht zu halten. Um die Intensität zu senken, nur ein Bein oder einen Arm anheben.

Brett mit Drehung

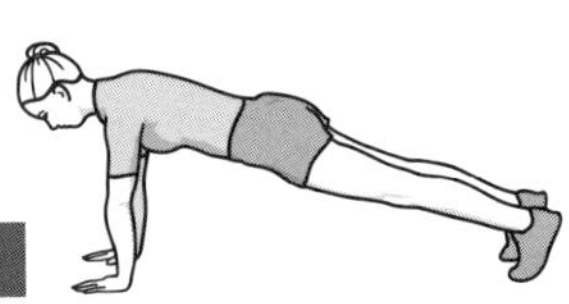

1

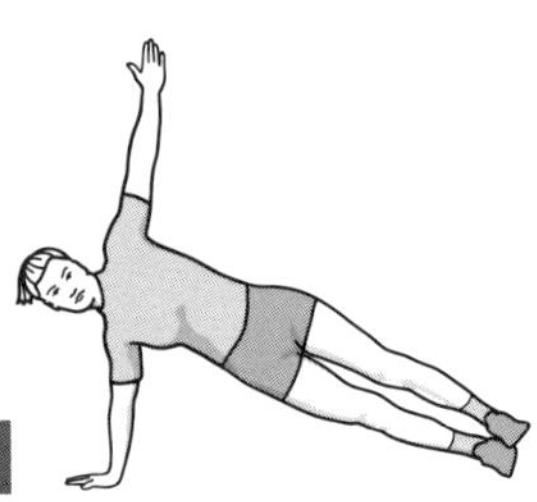

2

1. In eine Liegestützposition geben. Die Handgelenke stehen unter den Schultern, die Rumpfmuskulatur ist aktiviert. Den Bauchnabel nach innen zur Wirbelsäule ziehen. Die Beine sind gestreckt.
2. Den linken Arm in Richtung Decke heben, dabei den Körper langsam nach links aufdrehen und die Brust öffnen. Spannung bis in die Fingerspitzen aufbauen. Der Blick geht geradeaus. Das Becken weit oben halten. In die Ausgangsposition zurückkehren und die Drehung zur anderen Seite wiederholen.

Walking Push-up

1. Bäuchlings auf den Boden legen. Die Unterarme liegen eng am Körper auf Brusthöhe auf dem Boden, die Beine sind hüftbreit geöffnet, die Fußspitzen aufgestellt und die Knie liegen am Boden. Jetzt in einen Unterarmstütz hochdrücken.
2. Den linken Arm strecken und die Hand aufstützen. Der Rücken bleibt gerade, der Kopf ist in einer Linie mit der Wirbelsäule. Diese Bewegung nun auch mit dem rechten Arm ausführen, um in die Position eines klassischen Liegestützes zu kommen. Mit dem linken Arm wieder in den Unterarmstütz absenken, dann mit dem rechten. Die Bewegung in einer kontrollierten, fließenden Bewegung ausführen. Den nächsten Durchgang mit dem rechten Arm beginnen.

1
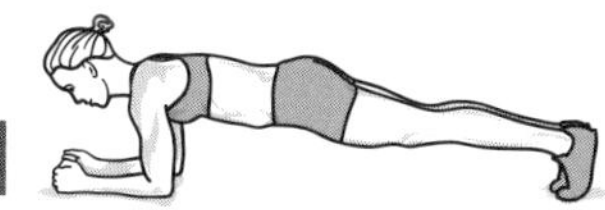

2
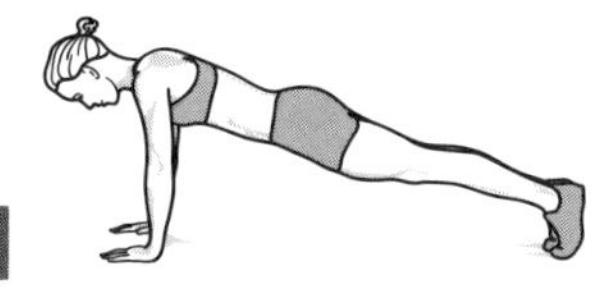

Spiderman-Unterarmstütz

1. In einen Unterarmstütz kommen. Der Köper bildet von Kopf bis Fuß eine Gerade. Die Ellbogen unter den Schultern platzieren. Das Becken befindet sich in einer Linie zwischen Oberkörper und Oberschenkeln.
2. Nun das linke Knie zum linken Arm ziehen. Das Bein zurücksetzen, den Fuß wieder abstellen und wechselseitig fortfahren. Dabei den gesamten Körper stabil über dem Boden halten.

1
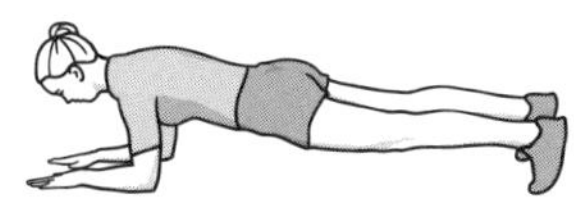

2
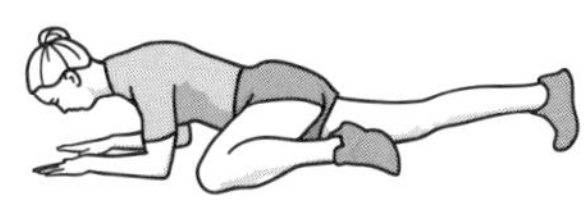

Spiderman-Liegestütz

1. Eine Liegestützposition einnehmen. Die Hände senkrecht unter den Schultern platzieren, die Füße hüftbreit aufstellen, den Körper in einer geraden Linie ausrichten. Die Beine gestreckt und den Rumpf unter Spannung halten.
2. Jetzt die Ellbogen beugen. Gleichzeitig das rechte Bein anziehen und das Knie in Richtung des rechten Ellbogens führen. Die Zehen des rechten Fußes dabei anziehen. Wichtig: Der Körper bleibt in einer Linie – nicht die Hüfte absinken lassen. Diese Position kurz halten, dann wieder dynamisch nach oben drücken, das Bein dabei strecken und in die Ausgangsposition zurückkommen. Bei der nächsten Wiederholung das linke Bein anziehen.

1
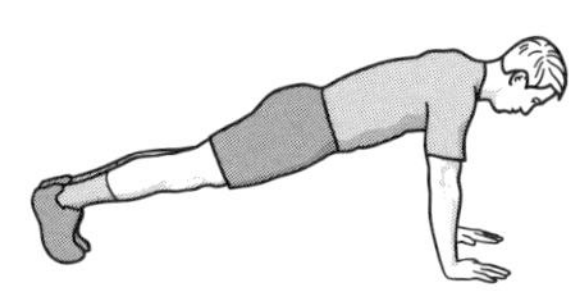

2
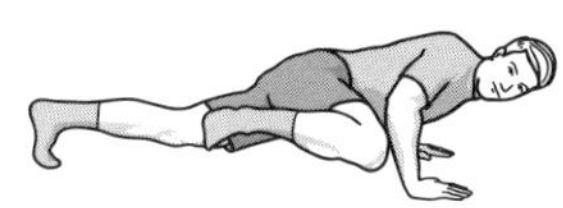

Übungen für den Rücken

Superman

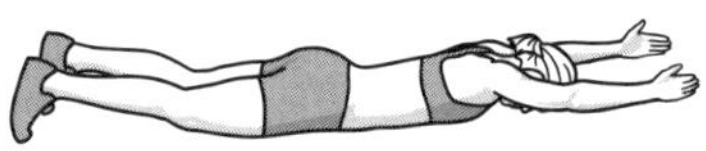

1

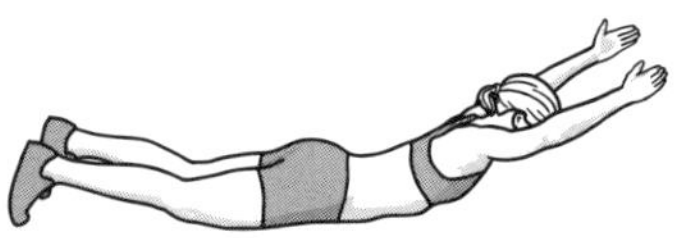

2

1. Bäuchlings auf den Boden legen. Die Arme über Kopf parallel zueinander ausstrecken. Die Handflächen zeigen zueinander. Die Beine strecken und die Fußspitzen anziehen.
2. Nun gleichzeitig Arme und Beine gestreckt so weit wie möglich vom Boden abheben. Den Kopf weiterhin in Verlängerung der Wirbelsäule und den Blick nach unten gerichtet halten. Die höchste Position kurz halten. Arme und Beine wieder absenken, ohne sie ganz abzulegen.

Tipps: Die Übung wird leichter, wenn nur die Arme oder nur die Beine angehoben werden. Dagegen wird die Intensität höher, indem die Arme weiter nach vorn gestreckt und zusätzlich die Beinmuskulatur angespannt wird oder aber Arme und Beine zwischendurch nicht am Boden abgelegt werden.

Schwimmer

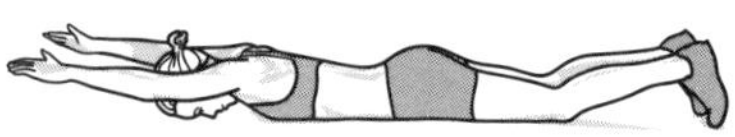

1

2

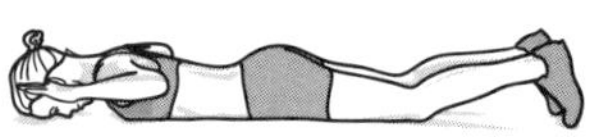

1. Bäuchlings auf den Boden legen. Die Arme und Beine ausstrecken, die Füße hüftbreit öffnen und die Zehen aufstellen. Die Arme einige Zentimeter über dem Boden halten und den Kopf in Verlängerung der Wirbelsäule halten.
2. Den Kopf und die Schulterpartie anheben. Der Blick geht zum Boden. Nun die Schulterblätter zueinanderziehen und dabei die Ellbogen nach hinten führen. Diese Position kurz halten, dann zurück in die Ausgansposition kommen.

Tipp: Um die Intensität zu steigern, können die Füße einige Zentimeter über dem Boden gehalten werden.

Good Morning

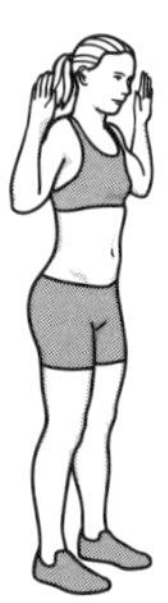

1

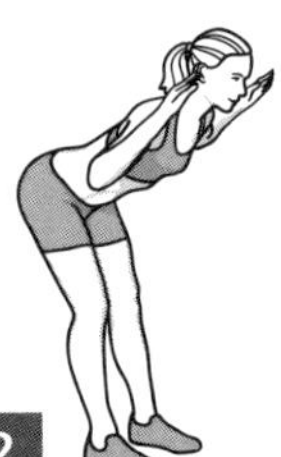

2

1. Aufrecht und mit schulterbreit geöffneten Füßen hinstellen. Die Arme in einer U-Position auf Schulterhöhe halten, sodass die Ellbogen zu den Seiten zeigen.
2. Den Oberkörper mit geradem Rücken um etwa 60 Grad vorbeugen. Die Beine dabei etwas beugen und das Gesäß nach hinten schieben. Der Kopf bleibt in der Verlängerung der Wirbelsäule. Die Ellbogen kippen nicht nach vorn. Diese Position kurz halten, dann wieder aufrichten.

Paddeln in Bauchlage

1. Bäuchlings auf den Boden legen. Arme und Beine lang ausstrecken und die Zehen anziehen. Die Stirn auf dem Boden ablegen. Die Hände aufdrehen, sodass die Handflächen zueinander zeigen und die äußeren Handkanten auf dem Boden aufgestellt sind.
2. Die gestreckten Arme und Beine einige Zentimeter vom Boden abheben. Auch den Kopf vom Boden lösen. Jetzt das linke Bein und den rechten Arm nach oben anheben. Wieder absenken, aber nicht ablegen. In einem zügigen und kontrollierten Wechsel nun den linken Arm und das rechte Bein anheben.

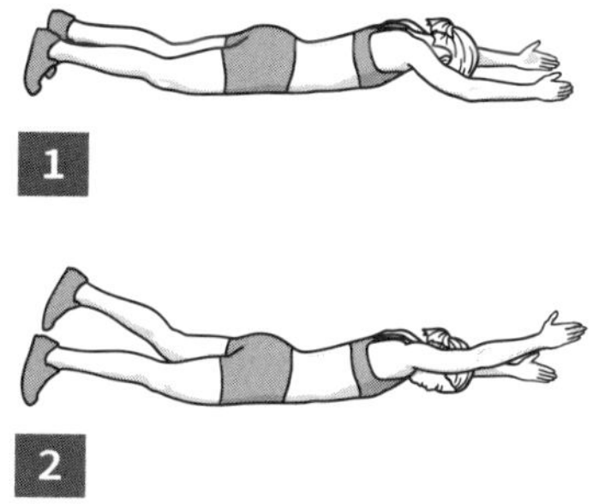

Brücke

1. Eine Rückenlage einnehmen und die Beine strecken. Die Unterarme unter dem Körper aufstützen, sodass die Finger zu den Fersen zeigen. Den Po fest anspannen. Jetzt das Becken hochdrücken, sodass der Körper eine Linie bildet. Der Blick geht zur Decke.
2. Die Position kurz halten und dann das linke Bein gestreckt anheben. Kurz halten, das Bein wieder absetzen und das rechte Bein anheben.

Tipps: Wenn es zu schwer wird, das Bein nicht anheben oder den Po kurz etwas absenken, ohne ihn ganz abzulegen. Intensiver wird die Übung, wenn das angehobene Bein bei gleichbleibender Beckenposition leicht nach außen geführt wird.

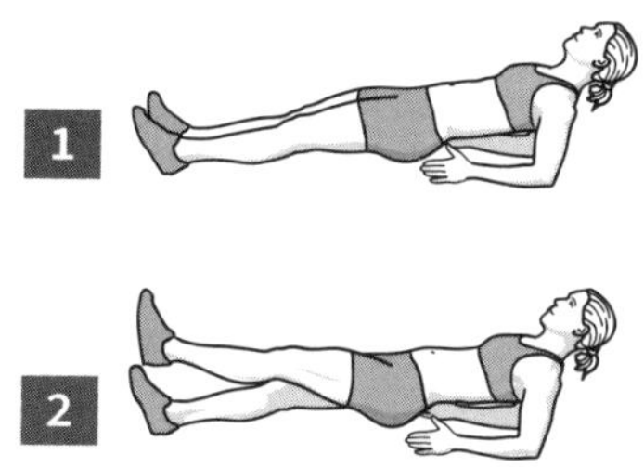

Vierfüßler-Crunch

1. Einen Vierfüßlerstand einnehmen, den Blick nach unten richten und den Kopf in Verlängerung der Wirbelsäule halten. Die Rumpfmuskeln aktiv anspannen. Das rechte Bein auf Hüfthöhe und den gegenüberliegenden linken Arm auf Schulterhöhe ausstrecken. Den gesamten Köper dabei in einer geraden Linie stabilisieren.
2. Jetzt Arm und Bein diagonal unter dem Körper zusammenführen, bis sich Ellbogen und Knie berühren. Die Übung nach Abschluss des Satzes mit dem linken Bein und dem rechten Arm ausführen.

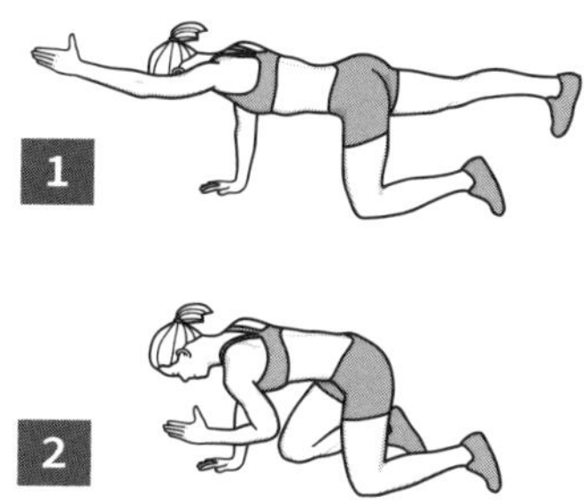

Beckenheben

1
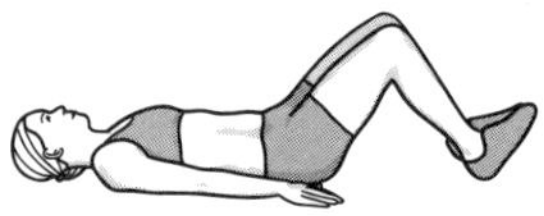
2
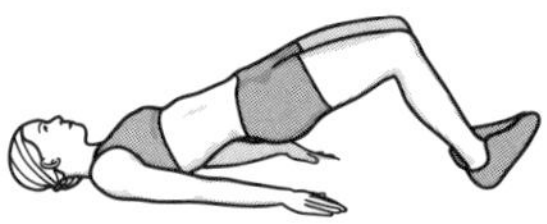

1. Auf den Rücken legen, die Arme neben dem Körper ausgestreckt am Boden ablegen, die Knie leicht beugen und die Fersen aufstellen.
2. Den Po vom Boden lösen und das Becken so weit anheben, dass Oberkörper und Oberschenkel eine Linie bilden. Das Becken wieder absenken, aber nicht ablegen.

Tipp: Als Intensitätssteigerung ein Handtuch zwischen die Knie klemmen und während der Übungsausführung fest zusammendrücken.

Einbeiniges Beckenheben

1
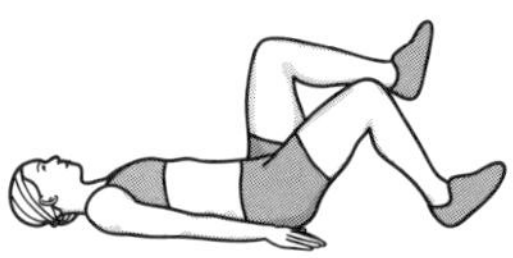
2
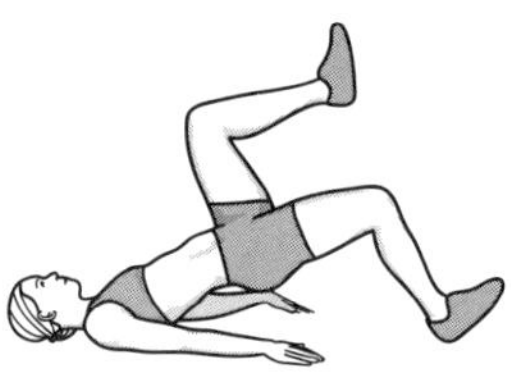

1. Eine Rückenlage einnehmen, das rechte Knie etwas beugen und die Ferse aufstellen. Das linke Bein im Knie und in der Hüfte um etwa 90 Grad angewinkelt anheben. Beide Arme seitlich am Körper sowie den Kopf entspannt ablegen, der Blick ist nach oben gerichtet.
2. Mit der Kraft aus der Gesäßmuskulatur das Becken nach oben Richtung Decke schieben. Die Spannung und Position kurz halten, dann das Becken wieder absenken, ohne den Po ganz abzulegen. Das linke Bein während der ganzen Übungsausführung rechtwinklig gebeugt oben halten. Im nächsten Satz die Beinstellung wechseln.

Tipp: Den Po am höchsten Punkt extrafest anspannen und die Spannung in der Rückseite halten.

Einbeiniger Hip Thrust

1
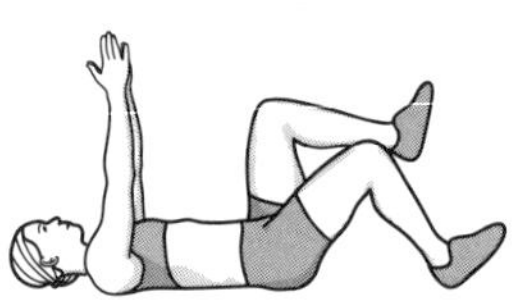
2
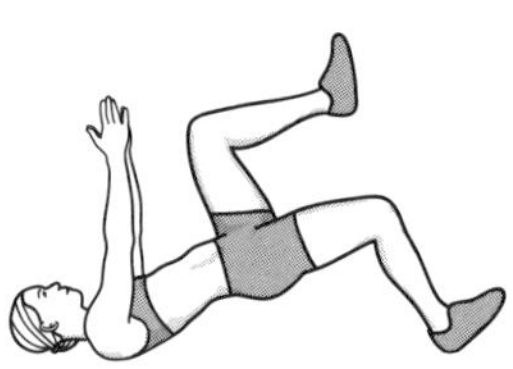

1. Auf den Rücken legen, die Knie im rechten Winkel beugen, die Fersen aufsetzen und die Zehen Richtung Schienbeine ziehen. Die Füße und Kniegelenke sind hüftbreit voneinander entfernt. Die Arme Richtung Decke strecken und die Handflächen aufeinanderlegen. Nun das linke angewinkelte Bein vom Boden lösen.
2. Die Gesäßmuskulatur fest anspannen und das Gesäß und das Becken so weit wie möglich nach oben anheben, ohne die Hüfte zur Seite zu kippen. Diese Position kurz halten, dann das Becken wieder absenken, aber nicht ablegen. Ohne Pause zur nächsten Wiederholung ansetzen.

Tipp: Mit dem Beckenheben ausatmen, beim Senken einatmen.